Martin Hansis

Basiswissen
Chirurgie

2. Auflage

Unter Mitarbeit von
J. Jakschik, U. Kania,
C. J. Preuße, R. Reich
und J. Zentner

Mit 124 Abbildungen
in 182
Einzeldarstellungen

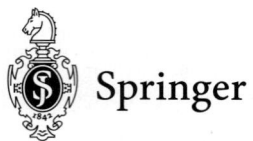

Springer

Prof. Dr. MARTIN HANSIS
ehem. Direktor der Klinik und Poliklinik für Unfallchirurgie
Rheinische Friedrich-Wilhelms-Universität Bonn
Sigmund-Freud-Straße 25

D-53105 Bonn

Kontakte unter:
martin.hansis@dgn.de

ISBN 3-540-67413-6 Springer-Verlag Berlin Heidelberg New York

ISBN 3-540-63001-5 Springer-Verlag Berlin Heidelberg New York, 1. Auflage

Die Deutsche Bibliothek - CIP-Einheitsaufnahme

Hansis, Martin: Basiswissen Chirurgie / Martin Hansis. – 2. Aufl., – Berlin ; Heidelberg ;
New York ; Barcelona ; Hongkong ; London ; Mailand ; Paris ; Singapur ; Tokio : Springer,
2000 (Springer-Lehrbuch)
ISBN 3-540-67413-6

Springer-Verlag Berlin Heidelberg New York
ein Unternehmen der BertelsmannSpringer Science + Business Media GmbH
© Springer-Verlag Berlin Heidelberg, 1998, 2001

Abbildung auf dem Umschlag: Der Dornauszieher (Spinario), römische Kopie nach einem
frühhellinistischen Original (um 300 v. Chr.?); Musei Capitolini, Rom. Foto: Autor
Herstellung: PRO EDIT GmbH, Heidelberg
Einbandgestaltung: de'blik, Konzept & Gestaltung, Berlin
Zeichnungen: A. u. O. Nehren, Mannheim/Ladenburg und Thomas Heller, Tübingen
Satz: Hagedorn Kommunikation, Viernheim

Gedruckt auf säurefreiem Papier   SPIN 10719368   15/3130/So 5 4 3 2 1 0

Vorwort

Die Auswahl an umfassenden und guten Chirurgie-Lehrbüchern für Studierende und junge Assistentinnen/Assistenten ist groß und bedarf im Grunde keiner Erweiterung. Was fehlt, ist ein kurzgefaßtes Lehrbuch, das sich unter den Studierenden vor allem an diejenigen wendet, welche keinen besonders engen Kontakt zur Chirurgie haben oder suchen. Diese Kolleginnen und Kollegen an die Hand zu nehmen und mit ihnen zusammen in der schier unübersehbaren Stofffülle diejenigen Informationen zu finden, die sich auch ein gut ausgebildeter Nicht-Chirurg einprägen sollte – das ist das vorrangige Ziel dieses Buches. Aus diesem Grunde – der einheitlichen Darstellung und Gewichtung wegen – mußte dieses Buch auch aus einer einzigen Hand verfaßt werden. Autor und Verlag sind sich über die Schwierigkeiten und Grenzen eines solchen Unterfangens im klaren, wollten jedoch für ein solches „Basis-Lehrbuch" ganz bewußt diesen Weg gehen.

Den fünf Revisoren, welche die entsprechenden Kapitel kritisch durchgesehen haben, sei herzlich gedankt, ebenso den Studentinnen und Studenten, die ihre Wünsche und Anregungen einbrachten.

In der *zweiten Auflage* wurden zahlreiche Nachträge vorgenommen, die sich aus Hinweisen von Studenten und aus den einschlägigen Leitlinien der Fachgesellschaften ergaben. Dabei wurde im Zweifel der Aktualität der Vorzug gegeben gegenüber der Kongruenz mit einzelnen Fragen des IMPP.

Bonn, Juli 2000   MARTIN HANSIS

Zur Didaktik

Das vorliegende Buch stellt für die Chirurgie wichtige Fakten kurz
und übersichtlich dar. Folgende Symbole sollen dem Leser zur
besseren Orientierung dienen und das Lernen erleichtern:

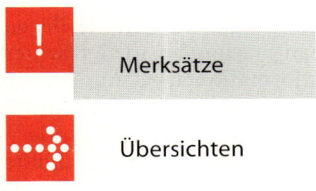

Merksätze

Übersichten

Inhaltsverzeichnis

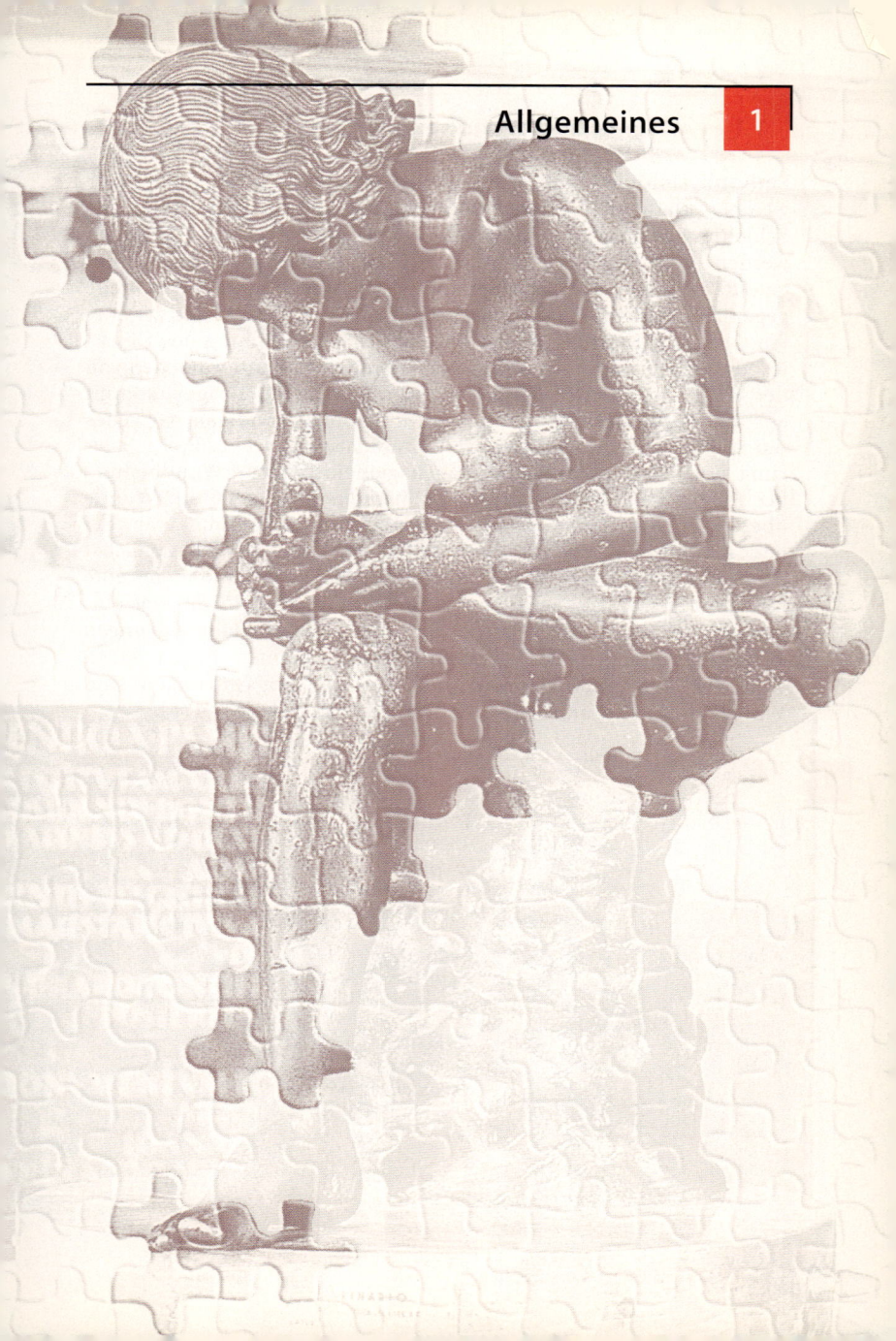

1.1 Wunde und Wundheilung

Pathophysiologie. Eine Wunde ist *definiert* als eine „mehr oder weniger klaffende Gewebedurchtrennung der äußeren Haut, der Schleimhäute und der Oberfläche von Organen" (Lexer). Wunden werden vorrangig nach ihrer Form bzw. Entstehungsursache *eingeteilt* ➡ *(1)*. *Ziel der Wundheilung* ist ein Verschluß der Weichteile gegenüber der Außenwelt und (soweit möglich) Ersatz des zerstörten Gewebes. Hierbei ist eine *Regeneration* (Auffüllung des Defektes durch reguläres ortsständiges Gewebe) nur am Knochen, an der Haut und an der Darmmukosa möglich, im übrigen kommt es zur *Reparation* – dem Ersatz des ortsständigen Gewebes durch Bindegewebe. Bildung von Granulationsgewebe, Epithelisierung und Wundkontraktion tragen gemeinsam zur Wundheilung bei (Abb. 1.1). Bei der *primären Wundheilung* heilt die Wunde über einen direkten Kontakt der adaptierten Wundränder ab, bei der *sekundären Wundheilung* wird ein Wunddefekt zunächst durch Granulationsgewebe aufgefüllt, welches sekundär in eine Narbe umgewandelt wird. Die Wundheilung kann in *Phasen* eingeteilt werden ➡ *(2)*. Ursachen von *Wundheilungsstörungen* können in lokalen oder systemischen Problemen liegen ➡ *(3)*. Klinische Erscheinungsformen von Wundheilungsstörungen sind Wundinfektion, Wunddehiszenz, Keloid und Nekrose ➡ *(4)*.

(1) Formen von Wunden	
Traumatische	• Mechanische • Thermische • Chemische • Durch elektrischen Strom • Durch Radioaktivität
Iatrogene	• Schnitt • Punktion • Laser
Chronische	• Dekubitus • Gangrän • Ulcus cruris venosum • Ulzerierte Tumoren

Abb. 1.1. Mechanismen der Wundverkleinerung:
(1) Granulation,
(2) Retraktion,
(3) Epithelisation
(Aus: Allgöwer u. Liebermann-Meffert 1998)

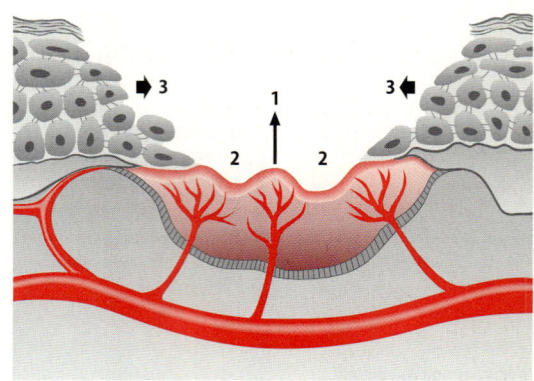

Die Phasen der Wundheilung (Abb. 1.2) *(2)*

Exsudation/ Gerinnung:	1.–8. Stunde Provisorischer Wundverschluß durch Blutkoagel mit Fibrin und Thrombozyten
Entzündung/ Resorption:	1.–3. Tag Infiltration der Wundränder (Granulozyten, Lymphozyten, Makrophagen), Mediatorfreisetzung (PDGF, FGF α, FGF β, Interferon α und β, Interleukin u. a.), lokales Wundödem. Abräumphase
Proliferation/ Granulation:	3.–10. Tag Einwanderung von Fibroblasten, Angiogenese, Epithelisierung vom Wundrand aus
Reparation/Umbau:	ab 7. Tag Gewebetransformation, Gewebereifung, Geweberetraktion (oft über Jahre)

Mögliche Ursachen von Wundheilungsstörungen *(3)*

Systemische Faktoren:	Höheres Alter, schlechter Ernährungszustand, Eiweißmangel, Vitamin C-Mangel, Diabetes mellitus, Behandlung mit Kortikoiden oder Immunsuppressiva
Lokale Faktoren:	Alter und Lokalisation der Wunde (hohe Spannung, Mißachtung der Hautspaltlinien, innerer oder äußerer Druck), Fremdkörperreaktion, Kontamination, mangelnde Ruhigstellung, Begleitverletzungen (Abb. 1.3)

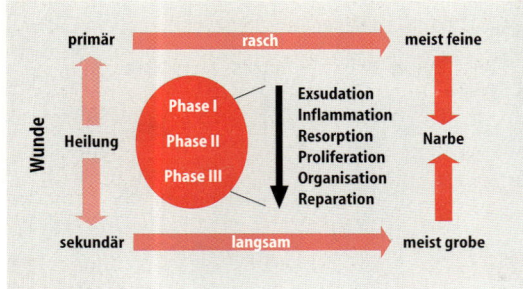

Abb. 1.2. Die Phasen 1 bis 3 der Wundheilung (Aus: Allgöwer u. Liebermann-Meffert 1998)

Wundrand und Wundgrund

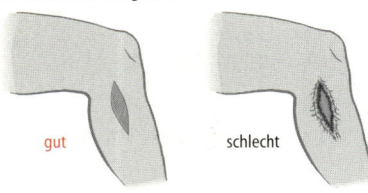

gut   schlecht

Alter in Stunden

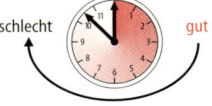

schlecht   gut

Begleitverletzungen

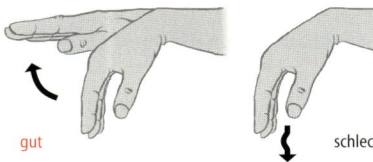

gut   schlecht

Abb. 1.3. Einflüsse auf die Wundheilung: Qualität der Wunde, Alter der Wunde, Begleitverletzungen (Aus: Allgöwer u. Liebermann-Meffert 1998)

Wundinfektion:	Als Zusammenspiel einer örtlichen Schädigung, einer systemischen Abwehrschwäche und einer Kontamination (s. 1.8.1)
Wunddehiszenz:	Auf dem Boden einer gestörten Bindegewebsbildung (z. B. bei neoplastischer Grundkrankheit oder schwerer anderweitiger Mangelernährung) zusammen mit vermehrter mechanischer Belastung (z. B. erhöhter intraabdomineller Druck bei großem Tumor, erhebliche Adipositas oder chronischer Husten); wichtige klinische Erscheinungsform: Platzbauch
Keloid:	Überschießende Bindegewebsproliferation bei individueller Disposition, zusammen mit vermehrter mechanischer Belastung [Mißachtung der Hautspaltlinien (Abb. 1.4), Naht unter Spannung]
Nekrose:	Sekundäre örtliche Gewebezerstörung nach Wunden jeder Art – in der Regel auf dem Boden von Durchblutungsstörungen der Wundränder, z. B. bei Nähten unter Spannung, traumatisch bedingter Minderperfusion der Wundränder oder in Zusammenhang mit einer Wundinfektion

1.2 Allgemeine Reaktionen auf das operative und das nicht operative Trauma

1.2.1 Schock

Pathophysiologie. Der Schock stellt einen Symptomenkomplex dar, welcher durch eine ungenügende Durchblutung lebenswichtiger Organe gekennzeichnet ist. Grundlage ist ein Mißverhältnis zwischen Gefäßfüllung und Gefäßkapazität. Folge ist eine lokale Anhäufung toxischer Metaboliten, eine Störung des Zellstoffwechsels und schließlich ein struktureller Schaden der betroffenen Organe. Ursache ist eine verminderte Pumpleistung des Herzens (kardiogener Schock), eine akute Verminderung des zirkulierenden Blutvolumens (hypovolämischer Schock) oder – bei normalem oder erhöhtem Herz-Zeit-Volumen – eine Blutverteilungsstörung (septischer Schock, anaphylaktischer Schock, neurogener Schock) ➡ *(5)*.

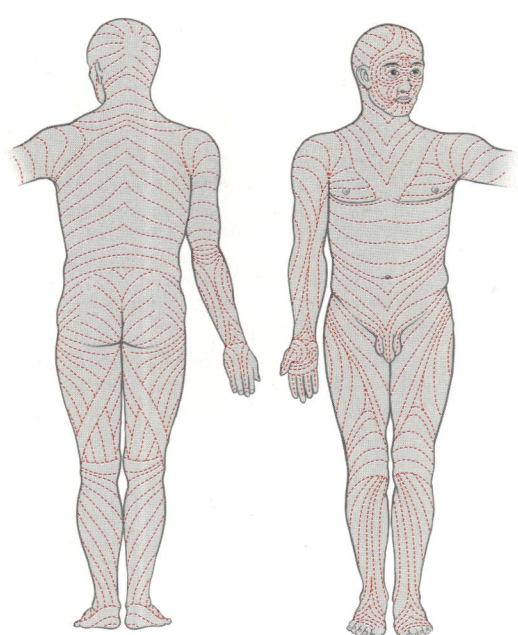

Abb. 1.4. Haut-spaltlinien: Ihnen sollte bei Inzisionen gefolgt werden (Nach: Langer 1861)

Kompensierter/dekompensierter Schock. Der Organismus sucht zunächst die Schockfolgen auszugleichen (kompensierter Schock). Reichen die Kompensationsmechanismen nicht mehr aus, um eine suffiziente Durchblutung der lebenswichtigen Organe zu gewährleisten, kommt es zum Blutdruckabfall und Verringerung des Herz-Zeit-Volumens, lokal zur zunehmenden Gewebsischämie mit nachfolgender Gefäßatonie und Erhöhung der Kapillarpermeabilität – Folgen, die ihrerseits wieder das Ausmaß des Schocks verstärken (Circulus vitiosus, dekompensierter Schock). Gefördert wird die lokale Ischämie zudem durch die Störung der Mikrozirkulation (Sludge-Bildung, s.unten) ➡ *(6)*. Als Schockfolge können sich typische Formen von Organversagen entwickeln (s. 1.2.2).

Schockformen, mögliche Ursachen und Besonderheiten (5)

- **Hypovolämischer Schock:** Blutverlust (im Rahmen von Traumen oder Operationen), Wasserverlust (Sequestration ins Interstitium oder in den Darm, massives Erbrechen, massive Diarrhöe), Plasmaverlust (Verbrennungskrankheit, akute Pankreatitis). Kompensation insbesondere abhängig von der Verlustmenge und der Verlustgeschwindigkeit
- **Kardiogener Schock:** Herzinfarkt, Herzrhythmusstörungen, Lungenembolie, Perikardtamponade, Spannungspneumothorax
- **Septisch-toxischer Schock:** Schwere Infektionen (z. B. durch gramnegative Bakterien), auch über Einschwemmung von Endotoxinen. Nachfolgend kaskadenartige Freisetzung von Gewebsmediatoren ➡ (6). Bedingt durch Endotoxine kommt es zur Öffnung arteriovenöser Shunts mit Gewebsazidose, Gewebshypoxie und Erhöhung des Herz-Minuten-Volumens. Dadurch beginnt der septisch-toxische Schock oft in einer hyperdynamen Form mit Übergang in eine hypodyname Form. Durch die Endotoxine löst der septisch-toxische Schock bevorzugt eine Hyperkoagulabilität evtl. mit Übergang in eine diffuse intravasale Gerinnung aus
- **Anaphylaktischer Schock:** Allergien gegen Eiweiße, Kontrastmittel oder andere Medikamente. Freisetzung von Histamin, Serotonin und Bradykinin. Hierdurch präkapilläre Dilatation, postkapilläre Kontraktion und Steigerung der Kapillarpermeabilität mit entsprechender Verstärkung des Schocks
- **Neurogener Schock:** Durch eine Störung der neuralen Kreislaufregulation kommt es zum Schock mit verminderten oder normalem peripherem Gefäßwiderstand und vermindertem venösem Rückfluß. Mögliche Ursachen: Rückenmarkstrauma, Spinalanästhesie, Intoxikation (z. B. mit Barbituraten)
- **Endokriner/metabolischer Schock:** Akute Nebenniereninsuffizienz, Coma diabeticum, Leberversagen

Pathophysiologie und Kompensationsmechanismen des Schocks (6)

Zentralisierung:
- Bevorzugung lebenswichtiger Organe (Herz, Gehirn) und Minderdurchblutung anderer Organsysteme (Niere, Muskulatur, Magen-Darm-Trakt)

Sympathoadrenerge Reaktion:
- Mobilisierung der inotropen Reserve des Herzens (Steigerung der Kontraktionskraft)
- Mobilisierung der chronotropen Reserve des Herzens (Frequenzsteigerung)

- Mobilisierung der Vorlast-Reserve des Herzens [bessere Füllung, hierdurch größere myokardiale Vordehnung, hierdurch höheres Schlagvolumen (Frank-Starling-Mechanismus)]
- Kontraktion der Arteriolen (α-Rezeptoren), hierdurch Anstieg des peripheren Gefäßwiderstands
- Blutumverteilung zugunsten der lebenswichtigen Organe
- Kontraktion der Venolen, hierdurch Abnahme der venösen Kapazität, verbesserter venöser Rückstrom zum Herzen

Neurohumorale Reaktion:
- Steigerung der ADH-Sekretion
- Aktivierung des Renin-Angiotensin-Systems
- Vermehrte Freisetzung von Aldosteron und vasoaktiven Prostaglandinen

Hypodynames Schocksyndrom:
- Erniedrigtes Herz-Zeit-Volumen, erhöhter peripherer Gefäßwiderstand, erhöhte arteriovenöse Sauerstoffdifferenz. Typisch für den hypovolämischen, den kardiogenen und den späten septischen Schock

Hyperdynames Schocksyndrom:
- Erhöhtes oder normales Herz-Zeit-Volumen, erniedrigter peripherer Gefäßwiderstand, verminderte arterio-venöse Sauerstoffdifferenz. Typisch für die frühe Phase des septischen Schocks

Mikrozirkulation:
- Durch die präkapilläre und postkapilläre Vasokonstriktion kommt es zur Strömungsverlangsamung, hierdurch zur lokalen Azidose. Hieraus kann sich eine präkapilläre Vasodilatation ergeben (bei fortbestehender postkapillärer Vasokonstriktion) mit Stagnation des Blutflusses (Pooling) und folgender Erythrozyten- und Thrombozytenaggregation (Sludge-Phänomen)

Blutgerinnung:
- Jeder Schock kann mit einer Aktivierung der plasmatischen Gerinnung und der Fibrinolyse einhergehen. Hieraus kann sich das Bild der disseminierten intravasalen Gerinnung (Verbrauchskoagulopathie) entwickeln (s. 1.2.2)

Mediatorkaskade (verselbständigte, entgleiste Traumareaktion):
- Jede Form von Trauma sowie die neuroendokrine Reaktion im Schock führt zur Aktivierung und Freisetzung von Gewebsmediatoren, z.B. aus neutrophilen Granulozyten (z.B. PNM-Elastase) und Monozyten (z.B. Interleukin 1), weiterhin (ebenfalls über Mediatoren) zur Aktivierung des Kallikreinsystems, des Arachidonsäurestoffwechsels (Prostaglandinfreisetzung) und der Thrombozyten. Bei fortgesetzter Triggerung kann sich diese Mediatorfreisetzung kaskadenartig verselbständigen. Als wesentliche Trigger kennt man z.B. eine chronische Gewebshypoxie, bakterielle Endotoxine oder anhal- ⋯⋗

tende Schmerzen. Einheitliches Endprodukt der Mediatoraktivierung dürfte (neben der diffusen intravasalen Gerinnung und einer Verschlechterung der Immunitätslage) eine *diffuse mediatorvermittelte Membranschädigung* (kapilläres Leck) sein. Diese ist möglicherweise das einheitliche Substrat zahlreicher Schock- und Traumafolgen einschließlich der Organinsuffizienzen bzw. des Multiorganversagens

Klinik. Typische klinische Zeichen des Schocks sind der Blutdruckabfall (unter 80–90 mmHg systolisch), die Tachykardie bzw. der Schockindex (Puls: systolischer Blutdruck über 1,0). Die Haut ist blaß (beim hyperdynamen Schock rosig), die Atmung beschleunigt. Zusätzlich besteht Unruhe, evtl. Bewußtlosigkeit. Der zentrale Venendruck ist beim Volumenmangelschock erniedrigt, beim kardiogenen Schock erhöht (Abb. 1.5).

Therapie. Ziel ist die Normalisierung der Organdurchblutung und Mikrozirkulation sowie die Beseitigung der Schockursache. Wichtigste Basismaßnahmen sind die Volumentherapie (mit Einschränkung beim kardiogenen Schock) und die Sauerstoffzufuhr (häufig mittels Intubation und maschineller Beatmung). Daneben tritt eine differenzierte Pharmakotherapie z. B. mit Sympathikomimetika (septischer, neurogener, anaphylaktischer Schock, sowie bestimmte Formen des kardiogenen Schocks), mit Vasodilatatoren zur Senkung der Nachlast oder Vorlast (kardiogener Schock), mit Antibiotika (septischer Schock), mit Heparin (Frühphase der Hyperkoagulabilität) sowie suffiziente Schmerzbehandlung. Bei Kreislaufstillstand erfolgt die kardiopulmonale Reanimation.

1.2.2 Spezielle Syndrome und Organmanifestationen

Nachstehend werden eine Reihe spezieller Syndrome bzw. Organmanifestationen beschrieben. Diese leiten sich zu guten Teilen aus den o.g. Prinzipien des Schocks ab. Sie sind deswegen *überwiegend nicht als eigene Entitäten zu betrachten,* sondern vielmehr als „Spielarten", welche sich durch spezielle Kombination oder Überlagerung der allgemeinen pathophysiologischen Gesetzmäßigkeiten ergeben können.

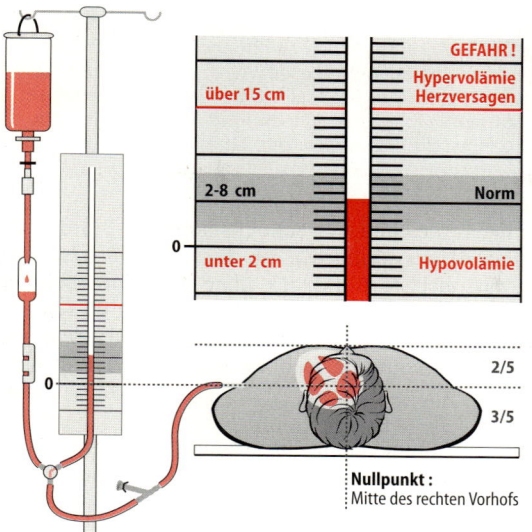

Abb. 1.5. Aussage der zentralen Venendruckmessung (Aus: Allgöwer 1998)

ARDS (Adult respiratory distress syndrome, akutes Lungenversagen)

Das ARDS entsteht auf dem Boden des protrahierten Schocks und der protrahierten Hypoxämie. Wesentliche *systemische* Trigger sind schwere Verletzungen (Polytrauma) und Sepsis, *lokal* Inhalationstraumen und stumpfe Thoraxtraumen. Über eine Aktivierung der Mediatorkaskade kommt es zur diffusen Permeabilitätsstörung (exsudative Phase) mit interstitiellem Lungenödem, zur unzureichenden Bildung von Surfaktant (mit Ausbildung von Atelektasen) sowie bei fortbestehendem Ödem zu dessen bindegewebiger Organisation. Folge ist eine zunehmende Verlängerung der Sauerstoff-Diffusionsstrecke und hierdurch eine zunehmende Hypoxie, weiterhin eine zunehmende Druckerhöhung im kleinen Kreislauf.

Die *Therapie* besteht in der frühzeitigen maschinellen Beatmung mit positivem endexspiratorischem Druck (PEEP) sowie einer Wechsellagerung, ggf. in einer extrakorporalen Membranoxygenierung (ECMO). Weit wichtiger ist die *Prophylaxe:* Vermeidung der Triggerung z. B. durch sorgfältige Erstbehandlung des Polytraumatisierten mit guter Volumensubstitution, Luxusoxygenierung (frühzeitige Intubation und Beatmung) und operativer

Stabilisierung möglichst vieler Frakturen durch Fixateur externe (Vermeidung chronifizierter Traumatisierung bei minimalem Operationstrauma).

Fettembolie

Nach schweren Verletzungen und vor allem nach Frakturen langer Röhrenknochen findet man Fetteinschwemmungen in Lunge, Gehirn und Niere. Das Fettemboliesyndrom (Stunden oder Tage nach dem Unfall) besteht aus Dyspnoe, Tachykardie, Unruhe und petechialen Blutungen. Bei dem Fett handelt es sich wohl um intravasal entemulgierte Blutfette. Außerdem kann es (v.a. in Zusammenhang mit Marknagelungen langer Röhrenknochen) zur Partikeleinschwemmung kommen. Das Fettemboliesyndrom stellt nach heutiger Vorstellung keine eigene Krankheitsentität dar, sondern nur eine Variante der Folgen der o.g. diffusen Mediatormobilisierung bei chronischer Hypoxie und protrahiertem Schock. Die pulmonale Form wäre dann eine Variante des ARDS – die Prophylaxe entspricht der des ARDS.

Akutes Nierenversagen

Auf dem Boden eines Volumenmangelschocks entsteht eine Oligurie und Anurie (Stadium I), welche zunächst auch nach Beseitigung der Schockursache fortbestehen kann (Stadium II). Nach Regeneration des Tubulusepithels kommt es über die Polyurie (Stadium III) zur funktionellen Wiederherstellung. Die Wirkung der Hypovolämie kann an der Niere durch Eiweißabbauprodukte verstärkt werden (Verbrennung, Hämolyse, Reperfusionsschaden).

Diffuse intravasale Gerinnung (DIC, Verbrauchskoagulopathie)

Auf dem Boden des Schocks (intravasale Strömungsverlangsamung), getriggert und verstärkt durch Endotoxine, Sepsis, ausgedehnte Gewebezerstörung (Polytrauma), Hämolyse, geburtshilfliche Operationen oder Rhabdomyolyse (Crush) beginnt eine überschießende und unkontrollierte Aktivierung der plasmatischen Gerinnung. Über die Bildung von multiplen Mikrothromben kommt es zum Verbrauch von Thrombozyten und plasmatischen Gerinnungsfaktoren mit nachfolgender Hypokoagulabilität und sekundärer Hyperfibrinolyse. *Klinisch* finden sich Petechien, mul-

tiple Schleimhautblutungen oder gastrointestinale Blutungen. *Laborchemisch* zeigt sich eine Erniedrigung der Thrombozyten, des Fibrinogen und des Antithrombin III sowie Fibrinogenspalt-produkte. Die *Therapie* besteht anfangs in der Heparinisierung, später in der Substitution von Gerinnungsfaktoren (fresh frozen plasma), Thrombozyten und AT III.

Postaggressionssyndrom

Es handelt sich um eine allgemeine Reaktion des Organismus auf operative und nicht-operative Traumen; die Trigger sind dieselben wie bei der Mediatoraktivierung. Hauptmerkmal ist die katabole Stoffwechsellage, überlagert durch die anderen Folgen der Media-toraktivierung. Es werden 5 Phasen unterschieden 🔳 *(7)*.

(7) Fünf Phasen des Postaggressionssyndroms

Katabole Phase (Akutphase):
- Hypoxie, verstärkte Glykogenolyse, verstärkte Lipolyse, Insulinsekretion supprimiert, Glukagon- und Kortisolausschüttung erhöht, Magen-Darm-Atonie, Temperaturerhöhung, Wasser-/Elektrolytseque-stration ins Darmlumen und Interstitium, Leukozytose, Erhöhung des C-reaktiven Proteins

Kortikoide Rückbildungsphase (Übergangsphase):
- Metabolisches Gleichgewicht, Wasser-/Elektrolytrückresorption, Ingangkommen der Darmtätigkeit

Anabole Phase:
- Gewebeaufbau, Wundheilung, positive Stickstoff- und Energiebilanz

Fettzuwachsphase

Rehabilitationsphase

Postischämiesyndrom, Tourniquetsyndrom

Pathophysiologie. Nach langandauernder Muskelischämie werden an der Extremität im Rahmen der Reperfusion saure Stoffwechsel-produkte und Eiweißabbauprodukte in den Organismus einge-schwemmt. Gleichzeitig kann es durch Flüssigkeitssequestration innerhalb der betroffenen Extremität zur systemisch bedeutsamen Hypovolämie mit (protrahiertem) Schock kommen. Beides zusam-men wirkt als starker Trigger für eine entgleiste Mediatormobili-sierung. Die *Prophylaxe* besteht in der Vermeidung überlanger

Ischämiezeiten und insbesondere des Kompartmentsyndroms (s. 11.2.2).

 Die Reaktion des Organismus auf jede Form des „Traumas" ist sehr einheitlich. Viele klinische Phänomene können damit erklärt werden, daß sich die Kompensationsmechanismen verselbständigen und einen eigenen Krankheitswert entwickeln.

1.3   Verbrennung

Pathophysiologie. Die Intensität der *örtlichen* thermischen Gewebeschädigung wird durch die Höhe und die Einwirkungsdauer der Temperatur bestimmt – schon unter 50° C treten Gefäßschäden mit Steigerung der Permeabilität und ab 60° C Eiweißdenaturierung und Zelltod auf. Demnach werden die Verbrennungen nach ihrer Tiefe in vier Schweregrade eingeteilt ➡ *(8)*. Neben der Gewebezerstörung kommt es örtlich zur Mediatorfreisetzung, zur Exsudation und zu Mikrozirkulationsstörungen. Diese Vorgänge bestimmen die *systemische Wirkung* von Verbrennungen ➡ *(9)*, welche demnach in ihrer Schwere durch das Ausmaß der verbrannten Körperoberfläche und durch die Verbrennungstiefe bestimmt sind. Erstere wird durch die *Neuner-Regel* (für Kinder in modifizierter Form) abgeschätzt. Als grobes Maß kann die Patientenhandfläche als 1 % Körperoberfläche angesehen werden (Abb.1.6).

Schweregradeinteilung von Verbrennungen	*(8)*
Grad 1	Rötung, keine Blasen
Grad 2 a	Rötung, Blasen, Wundgrund feucht, Rötung des Koriums wegdrückbar
Grad 2 b	Blasen, Wundgrund weiß, Rötung schwer wegdrückbar, Sensibilität vermindert
Grad 3	Trocken weiß
Grad 4	Verkohlt

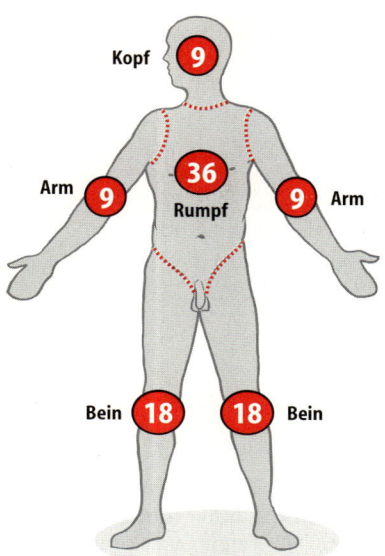

Abb. 1.6. Die „Neuner-Regel" für die Abschätzung der Verbrennungsoberfläche: Kopf bzw. ein Arm je 9 %, Rumpfvorderseite, Rumpfrückseite, ein Bein je 18 % (Aus: Allgöwer, Physikalische und chemische Verletzungen 1998)

(9) Verbrennungskrankheit

Lokal:	Mediatorfreisetzung	Histamin, Prostaglandine, Kinine
	Exsudation	
	Mikrozirkulationsstörungen	

Systemisch:	1. Phase:	
	• Schock	Hypovolämisch und septisch-toxisch
	• Elektrolytverschiebungen	Natriummangel (Flüssigkeitsverlust)
		Hyperkaliämie (Gewebezerfall)
	• Albuminmangel	Durch Extravasation bei Permeabilitätsstörung
	• Immunsuppression	
	• Katabole Stoffwechsellage	
	2. Phase:	
	• Ödemrückresorption	

Therapie. Die *lokale Ersttherapie* soll ein Fortschreiten der thermischen Schädigung vermeiden, die *lokale Folgetherapie* soll das Eintreten örtlicher Komplikationen vermeiden helfen und zur baldigen Abheilung der Verbrennungsdefekte führen. Die *systemische*

Therapie hat zum Ziel, die systemische Traumareaktion möglichst gering zu halten, insbesondere ihre verselbständigte Entgleisung sowie sekundäre Organinsuffizienzen zu vermeiden  *(10)*.

Komplikationen. Lokale Folgekomplikationen sind die narbige Defektheilung und die Wundinfektion, wichtigste systemische Komplikation ist die der allgemeinen entgleisten Traumareaktion (s. 1.2).

Therapie der Verbrennung *(10)*

Lokale Ersttherapie:
- Entfernung verbrannter bzw. brennender Kleidung, Kühlung (Wasser von ca. 20 Grad)
- Bei großflächigen Verbrennungen Auskühlung vermeiden!
- Sterile Abdeckung mit Metalline-Tüchern
- ggf. Entlastungs-OP der Haut (Escharotomie) evtl. Fasziotomie
- Tetanus-Prophylaxe

Lokale Folgetherapie
(je nach Verbrennungstiefe und Verbrennungsausmaß):
Grad 1 und 2 a:
- Blasen eröffnen
- Abdeckung mit Sulfadiazin-Creme
- Baldmöglichst offene Wundbehandlung
Grad 2 b und 3:
- Nekrektomie, Transplantation

Systemisch:
- Bilanzierte Infusionstherapie über großvolumige Zugänge/Dauerkatheter
  Baxterformel: 4 x kg Körpergewicht x % verbrannte Körperoberfläche
  = ml Ringerlaktat in 24 Std.
- Elektrolytausgleich
- Eiweißersatz
- Analgetika
- Antibiotika
- ggf. Isolierung des Patienten
- ggf. steriles Bett, Raumklimatisierung
- Streßulkusprophylaxe
- Thromboseprophylaxe

 Die Problematik der großflächigen Verbrennung liegt in den lokalen Folgen (Infektion) *und* in der systemischen Reaktion des Organismus.

1.4   Kälteschaden

Pathophysiologie. *Systemische Reaktionen* auf allgemeine Unterkühlung sind eine Stoffwechselsteigerung, ein Anstieg des Hämatokrit mit erhöhter Blutviskosität, Vorhofflimmern/Kammerflimmern (ab etwa 28°C), eine zunächst beschleunigte Atmung mit Atemstillstand etwa ab 18°C, ein Hirnödem mit allmählich erlöschenden Reflexen sowie eine Kältediurese. Bewußtlosigkeit ab 30°C. Ab etwa 28°C fällt die Wärmeregulation aus. *Lokal* kommt es zu Erfrierungen ab 0°C Außentemperatur, bzw. bereits schon bei etwas höheren Temperaturen durch Kälte-Feuchtigkeits-Immobilisations-Schäden.

Therapie. *Systemisch*: Weiteres Auskühlen vermeiden, Erwärmung von zentral nach peripher, Wolldecken, warme zuckerhaltige Getränke (kein Alkohol), bei Bewußtlosigkeit frühzeitige Beatmung, Infusionsbehandlung. Kammerflimmern vermeiden. *Lokal*: Vorsichtig erwärmen (mit der Hand oder lockeren Verbänden), kein Schnee, keine akute Überwärmung (Gefahr von Wiedererwärmungsschäden).

!

Eine zu rasche lokale Erwärmung schadet mehr
als sie nützt!

1.5   Allgemeine Tumorlehre

1.5.1   Dignität von Tumoren

Benigne Tumoren sind scharf begrenzt, können aber expansiv wachsen. Sie verdrängen und komprimieren jedoch nur das umgebende Gewebe und setzen keine Metastasen. *Semimaligne* Tumoren wachsen lokal infiltrativ bzw. destruktiv und rezidivieren nach lokaler Entfernung, setzen jedoch keine Fernmetastasen (Basaliom der Haut). *Maligne* Tumoren sind unscharf begrenzt, wachsen infiltrativ und destruktiv (meist schneller als benigne Tumoren), zeigen typische histologische Merkmale und metastasieren (Abb. 1.7). *Präkanzerosen* sind benigne Veränderungen

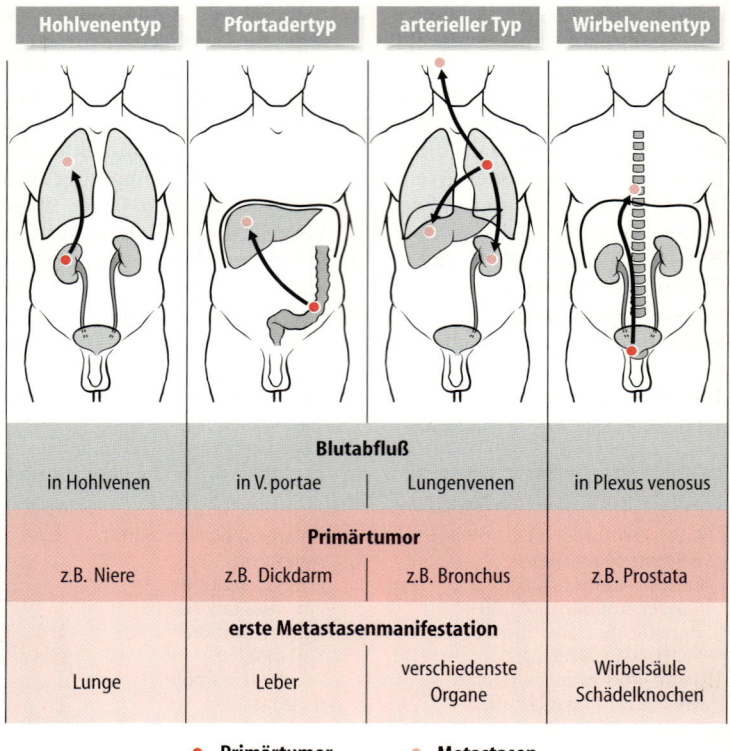

Hohlvenentyp	Pfortadertyp	arterieller Typ	Wirbelvenentyp
Blutabfluß			
in Hohlvenen	in V. portae	Lungenvenen	in Plexus venosus
Primärtumor			
z.B. Niere	z.B. Dickdarm	z.B. Bronchus	z.B. Prostata
erste Metastasenmanifestation			
Lunge	Leber	verschiedenste Organe	Wirbelsäule Schädelknochen

● Primärtumor   ● Metastasen

Abb. 1.7. Typen der hämatogenen Metastasierung (Nach: Gall et al. 1986)

(nicht immer tumoröser Art), die nach allgemeiner Erfahrung nach einer gewissen Zeit in einen malignen Tumor übergehen können (Naevus pigmentosus/malignes Melanom). *Obligate Präkanzerosen* gehen immer in ein Malignom über (familiäre Polyposis coli/Kolonkarzinom).

1.5.2   Tumordiagnostik

Neben der Anamnese und der klinischen Untersuchung sind folgende spezielle diagnostische Verfahren wichtig: Endoskopie mit

Biopsie (Magen-Darm-Trakt, Bronchialsystem), Feinnadelbiopsie mit Zytologie (Struma, Mamma), Lavage mit Zytologie (Bronchiallavage, Aszites), Tumormarker (onkofetale Antigene, Hormone, Enzyme) *(11)*. Diese dienen zur Diagnose/Differentialdiagnose, Verlaufs- und Prognosebeurteilung sowie Rezidiv-Früherfassung von Tumoren. Histologisch unklare Tumoren (z. B. Mammaknoten) können durch intraoperative Schnellschnittuntersuchung abgeklärt werden: Nach Entfernung des verdächtigen Bezirks (oder einer Probe hieraus) wird der operative Eingriff kurzfristig unterbrochen und nach telefonischer Übermittlung des histologischen Ergebnisses entsprechend diesem forgesetzt.

In der Frühdiagnostik von malignen Tumoren kann es wichtig sein, ein paraneoplastisches Syndrom ➡*(12)* als solches zu erkennen – einen Symptomenkomplex, der offenbar in kausalem Zusammenhang mit einem Tumor steht, ohne daß dieser das Syndrom direkt (z. B. örtlich) erklärt.

---

(11) Wichtige Tumormarker

Karzinoembryonales Antigen (CEA)	Kolorektales Karzinom
α-Fetoprotein (AFP)	Hepatom
Cancer-Antigen (CA) 125	Ovarialkarzinom
Cancer-Antigen (CA) 19–9	Pankreaskarzinom
Human chorionic gonadotropin (HCG)	Keimzelltumoren
5-OH-Essigsäure	Karzinoid
Saure Phosphatase	Prostatakarzinom
Alkalische Phosphatase	Osteosarkom
Prostataspezifisches Antigen (PSA)	Prostatakarzinom

---

(12) Paraneoplastische Syndrome

Hormonale Störungen:

• Cushing-Paraneoplasie (ACTH)	Bronchialkarzinom
• Karzinoid-Paraneoplasie (Serotonin)	Bronchialkarzinom
• Hypoglykämie	Fibrosarkom, Leberzellkarzinom
• Hyperkalzämiesyndrom	Bronchialkarzinom, hypernephroides Karzinom

Neurologische Störungen:

• Enzephalitis	Bronchialkarzinom
• Sensorische Neuropathie	Bronchialkarzinom

Gerinnungsstörungen:	
• Thrombose	Prostatakarzinom, Pankreaskarzinom
• Polyglobulie	Nierenzellkarzinom
Hautveränderungen:	
• Dermatomyositis	Genital-, Mamma-, Magenkarzinom
Osteoarthropathie:	kleinzelliges Bronchialkarzinom
Tumorkachexie, Anämie, Fieber:	unspezifisch

1.5.3 Tumor-Früherkennung

Wünschenswert sind Vorsorgeuntersuchungen (Reihenuntersuchungen, screening = sekundäre Prävention), die geeignet sind, einen malignen Tumor im präklinischen und damit gut behandelbaren Stadium zu erkennen. Diese Untersuchungen müssen einfach durchführbar, komplikationsarm, aussagekräftig und kostengünstig sein. Angewendet werden der Portioabstrich (Portiokarzinom), der Nachweis von okkultem Blut im Stuhl (kolorektale Karzinome), die Mammographie (Mammakarzinom bei Risikopatientinnen) oder die Koloskopie (zur Erfassung des Zweitkarzinoms). Der Wert einer Screening-Methode bemißt sich nach ihrer Fähigkeit, die Tumorsterblichkeit zu reduzieren, sie wird deswegen u.U. nur für Risikogruppen eingesetzt. Ein Überlebensvorteil einer *systematisierten Nachsorge* ist nur für manche Tumorformen belegt (z. B. kolorektales Karzinom).

1.5.4 Klassifizierungen in der Tumorchirurgie

Die *TNM-Klassifikation* ➡ *(13)* stellt eine allgemein übliche und verständliche Form der Tumor-Klassifikation dar, die im Grunde auf jeden soliden Tumor anwendbar ist. Sie beschreibt getrennt die Tumorgröße, den regionalen Lymphknotenbefall sowie eine Fernmetastasierung – entweder anhand des klinischen Bildes (cTNM), anhand des intraoperativen Befundes (sTNM) oder anhand des pathologisch-histologischen Befundes (pTNM). Das *Ausmaß einer operativ erreichten Radikalität* ➡ *(14)* bei der Tumorentfernung wird mittels der Residualtumor-Klassifikation beschrieben, das Ausmaß der histopathologischen *Differenzierung* ➡ *(15)* mittels der G-Klassifikation (Abb. 1.8).

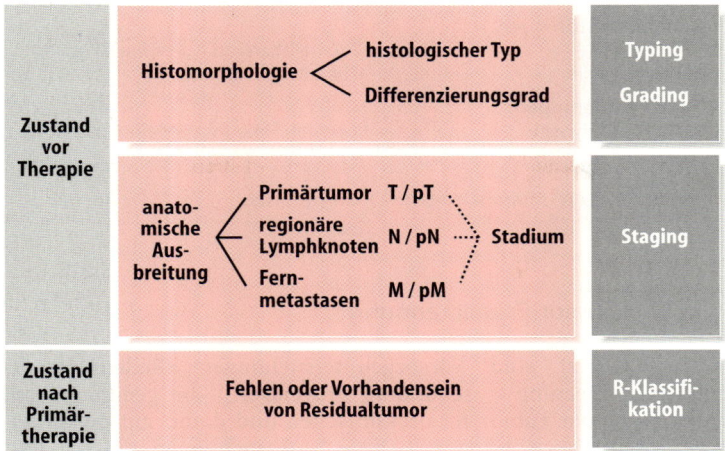

Abb. 1.8. Elemente der Tumorklassifikation (Aus: Hermanek 1998)

(13) TNM-Klassifikation

Direkt zugänglicher Tumor	Nicht direkt zugänglicher Tumor
T 0 nicht palpabel	–
T 1 Bis 2 cm	Auf Mukosa beschränkt
T 2 2–5 cm	Infiltration bis Subserosa
T 3 Über 5 cm	Serosa durchbrochen
T 4 Jede Größe, Infiltration von Haut	Infiltration in die Umgebung oder sonstigen Nachbarstrukturen
N 0 Keine LK-Vergrößerung	dito
N 1 Palpable bewegliche LK	Anhaltspunkte für LK-Vergrößerung
N 2 Palpable bewegliche kontralaterale LK	
N 3 Fixierte LK	
M 0 Keine Fernmetastasen	dito
M 1 Nachweis von Fernmetastasen	dito

Ausmaß der operativ erreichten Radikalität	(14)
(Residualtumor-Klassifikation)	

R0	kein Resttumor (weder makroskopisch noch mikroskopisch), keine verbliebenen befallenen Lymphknoten
R1	Mikroskopisch Resttumor, makroskopisch entfernt
R2	Makroskopisch Resttumor
Rx	Vorhandensein eines Residualtumors kann nicht beurteilt werden

Histopathologisches Tumorgrading	(15)

G1	Gut differenzierter Tumor
G2	Mäßig differenzierter Tumor
G3	Schlecht differenzierter Tumor
G4	Undifferenzierter/entdifferenzierter/anaplastischer Tumor

1.5.5   Allgemeine Therapie von malignen Tumoren

Chirurgische Therapie. Ziel ist die radikale Entfernung eines Tumors (R 0-Resektion, s. 1.5.4.). Hierzu muß der Tumor weit im Gesunden entfernt werden, bei Organtumoren entsprechend der Blutversorgung, z. B. im Sinne einer Segmentresektion (Leber, Kolon) oder der gesamten Organentfernung (Gastrektomie, Pneumektomie). Zur radikalen Tumorentfernung gehört (bei primär lymphogen metastasierenden Tumoren) auch die Mitnahme der regionären Lymphknotenstationen. Die radikale Tumorentfernung erfolgt in kurativer Absicht.

Werden von lokal inoperablen Tumoren oder bei Vorliegen von Fernmetastasen bewußt nur Teile des Tumors oder nur der Tumor selbst (ohne die Metastasen) entfernt, oder wird ein maligner Tumor belassen und z. B. nur eine Umgehungsoperation durchgeführt (z. B. Entero-Enterostomie), dann geschieht dies in palliativer Absicht – meist zur Vermeidung oder Beseitigung von Tumorkomplikationen.

Adjuvante Therapie. Eine adjuvante Therapie soll (beim prinzipiell kurativen Ansatz) das rezidivfreie Intervall verlängern bzw. die Heilungschancen steigern. Die Wertigkeit einer adjuvanten Therapie ist für jeden Tumor und für jedes Tumorstadium gesondert durch Studien festzustellen. Wegen der oft erheblichen Nebenwirkungen sind diese genau gegen den erwarteten Nutzen abzuwägen. Zur Verfügung stehen Chemotherapie, Hormontherapie und Strah-

lentherapie. Dieselben Techniken können als alleinige Behandlung bei lokal inoperablen Tumoren angewendet werden; sie können auch der chirurgischen Therapie (als neo-adjuvante Therapie) vorgeschaltet werden.

1.6 Thrombosen

1.6.1 Thromboserisiko

Zu den wesentlichen *Risikofaktoren* ➡ *(16)* bezüglich der Entstehung einer venösen Thrombose der unteren Extremität gehören vorangegangene Traumen, Eingriffe am Stütz- und Bewegungsapparat oder an den Beckenorganen, Rauchen, die Einnahme oraler Kontrazeptiva, erhöhtes Lebensalter sowie Immobilisation. Damit lassen sich drei Risikogruppen festlegen ➡ *(17)*. Das Thrombose-Risiko besteht grundsätzlich gleichermaßen bei ambulanten wie stationären Patienten, prä- und postoperativ, bei einer konservativen wie operativen Behandlung. In der Hochrisikogruppe liegt die Häufigkeit perioperativer distaler Thrombosen (Wade) bei bis zu 80 % ➡ *(18)*.

(16) Risikofaktoren
für perioperative thromboembolische Komplikationen

Adipositas, höheres Alter, Karzinomerkrankung, Immobilisation, hormonelle Kontrazeptiva, Varikosis, Nikotingebrauch, Herz-Kreislauf-Erkrankungen

(17) Risikogruppen
für perioperative thromboembolische Komplikationen

Niedriges Risiko:
• Unkomplizierte Operation, kein zusätzliches Risiko

Mittleres Risiko:
• Patient über 40 Jahre, OP-Dauer über 1 Stunde, mindestens 1 zusätzliches Risiko

Hohes Risiko:
• Traumatologisch-orthopädischer Eingriff, frühere Thrombosen oder Lungenembolien, ausgedehnte Malignom-Operation, mehr als 1 zusätzliches Risiko

Thromboembolische Komplikationshäufigkeit bei *mittlerem* *Thromboserisiko (bezogen auf durchgeführte Operationen)*		*(18)*
Distale Thrombose (Wade)	10–40 %	
Proximale Thrombose (iliofemoral)	2–8 %	
Klinische Lungenembolie	1–8 %	
Tödliche Lungenembolie	0,1–0,4 %	

1.6.2   Thromboseprophylaxe

Alle Bestandteile der *nicht-medikamentösen Thromboseprophylaxe* haben eine Verminderung der venösen Stase bzw. eine Verbesserung des venösen Rückflusses zum Ziel ➡ *(19)*.

Eine Indikation zur *medikamentösen Thromboseprophylaxe* besteht bei jeder Immobilisierung – also nicht nur bei der Anlage immobilisierender Verbände an der unteren Extremität oder bei operativen Eingriffen an der unteren Extremität, sondern bei jeder vorübergehenden perioperativen Bettruhe nach Operationen. Die perioperative medikamentöse Thromboseprophylaxe wird etwa so lange durchgeführt, bis der Patient mehr als den halben Tag regelmäßig wieder außerhalb des Bettes verbringt (Faustregel!) bzw. während der Tragedauer eines immobilisierenden Verbandes der unteren Extremität (gleichermaßen während der ambulanten wie der stationären Behandlung).

Präparatewahl. Im stationären Bereich sind die *niedermolekularen Heparine (NMH)* und *Heparin-Natrium* bei mittlerem und niedrigem Thromboembolie-Risiko in der entsprechenden Dosierung hinsichtlich der Wirkung gleichwertig. Die Dosierung ist für beide Präparategruppen nach Thromboserisiko und Körpergewicht abzustufen. Bei hohem Risiko sind offenbar die niedermolekularen Heparine der s.c.-Gabe von Heparin-Natrium überlegen. Eine Indikation zur **intravenösen Heparintherapie** über Perfusor besteht während der Umstellungsphase von oder zu Dicumarolen, sowie unmittelbar nach Diagnosestellung einer frischen Thrombose ➡ *(20)*.

Komplikationsmöglichkeiten/Laborkontrollen. Es wird empfohlen, wegen der Gefahr der Heparin-induzierten Thrombozytopenie unter Heparin-Behandlung (auch NMH) vor Beginn, etwa am 4.

Tag sowie in der Folge 2mal wöchentlich die Thrombozytenwerte zu kontrollieren. Bei Thrombozytenabfall muß die Heparin-Zufuhr sofort beendet werden.

(19) Maßnahmen der nicht-medikamentösen Thromboseprophylaxe

- Elastisches Wickeln oder Antithrombosestrümpfe
- Verzicht auf Immobilisierung oder
- Teilimmobilisierung (Braces)
- Tape statt Gips
- Frühzeitige aktive Krankengymnastik (auch unverletzte Seite)
- Umlagerungsübungen
- Frühzeitige Mobilisierung

(20) Medikamentöse Thromboseprophylaxe – häufig angewandte Techniken

Ambulant: Niedermolekulares Heparin (z. B. Mono-Embolex NM®)
1 x tägl. 1 injektionsfertige Ampulle s.c. als Selbstinjektion
Stationär: Niedermolekulares Heparin (s. oben) oder
2–3 x 5.000 IE Heparin-Na. s.c.
Indikation: Jede Immobilisierung (etwa > halbtags im Bett)
Jeder immobilisierende Verband
(Abstufungen sind möglich)

Abstufung nach Risiko:

Niedrig   2 x 5.000 IE Heparin-Na s.c. oder NMH
Mittel   3 x 5.000 IE Heparin-Na. s.c. oder NMH
Hoch   Spezielle NMH (z. B. Clexane 40®) oder Heparin über
          Perfusor (s. unten) oder Dicumarole

Besondere Techniken:

Heparin-Na als Dauerinfusion über Infusomat ("therapeutische Heparinisierung"):
Ca. 1.000 IE pro Stunde (erwachsener Patient),
Steuerung über partielle Thromboplastinzeit (PTT).
Zielgröße: Mindestens zweifacher, maximal dreifacher
Normalwert
Indikation: Höchstrisiko (Prophylaxe), präoperative Umstellung von
Dicumarolen, frische Thrombose

Dicumarole:

Individuell gesteuerte Dosierung nach Quickwert
Indikation: Langzeit-Rezidivprophylaxe nach manifester Thrombose
bzw. Embolie   ⋯⋗

Dextrane:
Begleitende, spezielle Thromboseprophylaxe nach mikrovaskulären Eingriffen

 Die wichtigste perioperative Maßnahme zur Thromboseprophylaxe ist die zügige Mobilisierung des Patienten.

1.7 Therapie mit Blutkomponenten und Plasmaderivaten (Hämotherapie)

Prinzip. Aus der ursprünglich notfallorientierten Transfusion von Vollblutkonserven hat sich die Hämotherapie als differenzierte Therapieform („Hämotherapie nach Maß") entwickelt. Zunehmend von Bedeutung ist die Herstellung und Übertragung von Blutkomponenten und Plasmaderivaten. Besonders hohe Anforderungen werden heute an die Risikoarmut (insbesondere die Vermeidung der Übertragung von Infektionserregern) und an die Vermeidung von Schäden beim Spender gestellt. Die Hämotherapie ist mehr als viele andere Therapieformen durch allgemeine Konsensus (z. B. Richtlinien der Bundesärztekammer und Transfusionsgesetz) geregelt. Die Risiken der Infektionsübertragung, die begrenzte Verfügbarkeit des Ausgangsstoffes (Spenderblut) und die mit der Zubereitung und Transfusion verbundenen hohen Kosten zwingen hier zu besonders sorgfältiger Indikationsstellung und zur gezielten Suche nach Alternativverfahren. Wichtige Grundlagen der Qualitätssicherung in der Hämotherapie sind die lückenlose Dokumentation im gesamten Herstellungs- und Übertragungsvorgang und die Möglichkeit der Rückverfolgung jeder einzelnen Zubereitung vom Empfänger zum Spender (Look-back-Verfahren). Jede mit Transfusionen arbeitende Einrichtung muß einen Transfusionsbeauftragten ernennen; die Qualifizierungsanforderungen an diesen hängen davon ab, ob die Einrichtung selbst Blutpräparate herstellen will bzw. ein eigenes blutgruppenserologisches Labor oder ein Blutdepot betreiben will. Der transfundierende Arzt muß über einschlägige Grundkenntnisse verfügen.

1.7.1   Blutgruppenserologische Untersuchungen

Die wichtigsten Untersuchungsverfahren sind die Bestimmung der AB0-Eigenschaften und des Rhesus-Faktors (D) einschließlich der Rhesus-Formel, der Antikörpersuchtest und die Verträglichkeitsprobe (Kreuzprobe). Diese Untersuchungen werden im blutgruppenserologischen Labor vorgenommen und auf dem Konservenbegleitschein dokumentiert. Der transfundierende Arzt nimmt (nachdem er sich von der Identität des Empfängers überzeugt hat) unmittelbar vor Transfusionsbeginn einen AB0-Identitätstest am Empfänger vor (Bedside-Test). Auf diesen kann nur bei perioperativ gewonnenen Eigenblutpräparationen verzichtet werden (s. unten), wenn diese direkt am Patienten verbleiben und kein räumlicher oder personeller Wechsel stattfindet.

1.7.2   Technik der Bluttransfusion

Alle Blutkomponenten werden über ein Transfusionsgerät mit Filter und möglichst über einen eigenen venösen Zugang verabreicht. Aus verschlossenen Behältnissen dürfen keine Blutproben zu Untersuchungszwecken entnommen werden. Anwärmen ist nur mit speziellen Geräten erlaubt. Während der Transfusion wird der Patient überwacht. Nach der Transfusion wird das Behältnis mit dem Blutrest 24 Std. aufbewahrt.

1.7.3   Unerwünschte Wirkungen

Am häufigsten kommt es zu febrilen, nicht-hämolytischen Reaktionen z. B. unter folgenden Symptomen: Kreuzschmerzen, Unruhe, Hitzegefühl, Temperaturanstieg, Schüttelfrost, evtl. Urtikaria. Die hämolytische Sofortreaktion kann bis zum Schock, zur diffusen intravasalen Gerinnung, zum Nierenversagen oder zum Tode führen. Häufigste Ursache von hämolytischen Sofortreaktionen ist die Verwechslung von Präparaten bzw. Empfängern mit AB0-Inkompatibilität. Seltener sind die Zitrat-Intoxikation oder eine transfusionsbedingte Hyperkaliämie. Die Wahrscheinlichkeit einer Übertragung von Infektionserregern ist rechnerisch äußerst gering ➥ *(21).*

Risiko einer Übertragung von Infektionserregern durch zelluläre *(21)* Blutpräparate deutscher Herkunft nach derzeitiger Schätzung

HIV   1 : 1 Million
HBV   1 : 50.000 bis 1: 200.000
HCV   < 1 : 40.000

1.7.4   Wichtige Fremdblutpräparationen

Erythrozytenkonzentrate werden aus frischem Vollblut hergestellt. Sie werden mit Zitrat, Phosphat und Dextrose stabilisiert, Leukozyten und Thrombozyten (buffy coat) und Plasma werden weitgehend abgetrennt. Das buffy-coat-freie Erythrozytenkonzentrat hat einen Hämatokrit von 60–80 %. Zur Verbesserung der Konservierung kann das Konzentrat nach Herstellung durch 80–100 ml „additive Lösung" aufgeschwemmt werden; hierdurch entfällt die Zugabe von physiologischer Kochsalzlösung vor Beginn der Transfusion. *Thrombozytenkonzentrate* werden von besonders ausgesuchten Spendern gewonnen; sie enthalten 10^{10} bis 10^{11} Blutplättchen in 50 bzw. 300 ml Plasma. Sie müssen binnen 5 Tagen nach Herstellung übertragen werden. *Gefrorenes Frischplasma (FFP, fresh frozen plasma)* wird aus einzelnen Vollblutspenden oder durch Plasmapherese gewonnen und schockgefroren. Seine wirksamen Bestandteile sind die Gerinnungsfaktoren. Es wird verwendet bei klinisch relevanter Blutungsneigung bzw. bei diffuser intravasaler Gerinnung. Nach Gewinnung wird das FFP quarantänegelagert, bis der Spender (nach 6 Monaten) erneut hinsichtlich der Infektionsparameter negativ ist; erst dann wird das FFP zur Transfusion freigegeben. *Humanalbumin* wird aus humanem Plasma gewonnen. Es hat einen anhaltenden Volumeneffekt. Seinen Einsatz findet es (in Kombination mit Erythrozytenkonzentraten und FFP) bei schweren akuten Blutverlusten, weiterhin bei Erkrankungen mit chronischem Albuminmangel. *PPSB* (Prothrombin-Komplex = Prothrombin, Proconvertin, Stuart-Power-Faktor, antihämophiles Globulin B) enthält die Gerinnungsfaktoren II, VII, IX und X, außerdem die Proteine C und S; es wird dementsprechend zur gezielten Substitution eingesetzt.

1.7.5   Autologe Hämotherapie

Aus den genannten Gründen (begrenzte Resourcen, erhöhte Risiken) kommen vermehrt Verfahren der autologen Hämotherapie zum Einsatz. Mit jedem Patienten muß vor planbaren Eingriffen hierüber gesprochen werden, sofern bei einem regelhaften Operationsablauf mit der Notwendigkeit von Transfusionen zu rechnen ist – auch wenn deren Wahrscheinlichkeit nur 5–10 % beträgt. Folgende Techniken bieten sich häufiger an:

Präoperative Eigenblutspende

Bei bekanntem Operationstermin und fehlenden Kontraindikationen (vor allem akute Infektionen und schwerere kardiale Erkrankungen) werden ca. 2 bis 4 Wochen zuvor zwei oder mehr Blutkonserven abgenommen und in der Regel zu Erythrozytenkonzentraten verarbeitet. Die Anforderungen an die blutgruppenserologischen Untersuchungen und die Dokumentation sind dieselben wie bei Fremdblutprodukten. Lediglich die Kreuzprobe kann entfallen. Nicht verwendete Eigenblutkonserven können nicht als Fremdblut verwendet werden.

Präoperative isovolämische Hämodilution

Unmittelbar präoperativ wird Blut entnommen und durch kolloidale Lösungen ersetzt. Das gewonnene Vollblut wird nach der Blutstillung retransfundiert. Inzwischen gehen (wegen des verringerten Hämatokrits) weniger Erythrozyten verloren. Allerdings sollte der Hämatokritwert normalerweise 25 % nicht unterschreiten. Durch die verbesserten Fließeigenschaften und den verminderten Hämatokrit kommt es zur Zunahme des Herz-Zeit-Volumens.

Maschinelle Autotransfusion (cell saver)

Intraoperativ abgesaugtes Blut wird gewaschen, die Erythrozyten werden separiert und (in NaCl-Lösung suspendiert) retransfundiert; dies kann bis in die ersten postoperativen Stunden hinein fortgesetzt werden (Drainageblut). Kontraindikationen sind Tumoroperationen und Eingriffe in infizierten Regionen. Gerinnungsprobleme können sich bei größeren retransfundierten Mengen ergeben.

> **!** Die Vermeidung von Fremdblutgaben ist von zunehmender Bedeutung (Resourcenknappheit !)

1.8   Chirurgische Infektionen/ Nosokomiale Infektionen

Definition. Alle Infektionen können ihren Ursprung außerhalb des Krankenhauses bzw. einer Behandlung haben (gemeinschaftsbedingte Infektionen) oder in kausalem und örtlichem Zusammenhang mit einer ärztlichen Behandlung stehen (nosokomiale Infektionen). An dieser Stelle werden die gemeinschaftsbedingten und nosokomialen Wundinfektionen besprochen (s. 1.8.1), sowie die anderen Formen nosokomialer Infektionen (s. 1.8.2 bis 1.8.5). Andere gemeinschaftsbedingte Infektionen sind den entsprechenden Organkapiteln zugeordnet.

Bei knapp 4 % aller stationären Patienten ➡ (22) manifestiert sich während des stationären Aufenthaltes eine Infektion, welche vor dem stationären Aufenthalt nicht vorhanden war und welche mutmaßlich ursächlich auf den stationären Aufenthalt selbst und die damit verbundenen Umstände zurückgeht (nosokomiale Infektion). Ziel ist es, derartige nosokomiale Infektionen möglichst weitgehend zu vermeiden.

Prävalenz nosokomialer Infektionen in Deutschland (Stand 1995) *(22)*	
Harnwegsinfektion	bei 1–2 % aller stationären Patienten
Wundinfektion	bei < 1 % aller stationären Patienten
Atemwegsinfektion	bei < 1 % aller stationären Patienten
Sepsis	bei < 1 % aller stationären Patienten
andere	bei < 1 % aller stationären Patienten

1.8.1   Wundinfektionen

Pathogenese. Jede spontan entstandene, traumatisch entstandene oder durch einen chirurgischen Eingriff hervorgerufene Wunde

kann infizieren. Ursache einer Wundinfektion ist stets das Zusammenspiel eines Keimeintrags einerseits und einer örtlichen und/oder systemischen Abwehrschwäche andererseits ➡ *(23)*. Die eine Wundinfektion hervorrufenden Keime können vom Patienten selbst sowie aus seiner belebten und unbelebten Umgebung stammen ➡ *(24)*.

(23) Pathogenese von Wundinfektionen

Systemische Abwehrschwäche:

Alter, Diabetes mellitus, neoplastische Erkrankung, immunsuppressive Therapie

Lokaler Wirtsschaden:

vorbestehend:	Trauma
	örtliche Zirkulationsstörung (Mikroangiopathie)
operativ bedingt:	Freilegung/Quetschung des Gewebes
	Schnürende Nähte
	Fremdkörper/Implantate
	Hämatome

Keimeinschleppung:

vorbestehend:	Offene Fraktur
	Eröffnung des Gastrointestinaltraktes
	Operation an stark keimbelasteten Hautarealen (Schweißrinne)
operativ bedingt:	Hygienefehler

(24) Mögliche Herkunftsorte pathogener Keime

Körpereigene pathogene oder fakultativ pathogene Flora:

Staph. epidermidis	normaler Standort Haut
Staph. aureus	normaler Standort Mund-, Nasen-, Rachenraum oder Haare
E. coli oder andere Enterobacteriaceae	normaler Standort Darm

Im Hospital ansässige Keime:

Staph. aureus	Trockenkeim
Pseudomonaden	Naßkeime

Keime aus der unbelebten Umgebung:

von der Straße oder von Arbeitsgeräten bei offenen Verletzungen oder offenen Frakturen

Formen von Wundinfektionen. Häufige Formen von Wundinfektionen sind Abszeß, Phlegmone und Erysipel ➡ *(25)*. Das Erscheinungsbild einer Wundinfektion ist wesentlich von der Balance zwischen aggressiven Faktoren (Keimzahl, Keimvirulenz) und den defensiven Faktoren (spezifische und unspezifische Abwehr) abhängig. Dabei können auch schwere örtliche Infektionen gut abgegrenzt sein (Abszeß ohne systemische Reaktion); andererseits können beim anergen Patienten banale Infektionen zu einer Überwältigung des Organismus führen.

Der Vorgang der „Überwältigung" der örtlichen Infektabwehr durch die Keimbesiedlung dauert **nach Operationen** oder nach üblichen Verletzungen in der Regel wenige Tage. Bei sogenannten foudroyanten Infekten kann dieser Prozeß binnen weniger Stunden ablaufen – so bei der **Gasbrandinfektion** (bei der die örtliche Ischämie optimale Bedingungen für eine extrem rasante Vermehrung der Keime bietet und gleichzeitig die Infektabwehr erheblich verschlechtert) oder bei der nekrotisierenden Fasziitis (bei der möglicherweise über eine örtliche Mikrozirkulationsstörung im Bereich der Subkutanfaszie keine vernünftige Abwehr aufgebaut werden kann). Der Prozeß der Infektmanifestation kann andererseits auch extrem lange dauern: **Spätinfekte** vor allem bei einliegendem Fremdmaterial (Plastik oder Metall) treten oft erst Jahre nach dem ursprünglichen operativen Eingriff auf.

Formen von Wundinfektionen	(25)
Abszeß:	Eitrige Gewebeeinschmelzung, welche gegenüber der gesunden Umgebung abgegrenzt ist. Häufige Erreger: S. aureus. Bevorzugte Orte: Haut, Subkutis, Muskulatur, parenchymatöse Organe (Leber, Lunge), Teilbereiche der Peritonealhöhle (Douglas-Raum)
Phlegmone:	Eitrige Infektion ohne Abgrenzung zum gesunden Gewebe, bevorzugt in anatomisch nicht abgegrenzten Räumen (Retroperitoneum, Mediastinum). Häufige Erreger: Streptokokken
Erysipel:	Entzündung der Haut mit lymphatischer Ausbreitung, ausgehend von kleinen Hautläsionen. Häufige Erreger: Streptokokken
Empyem:	Eitrige Entzündung eines anatomisch präformierten Hohlraums (Pleurahöhle, Markraum von Röhrenknochen, Gelenkinnenraum)

Diagnose von Wundinfektionen. Wundinfektionen (postoperative wie gemeinschaftsbedingte) werden vornehmlich klinisch diagnostiziert. Andere diagnostische Mittel haben nur unterstützenden Charakter *(26)*. Da die laborchemische Diagnostik in erster Linie die *Reaktion* des Organismus *auf die Keiminvasion* erfaßt, ist sie beim anergen Patienten wenig hilfreich: Die Appendizitis beim sehr alten Patienten oder beim HIV-kranken Patienten macht zwar oft eine nur abgeschwächte klinische Symptomatik; dennoch hilft hier jedoch die Laborchemie in der Regel besonders wenig.

(26) Diagnose von Wundinfektionen	
Klinisch:	Rötung, Schwellung, Schmerz, Sekretion, Funktionsstörung, Fieber
Bakteriologisch:	Nachweis pathogener Keime Achtung: Ein positiver Keimnachweis belegt nur die KONTAMINATION, nicht aber die Infektion, ein negativer Keimnachweis schließt die Infektion nicht definitiv aus
Laborchemisch:	Leukozytose, erhöhte BSG, erhöhtes CRP (C-reaktives Protein)
Sonographisch:	Flüssigkeitsansammlung
Szintigraphisch:	Leukozytenanreicherung (Leukozytenszintigraphie)

Prophylaxe von Wundinfektionen. Aus den Vorstellungen zur Infektentstehung leiten sich für die Infektprophylaxe zwei wesentliche Ansätze ab – die Vermeidung einer Keimeinschleppung im Krankenhaus [durch Hygienemaßnahmen *(27)*] und die möglichst optimale Gestaltung der örtlichen Wirtsverhältnisse (durch eine optimale Behandlung der Operationswunde oder anderer Wunden). Möglichkeiten, die systemische Abwehr zu verbessern, sind in der Regel beschränkt; sie ergeben sich zum Beispiel bei gefäßkranken Patienten durch eine chirurgische oder anderweitige Verbesserung der örtlichen Durchblutung. Eine systematisierte Erfassung nosokomialer Infektionen (Surveillance, Infektionsstatistik) hilft, interne hygienische Schwachstellen zu identifizieren.

Präoperativ:
- Kurze Verweildauer
- Sanierung von Infektherden (soweit möglich)
- Sparsamste Rasur unmittelbar vor OP-Beginn

Peri-operativ:
- Ausreichende Hautdesinfektion beim Patients prä-operativ
- Sichere sterile Abdeckung der das unmittelbare Operationsfeld umgebenden Körperregionen
- Chirurgische Händedesinfektion beim Operationsteam
- Gesichtsmaske, Haarschutz, sterile Kleidung und sterile Handschuhe beim Operationsteam
- Gesichtsmaske und Haarschutz bei allen anderen im Operationssaal anwesenden Personen
- Eine vom übrigen Krankenhaus räumlich abgetrennte Operationsabteilung
- Gesonderte Schleusen für Personal, Patienten und Material
- Hochtechnisierte Lüftungssysteme
- Regelmäßige Flächendesinfektion, vor allem im Operationssaal selbst
- Geschlossene Türen des Operationssaales

Postoperativ (auf Station):

Obligat:
- Hygienische Händedesinfektion
- Stets unsterile Handschuhe für den Umgang mit allen sekretkontaminierten Gegenständen
- Sterile Handschuhe für noch sezernierende aseptische Wunden
- Sorgfältige Entnahme von Verbandmaterial aus Verpackungen/Trommeln
- Dekonnektion von Drainagen möglichst vermeiden
- Aseptische trockene Wunden offen lassen, evtl. dünnlagig abkleben
- Sezernierende Wunden so dick mit sterilem Material belegen, daß bis zum nächsten Verbandwechsel kein Sekretdurchtritt erfolgt
- Für den direkten Wundkontakt nur sterile Materialien verwenden
- Zuerst die aseptischen, dann die septischen Wunden verbinden
- *Tägliche* ärztliche Kontrolle aller Wunden

Therapie von Wundinfektionen. Grundsätzlich besteht die Therapie von Wundinfektionen aus folgenden Maßnahmen: *Eröffnung*
etwaiger Abszesse oder Phlegmonen, um Eiteransammlungen
Abfluß zu schaffen („ubi pus, ibi evacua"), *Entfernung* von
totem Material (alle Fremdkörper, Gewebsnekrosen, Fadenmate-
rial, wenn möglich auch Implantate), Reduktion der örtlichen *bakteriellen Flora* durch systemische Antibiotikabehandlung oder
lokale Antibiotika bzw. Antiseptikabehandlung und (soweit möglich) Verbesserung der *systemischen Infektabwehr* durch Einstel-
lung eines Diabetes mellitus, operative oder anderweitige Verbesserung der örtlichen Zirkulationsverhältnisse bei Durchblutungsstörungen (s. 9.4.4 / Stadium IV). Je nach Art und Ursache der
jeweiligen Infektion müssen diese Bestandteile der Infekttherapie
unterschiedlich kombiniert und gewichtet werden.

> **!**
>
> Die chirurgisch gute Behandlung der Wunde ist die
> wichtigste Maßnahme zur Vermeidung von Wund-
> infektionen.

1.8.2 Harnwegsinfektionen

Pathogenese. Infektionen der ableitenden Harnwege kommen
bevorzugt bei Harnabflußstörungen bzw. im Rahmen eines Katheterismus vor. Grundsätzlich ist bei einem liegenden Dauerkatheter
nach 14 Tagen mit einer Infektionswahrscheinlichkeit von nahe
50 % zu rechnen.

Prophylaxe. Beseitigung etwaiger Abflußbehinderungen, Einmalkatheterismus unter optimalen Hygienebedingungen oder suprapubische Harnableitung *(28)*.

Therapie. Bei manifester Harnwegsinfektion (Schmerzen, Fieber, Keimbesiedlung über 10^6 Keime/ml) antibiotische Behandlung nach Austestung.

Hygienemaßnahmen beim Blasenkatheterismus *(28)*

- Strenge Indikationsstellung
- Einmalkatheterismus bzw. suprapubische Ableitung vorziehen (Abb. 1.9)
- Möglichst kurze Liegedauer des Katheters
- Verwendung handelsfertiger Einmalsets
- Hygienische Händedesinfektion
- Steriles Abdecken
- Desinfektion des äußeren Genitales
- Sorgfältiges Einführen des Katheters mit Gleitmittel (Abb. 1.10)
- Auf richtige Größe des Katheters achten
- Keine Dekonnektierung des geschlossenen Ableitungssystems
- Tägliche Reinigung der Kathetereintrittsstelle mit antiseptischer Waschemulsion
- Kontinuierlichen Ablauf des Urins sicherstellen (Katheterbeutel nicht über Harnblasenniveau)

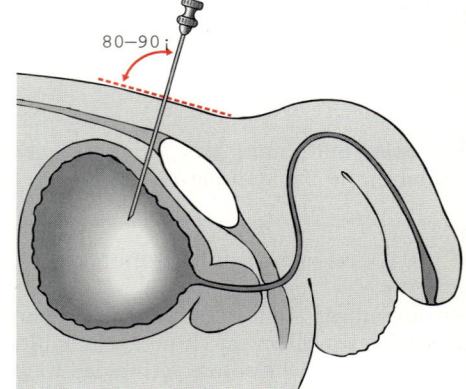

Abb. 1.9. Suprapubische Blasenpunktion als bessere Alternative zur Harn-Dauerableitung
(Aus: Rutishauser 1998)

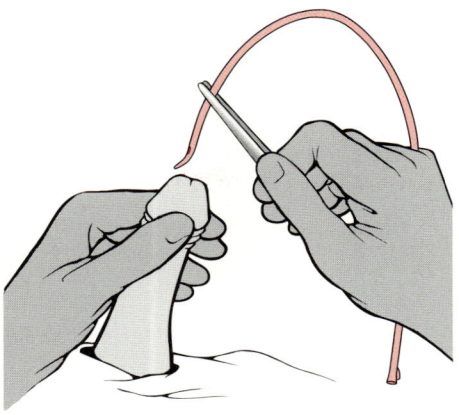

Abb. 1.10. Blasenkatheterismus: Die Katheterspitze wird mit der Pinzette geführt (Aus: Rutishauser 1998)

1.8.3 Phlebitis

Pathogenese. Phlebitiden entstehen in aller Regel in Zusammenhang mit peripheren oder zentralen Verweilkanülen. Mitursächlich für ihre Entstehung ist die Lage der Verweilkanüle, ihre Liegedauer sowie ihre Pflege.

Prophylaxe. Hygienisch sauberes Arbeiten beim Einbringen peripherer und zentraler Verweilkanülen und Verweilkatheter, tägliche Sichtkontrolle der Eintrittsstelle, regelmäßige trockene sterile Verbandswechsel, sichere Fixierung.

Therapie. Entfernung des infizierten venösen Zugangs, eventuell antibiotische Behandlung.

1.8.4 Atemwegsinfektionen

Pathogenese. Atemwegsinfektionen bei bettlägerigen Patienten entstehen vor allem durch mangelnde Mobilität in den abhängigen Lungenpartien. Sie sollen vermieden werden durch gute Pflege der Patienten, häufiges Drehen, Abklopfen, Inhalieren sowie frühzeitige Mobilisation aus dem Bett.

Prophylaxe. Bei beatmeten Patienten sind Atemwegsinfektionen zu vermeiden durch sorgfältigste Hygiene beim Umgang mit Tubus oder Tracheostoma, rechtzeitigen Übergang vom Tubus auf eine Tracheotomie, regelmäßiges Absaugen unter besten hygienischen Bedingungen ➡ *(29)*.

Hygienemaßnahmen zur Vermeidung von Atemwegsinfektionen *(29)*

Nicht intubierter Patient:

- Regelmäßige Atemgymnastik
- Abklatschen bei bettlägerigen Patienten
- Frühzeitige Mobilisierung

Absaugen aus Tubus bzw. Trachealkanüle:

- Hygienische Händedesinfektion
- Mundschutz, sterile Handschuhe
- Einmalkatheter zum Absaugen
- Einführen ohne, Entfernen mit Sog
- Mehrfach tägliches Absaugen
- Jedesmal neuer Katheter (oder Verwendung von Tracheacare für 24 Std.)
- Verbindungsschlauch nach jedem Absaugen durchspülen
- Rechtzeitiger Übergang auf nasale Intubation bzw. Tracheotomie
- Mikrobiologische Kontrolle alle 48 Std.

1.8.5 Sepsis

Pathogenese. Eine bakterielle Streuung mit klinischer Symptomatik kann grundsätzlich von jeder Eintrittspforte ausgehen, am häufigsten von zentralen Verweilkathetern oder von zentral sitzenden, nicht adäquat chirurgisch entlasteten Abszessen bzw. Phlegmonen.

Diagnostik und Therapie. Die Sepsis wird diagnostiziert durch eine aerobe und anaerobe Blutkultur (im Fieberanstieg), ihre Therapie ist nicht nur systemisch antibiotisch, sondern sollte (wenn möglich) auch den Herd erfassen und sanieren.

1.8.6   Mitarbeiterschutz

Bedeutung. Der Schutz von Mitarbeitern vor berufsbedingten blutübertragenen Infektionen hat denselben hohen Stellenwert wie der Schutz von Patienten vor nosokomialen Infektionen. Folgende Infektionen müssen vermieden werden: Hepatitis B, Hepatitis C, HIV, berufsbedingtes Panaritium. Alle Hygienemaßnahmen, welche zum Patientenschutz beitragen, haben auch bezüglich des Mitarbeiterschutzes ihre Berechtigung ➡ *(30)*.

(30) **Wichtige Maßnahmen zur Vermeidung berufsbedingter blutübertragener Infektionen**

- Keine Berührung eines sekrethaltigen Verbandes oder sonstigen sekrethaltigen Materials ohne Schutzhandschuhe; in der Regel genügen unsterile Handschuhe
- Vor und nach jedem Patientenkontakt hygienische Händedesinfektion
- Tragen kompletter Schutzkleidung (Hose, T-Shirt/Hemd, Kittel)
- Ablegen der Schutzkleidung beim Verlassen der Klinik und zum Essen
- Sterile Abdeckmaterialien und sterile OP-Kleidung in wasserundurchlässiger Form, Spritzschutz für die Konjuntkiven (Brille)
- Vollständiger Impfschutz gegen Hepatitis B und Tetanus

Mitarbeiterschutz ist so wichtig wie Patientenschutz!   **!**

1.9   Prinzipien der Organtransplantation

1.9.1   Begriffsbestimmungen

Bei der Transplantation werden parenchymatöse Organe (Niere, Leber, Herz, Lunge, Pankreas) oder andere Körpergewebe (Haut, Knochen, Muskulatur, Faszie, Hornhaut), Knochenmark oder Blutbestandteile in den Organismus eingebracht. Parenchymatöse Organe werden obligat, Muskulatur, Faszie und Knochen fakultativ

durch Gefäßanastomosen integriert. Die *autologe* Transplantation erfolgt innerhalb desselben Organismus, die *isogene* zwischen eineiigen Zwillingen, die *allogene* zwischen zwei Individuen derselben Spezies (zwei Menschen) und die *xenogene* zwischen zwei Individuen unterschiedlicher Spezies (Affe/Mensch) oder in Form von artefiziellen Transplantaten. Das transplantierte Organ kann *orthotop* (am regulären Platz) oder *heterotop* (in veränderter Position) liegen.

1.9.2 Transplantatgewinnung

Gewebe des Stütz- und Bewegungsapparats werden in der Regel autolog gewonnen und transplantiert. Parenchymatöse Organe stammen meist von Verstorbenen (*postmortale Organspende*). Voraussetzung hierzu ist die Feststellung des Hirntodes durch zwei unabhängige Ärzte und das Einverständnis des Verstorbenen. Dies kann zu Lebzeiten gegeben sein (Organspendepaß) oder im Sinne des mutmaßlichen Willens (nach Gespräch mit den Angehörigen) angenommen werden (erweiterte Zustimmungslösung, Transplantationsgesetz 1997). Das Transplantationsgesetz verpflichtet Krankenhäuser zur Meldung potentieller Organspender, sofern die medizinischen Voraussetzungen (Feststellung des Hirntods) erfüllt sind.

Die *Organentnahme* ist aufwendig, sie muß mit großer Sorgfalt durchgeführt werden. Die warme Ischämiezeit muß kurz gehalten werden, die Konservierungsdauer kann durch Perfusion mit geeigneten Lösungen und Kühlung auf 6–10 Std. (Herz, Pankreas, Leber) bzw. 24–48 Std. (Niere) verlängert werden. Die Zuweisung der Organe erfolgt nach allgemein akzeptierten Kriterien (Kompatibilität, Dringlichkeit) durch Organisationszentralen. *Lebendspenden* kommen bei nahen Verwandten (Kinder) für eine Niere oder Leberlappen in Betracht.

1.9.3 Abstoßungsreaktionen nach der Transplantation von parenchymatösen Organen

Im Prinzip folgt jeder allogenen Transplantation eine Abstoßungsreaktion. Je besser die Übereinstimmung zwischen Spender und Empfänger im HLA-System (human leucocyte antigen system) ist, desto geringer wird voraussichtlich die Inkompatibilitätsreak-

tion ausfallen. Neben der HLA-Typisierung erfolgt vor der Transplantation die vergleichende AB0-Blutgruppenbestimmung und die Kreuzprobe zwischen Empfängerserum und Spenderlymphozyten (cross match).

Die Abstoßung führt im Prinzip zur Zerstörung des transplantierten Organs. Sie kann perakut (innerhalb der ersten Tage, auf Grund einer präexistenten Sensibilisierung), akut (innerhalb von 1 bis 3 Monaten, T-Zell-vermittelt) oder chronisch (innerhalb von Monaten bis Jahren, langsam progredient) erfolgen.

Die medikamentöse immunsuppressive Therapie beginnt bei der Transplantation. Sie dauert (außer bei eineiigen Zwillingen) lebenslang. Häufig verwendet werden Zyklosporin, Azathioprin und Glukokortikoide.

1.9.4 Nierentransplantation (Abb. 1.11)

Indikation. Chronische dialysepflichtige Niereninsuffizienz. *Kontraindikationen* sind Infektionen und Malignome.

Chirurgische Technik. Die Transplantation erfolgt meist heterotop (Fossa iliaca) mit Anastomosen der A. und V. renalis an die A. und V. iliaca, sowie Einpflanzung des Ureters in die Harnblase. Die Hämodialyse kann zur Überbrückung bei Transplantatproblemen dienen. Die *Prognose* ist gut, Transplantatüberlebenszeiten von 10 Jahren und länger können erreicht werden. Die Lebensqualität ist wesentlich besser als mit der Dauerdialyse.

1.9.5 Lebertransplantation (s. 8.9.8)

1.9.6 Pankreastransplantation (s. 8.11.5)

1.9.7 Herztransplantation (s. 7.9)

1.9.8 Lungentransplantation (s. 6.11)

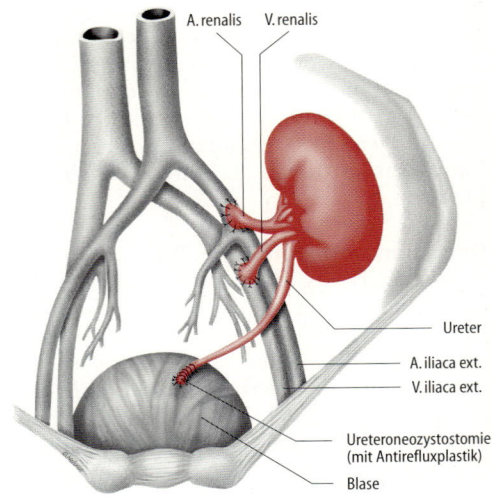

Abb. 1.11. Schema der heterotopen Nierentransplantation (Aus: Gubernatis et al. 1998)

A. renalis   V. renalis

Ureter

A. iliaca ext.
V. iliaca ext.

Ureteroneozystostomie (mit Antirefluxplastik)

Blase

1.10   Perioperative Planung, Dokumentation, Patientenaufklärung, Qualitätssicherung

1.10.1   Perioperative Planung

Indikation. Die Indikation zu jeder diagnostischen und therapeutischen Maßnahme (auch zu einer Operation) wägt die erwarteten Vorteile gegen die erwarteten Risiken ab. Sie berücksichtigt dabei nicht nur den aktuellen Krankheitszustand des Patienten (im Hinblick auf die jetzige wie auf frühere Krankheiten), sondern auch seine übrige (soziale, familiäre, berufliche) Situation und seinen erklärten Willen. Damit der Patient diesen Willen sachgerecht und fundiert entwickeln kann, muß er über die vorgeschlagenen Maßnahmen eingehend aufgeklärt werden (s. 1.10.3). Indikationen zu operativen Eingriffen werden gewöhnlich als notfallmäßig (akute intraabdominelle Blutung), absolut (keine sinnvolle Alternative, z. B. eingeklemmte Hernie), relativ (gute nicht-operative Alternativen, z. B. nicht-dislozierte Azetabulumfraktur) und kosmetisch (z. B. Narbenkeloid) klassifiziert. Vergleichbares gilt für die Gegenindikationen.

Operationszeitpunkt. Der Operationszeitpunkt hängt von der Dringlichkeit der Indikation ab. Notfalleingriffe finden ohne (oder mit extrem kurzer) Vorlaufzeit statt, Wahleingriffe zu einem frei zu vereinbarenden Zeitpunkt und nach optimaler Vorbereitung. Präventive chirurgische Eingriffe finden vor einer nach allgemeiner Erfahrung zu erwartenden schwerwiegenden Komplikation statt (z. B. Entfernung eines Kolonpolypen vor seiner Entartung).

Operationsvorbereitung. Die Operationsvorbereitung besteht (soweit Zeit) aus einer vollständigen Abklärung der zur Operation anstehenden Erkrankung (z. B. Tumorstaging), Behandlung einer Herzinsuffizienz, Atemgymnastik vor Lungenoperationen, Besserung einer katabolen Stoffwechsellage durch enterale (Sonde) oder parenterale hochkalorische Ernährung, Sanierung von Infektherden (soweit möglich) vor aseptischen Wahleingriffen (Gelenkendoprothesen). Im gleichen Zuge kann die Operabilität durch Untersuchung der großen Organsysteme (Herz, Kreislauf, Lungenfunktion, Nierenfunktion, Zuckerstoffwechsel, Leberfunktion) überprüft und gedanklich der Dringlichkeit der Operation gegenübergestellt werden.

1.10.2 Dokumentation

Aus der Dokumentation muß der gesamte Erkrankungs- und Behandlungsablauf mit allen Besonderheiten und Entscheidungsgrundlagen ablesbar sein ➡ *(31)*. Die Dokumentation ist *nicht* nur eine „Gedächtnisstütze für den Arzt". Vor allem bei eingetretenen Komplikationen muß deren Diagnostik und Behandlung gut dokumentiert sein. Die Dokumentation aller Beteiligten (Ärzte, Schwestern, Krankengymnasten, Konsiliar) sollte einheitlich sein.

(31) Empfehlungen für eine gute Dokumentation

Kurve/Krankenblatt:

- Wunde, Irregularitäten, Verdacht auf Komplikationen (mit Konsequenzen) – Eintrag mindestens 3 x pro Woche
- Entscheidungsfindungen/Behandlungsplan, spezielle Absprachen, weitergehende Aufklärung   ⋯⋗

OP-Bericht:

- Beschreibung des operativen Ablaufs
- Indikation, Aufklärung, spezieller Lokalbefund, weitere Maßnahmen

Arztbrief (ambulant und stationär):

- Indikation, Behandlungsplan, spezielle Aufklärung, weiteres Procedere

 Eine Klinik ist nur so gut wie ihre Organisation und ihre Dokumentation!

1.10.3 Präoperative Patientenaufklärung

Prinzip. Die präoperative Aufklärung muß den Patienten in die Lage versetzen, eine eigenständige Entscheidung zur Operation auf dem Boden einer zeitgerechten und ausführlichen Information zu treffen ▶ *(32)*, sie ist vorrangig Aufgabe des Operateurs ▶ *(33)*. Art, Ausmaß und Zeitpunkt dieser Information richten sich nach der Art der vorgesehenen Operation, ihrer Dringlichkeit und Gefährlichkeit und dem Einsichtsvermögen des Patienten. Bewußtlose Patienten werden nach ihrem mutmaßlichen Willen behandelt; die Befragung der Angehörigen hat hier nur zusätzlich informativen Charakter. Bei minderjährigen Patienten (Kinder) müssen in der Regel beide Eltern der vorgesehenen Behandlung zustimmen.

Hinweise zur präoperativen Patientenaufklärung	*(32)*
Zeitpunkt:	• Rechtzeitig, bereits bei ambulanter Indikationsvorstellung • Erneut durch Stationsarzt und Operateur
Inhalt:	• Indikation • Alternativbehandlung • Technisches Vorgehen • Nachbehandlung • Geläufige (häufige) Risiken • Seltene, aber gravierende Risiken • Erkrankungstypische Risiken • Transfusionsassoziierte Komplikationsmöglichkeiten und Alternativen

Dokumentation:	• Im Arztbrief der ambulanten Indikationsvorstellung (Grundzüge)
	• Gesonderter Aufklärungsbogen (evtl. standardisiert)
	• OP-Bericht

 (33) Aufklärung und Indikationsstellung durch den Operateur

Präoperativ:	• Klinischen und ggf. Röntgenbefund selbst erheben
	• Indikation selbst sichern
	• Aufklärung selbst vornehmen
Postoperativ:	• Nachbehandlung festlegen (z. B. im OP-Bericht)
	• Postoperative Visite
	• Information des Patienten (OP-Verlauf, Ergebnis, Nachbehandlung)

!

Gute Patientenaufklärung ist unverzichtbarer Bestandteil einer guten Operation!

1.10.4 ICD, IKPM

Der Verordnungsgeber hat als verbindliches Diagnosen-Kodierungssystem die International Classification of Diseases der WHO (ab Januar 2000 verbindlich ICD 10) übernommen und als Kodierungssystem für Behandlungsverfahren die internationale Klassifikation für Prozeduren in der Medizin (IKPM) fortentwickeln lassen. Hierdurch soll ein flächendeckender Vergleich der Leistungen einzelner Ärzte bzw. Krankenhäuser ermöglicht werden. Beide Systeme sind verbindlich eingeführt. Beide Systeme sind unhandlich – vor allem deswegen, weil sie in ihrer Hierarchie und Logik nicht aufeinander abgestimmt sind.

1.10.5 Fallpauschalen, Sonderentgelte

Mittels Fallpauschalen werden der behandelnden Institution alle Kosten für eine bestimmte Leistung pauschal erstattet (z. B. endoskopische Cholezystektomie), (fast) unabhängig davon, welche Kosten vor Ort tatsächlich entstanden sind. Ab dem Jahre 2003

sollen alle Krankenhausleistungen nach pauschalierten Sätzen vergütet werden. Grundlage ist ein System von Diagnosegruppen (DRG's = diagnoses related groups), das auch die Therapien und etwaige Komplikationen und Co-Morbiditäten (CC-Kategorien) berücksichtigt. Bereits eingeführt sind derartige Systeme in den USA und den skandinavischen Ländern.

1.10.6 Qualitätssicherung

Prinzip. Jeder Leistungserbringer (Arzt, Krankenhausabteilung) ist zu qualitätssichernden Maßnahmen verpflichtet ➜ *(34)*. Diese stellen strukturierte, vorhersehbare und reproduzierbare Abläufe sicher und ermöglichen es, die (positiven wie negativen) Ergebnisse zu analysieren und Optimierungen vorzunehmen ➜ *(35)*. Eine der Grundlagen für gute Qualität sind feste und bekannte interne administrative und medizinische Leitlinien (s. 1.10.7).

Hat ein Patient *Zweifel an der Richtigkeit der Behandlung*, bietet man ihm (noch vor einer vorgenommenen diagnostischen oder therapeutischen Maßnahme) die Einholung einer „zweiten Meinung" an. Ist es bereits zu einem vermuteten Behandlungsfehler gekommen, hat der Patient die Möglichkeit, die Behandlung durch die „Gutachterkommission für Ärztliche Behandlungsfehler" der zuständigen Ärztekammer überprüfen zu lassen. Falls unausweichlich, kann er eine Zivilklage (bzw. in Extremfällen Strafanzeige) beim zuständigen Amtsgericht oder Landgericht gegen den Arzt anstrengen (s. auch: Hansis, Der ärztliche Behandlungsfehler, ecomed-Verlag).

Techniken der QS		*(34)*
Intern:	• Tägliche Klinikkonferenz • Wöchentliche oder monatliche Mortalitäts-Morbiditätskonferenz • Schriftlich festgelegte interne Leitlinien • Jahresberichte	
Klinikumsweit:	• Qualitätszirkel, z. B. Hygienekommission • Gemeinsame Konferenzen mit anderen Kliniken, Radiologie, Pathologie usw.	⤳

Extern:	• Regionale/überregionale Qualitätszirkel (z. B. onkologische Schwerpunkte)
	• Teilnahme an überregionalen Studien
	• Qualitätssicherungsmaßnahmen der Ärztekammern
	• Externe Zertifizierung nach DIN EN ISO 9001

(35) Auswertung eingetretener Komplikationen innerhalb der Qualitätssicherung

• Erfassung des Verdachtsfalls
• Verifizierung der Komplikation
• Fallanalyse
• Fehlersuche
• Optimierung
• Statistische Zusammenstellung

!

Nur durch eine kontinuierliche solide Überprüfung der geleisteten Arbeit kann das Niveau der Behandlung gehalten oder verbessert werden.

1.10.7 Leitlinien

Intern (*innerhalb einer Klinik oder Abteilung*) freiwillig und im Konsens vereinbarte Leitlinien zu diagnostischen oder therapeutischen Prozeduren oder zu organisatorischen Abläufen tragen dazu bei, Fehler, Informationsdefizite oder Unsicherheiten zu vermeiden. Sie sichern vor allem den Informationsfluß an den sog. Schnittstellen (z. B. operativer Bereich – Radiologie). Über eine Etablierung stets gleicher Abläufe („robust design") sind sie wesentlicher Teil der Sicherung des Qualitätsstandards.

Fachgesellschaftsintern im Konsens vereinbarte Leitlinien sind ein wichtiges Hilfsmittel zur überregionalen Balance zwischen Erprobtem und Neuem, wissenschaftlicher Erkenntnis und persönlicher Erfahrung, medizinischem, betriebswirtschaftlichem und volkswirtschaftlichem Anspruch. Nie können Leitlinien eine individuelle, fallbezogene Überprüfung ersetzen, nie können sie Anlaß zu erkennbar fehlerhaftem oder unärztlichem Handeln

sein. Die wichtigsten überregionalen Leitlinien zu vielen chirurgischen Erkrankungen sind durch die Arbeitsgemeinschaft der
Wissenschaftlichen Medizinischen Fachgesellschaften (AWMF)
unter „http://www.uni-duesseldorf.de/WWW/AWMF/awmfleit.htm"
niedergelegt.

1.11   Durchgangsarztverfahren

Alle Arbeitnehmer stehen unter dem Schutz der „gesetzlichen
Unfallversicherung" (UV) – eines Versicherungssystems, dessen
Beiträge ausschließlich von den Arbeitgebern aufgebracht werden.
Organisiert ist diese UV in sogenannten Berufsgenossenschaften,
welche nach Gewerbezweigen gegliedert sind (Bau-BG, Landwirt-
schaftliche BG usw.). Die gesetzliche UV hat Ärzte (überwiegend
Chirurgen) unter Vertrag, denen jeder Patient mit einem Arbeits-
unfall oder einem Unfall auf dem Weg zu oder von der Arbeit
(Wegeunfall) vorgestellt werden muß (Durchgangsärzte, D-Ärzte).
Der D-Arzt entscheidet über Art und Ort der Weiterbehandlung,
er ist der BG über den Erkrankungsverlauf rechenschaftspflichtig.
Er veranlaßt auch eine Krankenhauseinweisung, eine medizinische
oder berufliche Rehabilitation und eine Begutachtung zur Feststellung der Unfallrente. Eine solche Unfallrente steht jedem Verletzten
mit relevanten Dauerschäden kraft Gesetz lebenslang und ohne
besonderen Antrag zu.

1.12   Gutachten

Chirurgische Begutachtung gehört zur Fürsorge für den Patienten,
wie jede andere diagnostische und therapeutische Maßnahme
auch. Sie beschreibt normalerweise Defektzustände und sorgt
dafür, daß die Erkrankten hierfür die ihnen zustehenden Leistungen gesetzlicher und privater Träger als Sachleistungen oder als
Geldleistungen erhalten ➡ *(36)*. Gutachten werden rasch, vollständig und objektiv abgegeben. Eine gute chirurgische Begutachtung
ist nur möglich, wenn man sich hierfür entsprechend Zeit nimmt
und wenn sich der Gutachter in den Grundzügen des einschlägigen Rechts auskennt.

(36) Beispiele für Auftraggeber von Gutachten und deren Fragestellung

Berufsgenossenschaften:	Minderung der Erwerbsfähigkeit
	Vorliegen einer Berufskrankheit
Sozialversicherung:	Berufs- oder Erwerbsunfähigkeit
	Notwendigkeit einer Umschulung
Versorgungsamt:	Schwerbehinderteneigenschaft
Haftpflichtversicherung:	Gebrauchsminderung eines Körperteils
Berufshaftpflichtversicherung:	Berufsunfähigkeit
Gerichte:	Unfallfolgen
	Vorwerfbarer ärztlicher Behandlungsfehler

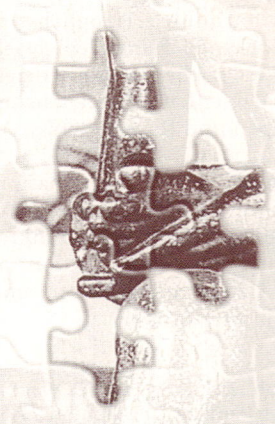

2.1 Desinfektionsmaßnahmen

2.1.1 Hygienische Händedesinfektion

Zweck. Die hygienische Händedesinfektion erfolgt vor und nach jedem Patientenkontakt und vor Manipulationen an infektionsgefährdetem unbelebtem Material (z. B. vor dem Vorbereiten von Infusionen), um den Übertragungsweg für Keime zu unterbrechen.

Vorgang. Etwa 3 ml des Desinfektionsmittels (möglichst alkoholisches Präparat) werden in die trockenen Hände eingerieben, die Hände werden während der vorgeschriebenen Einwirkzeit (siehe Beschriftung, meist 30 Sekunden) mit dem Mittel feuchtgehalten (besondere Sorgfalt bei Fingerkuppen und Nagelfalzen, s. Abb. 2.1).

Schmutz. Bei sichtbarer oder merklicher Kontamination (Eiter, Sputum, Stuhl) werden die beschmutzten Stellen vor der eigentlichen Händedesinfektion mit desinfektionsmittelgetränktem Zellstoff vorgereinigt, hiernach zweimal Händedesinfektion, anschließend definitive Reinigung der Hände mit Wasser und Seife, abschließend hygienische Desinfektion (s. oben).

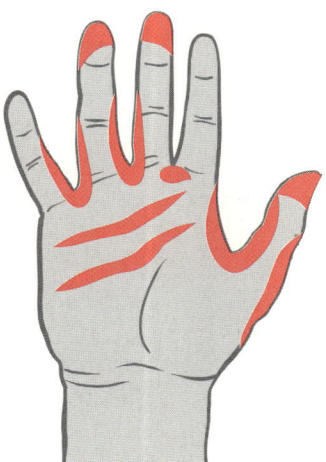

Abb. 2.1. Zonen an der Hand, die bei der Händedesinfektion oft nicht ausreichend erfaßt werden (Nach: Ayliffe et al. 1990)

> **!** Vor und nach jedem Patientenkontakt hygienische Händedesinfektion!

2.1.2 Chirurgische Händedesinfektion

Prinzip. Beseitigung der transienten und Reduktion der residenten Flora an Händen und körperfernen Unterarmen vor operativen Eingriffen ▄ *(1)*.

Technik der chirurgischen Händedesinfektion	*(1)*

Kürzen der Fingernägel

Benutzung des Kurzzeitweckers

Reinigen mit Wasser und Seife (etwa 2 Minuten) – Hände und Unterarme, Bürsten der Nagelfalze

Händedesinfektion mit (alkoholischem) Einreibepräparat über 5 min (je nach Vorschrift)
- über ca. 3 min Hände und Unterarme
- anschließend etwa 2 min nur Hände

2.1.3 Desinfektion der Patientenhaut

Die *Sprühdesinfektion* wird z. B. vor Venenpunktionen oder i.m.-Injektionen durchgeführt. Sie besteht aus einer satten, großflächigen Benetzung der Haut (Allergien beachten); auf ausreichende Einwirkzeit muß geachtet werden (meist mindestens 30 sec). Die *Wischdesinfektion* kommt vor allem vor Operationen zur Anwendung: Über eine Zeit von 2 bis 3 Minuten (je nach Präparat) erfolgt eine großflächige, mehrmalige satte Benetzung der Haut mit Tupfer und Desinfektionsmittel, von zentral nach peripher. An Schleimhäuten spezielle Präparate.

2.2   Wundverbände

Prinzip. Wundverbände sollen aus einer Wunde austretendes Sekret aufsaugen, sie sollen verhüten, daß es zwischen mehreren Wunden zur Kreuzkontamination kommt und sollen eine Wunde ggf. vor dem Austrocknen schützen *(2)*. In aller Regel ist es nicht möglich, bei einer Wunde „heilungsfördernd" oder „granulationsfördernd" einzugreifen; in der Regel ist es ausreichend, etwaige Hindernisse der Heilung fernzuhalten.

---

(2) Vorschläge für Wundverbände

Kein Verband, keine Desinfektion, keine Antiseptik:
- abgetrocknete OP-Wunde (ab 2. oder 3. Tag), heilende Gelegenheitswunde, einheilendes Mesh-Graft-Transplantat (etwa ab 5. Tag)

Trockener Verband, keine Desinfektion, keine Antiseptik:
- frische OP-Wunde

Trockener Verband, mit Fettgazezwischenlage:
- großflächige Gelegenheitswunde, frisches Hauttransplantat

Trockener Verband mit Hautersatzmaterial, keine Antiseptik:
- großflächige Wunde in Vorbereitung zur Transplantation

Fettgazeverband mit Antiseptikum:
- Verbrennungswunde, flächige infizierte Gelegenheitswunde, Ulcus cruris

---

2.3   Lokalanästhesie

Etwaige Allergien beachten. Patienten aufklären. Zur *Infiltrationsanästhesie* bei einer frischen Wunde Hautdesinfektion. Einstich neben dem Wundrand, Probeaspiration, langsames Infiltrieren des Anästhetikums (z. B. Scandicain® 1 %) rautenförmig um die Wunde. *Oberst-Leitungsanästhesie (Finger):* Hautdesinfektion. Einstich von dorsal in Grundgliedmitte, Einführen der Kanüle nach palmar bis knapp unter die Haut, Probeaspiration, Depot von ca. 0,5 ml (z. B. Scandicain® 1 %) jeweils radial und ulnar.

2.4   Venenpunktion

Prinzip. Die Venenpunktion (zum Zwecke der Blutentnahme oder zum Legen einer Verweilkanüle) ist ein „operativer Eingriff", der im Prinzip nicht ohne Komplikationsmöglichkeiten ist und deswegen eine Aufklärung des Patienten notwendig macht. Die Punktionstechnik sollte bevorzugt am Modell geübt werden ➡ *(3)*.

Vorgehen bei der Venenpunktion	(3)

- Patienten informieren
- Arm abwärtsgerichtet lagern
- Stauen (eine Handbreit proximal Punktionsstelle), *nicht länger als 3 Min.*
- Hygienische Händedesinfektion
- Ellenbeuge möglichst *meiden*
- Hautdesinfektion an der Punktionsstelle (Einwirkzeit ca. 30 sec)
- Einstich: etwa 15 Grad, Vorschub etwa 1cm
- Blutentnahme/Injektion
- Entstauen vor Injektion bzw. vor Entfernung der Nadel
- Zuerst Nadel entfernen, dann erst mit Tupfer komprimieren
- Kompression der Punktionsstelle bei erhobenem Arm 2–4 min
- Kanüle in Spezialbox, *nie* Schutzkappe mit Hand aufstecken
- Dokumentieren in Patientenunterlagen
- Stauschlauch und Tablett säubern und desinfizieren
- Hygienische Händedesinfektion

2.5   Wundversorgung

2.5.1   Durchführung

Ziel der Versorgung frischer Gelegenheitswunden ist es, kontaminiertes bzw. geschädigtes Gewebe und Fremdkörper zu entfernen, die Verletzung tiefer gelegener Strukturen (Sehnen, Gefäße, Nerven) zu erkennen und gleichzeitig zu behandeln und möglichst über einen direkten Wundverschluß eine primäre Wundheilung einzuleiten ➡ *(4)*. Das Vorgehen muß je nach Art und Ort der Wunde ggf. modifiziert werden ➡ *(5)*.

(4) Versorgung einer sauberen akzidentellen Schnittwunde (außerhalb von Händen oder Gesicht)

Anamnese:
- Jetzige Verletzung
- Wesentliche Vorerkrankungen (auch Hepatitis, HIV)
- Allergien (Lokalanästhetika, Antibiotika, Metalle)
- Tetanol-Impfstatus

Hygienische Händedesinfektion

Orientierende Untersuchung der gesamten Extremität:
- Relevante Vorerkrankungen
- Weitere Ausdehnung der Verletzung
- Sensibilität, Motorik und Durchblutung

Untersuchung der näheren Wundumgebung (mit Handschuhen):
- Größe der Wunde
- Hinweise für Fremdkörpereinsprengungen

Aufklärung über die vorgesehene Maßnahme

Sprühdesinfektion der Wundumgebung

Anlage steriler Handschuhe

Abdeckung der Wundumgebung (Lochtuch)

Infiltrationsanästhesie (s. Kap. 2.3)

Wundinspektion:
- Fremdkörper
- Ausdehnung der Verletzung
- Zerstörtes Gewebe

Wundexzision (Friedrich) (Abb. 2.2):
- Alles zerstörte Gewebe (Debridement)
- Entfernung aller Fremdkörper (Abb. 2.3)

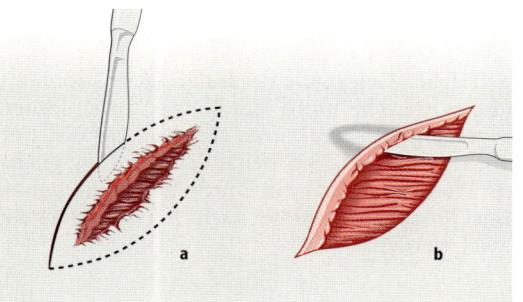

Abb. 2.2. a Wundrandexzision zur Entfernung geschädigten Gewebes. b Die Wundränder können vor der Naht etwas mobilisiert werden (Aus: Allgöwer u. Liebermann-Meffert 1998)

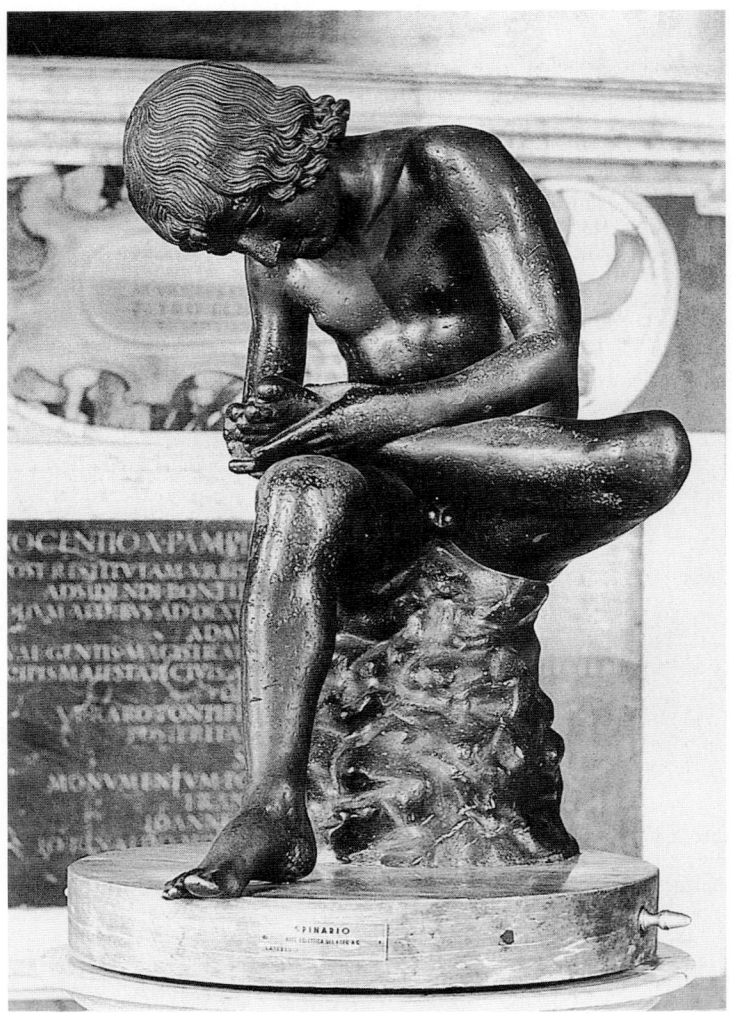

Abb. 2.3. Fremdkörperentfernung als wesentlicher Teil der Wundversorgung. Man beachte die guten äußeren Operationsbedingungen: Sitzender Operateur, stabil gelagerte zu operierende Gliedmaße

Spülung (z. B. physiologische Kochsalzlösung, Ringer-Laktat)

Hautnaht: Atraumatische Rückstichnähte ohne Spannung (Abb. 2.4)

Verband

Tetanol-Impfung ➡ (6)

Hygienische Händedesinfektion

Sicherungsaufklärung:
- Weitere Maßnahmen
- Zeichen für Komplikationen
- Verhalten bei Schwierigkeiten
- Ort der Weiterbehandlung
- evtl. handschriftlichen Kurzbrief für den nachbehandelnden Arzt
- evtl. Telefonnummer der Krankenhaus-Ambulanz mitgeben

Dokumentation:
- Anamnese
- Befund
- Therapie
- Weitere Maßnahmen

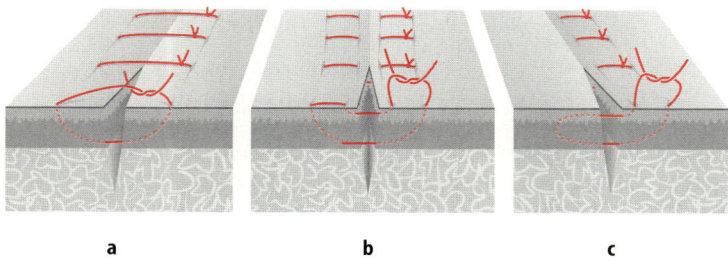

a   b   c

Abb. 2.4 a–c. Möglichkeiten der Wundnaht. **a** Einzelknopfnaht, **b** Rückstichnaht, **c** intrakutane Rückstichnaht (Aus: Siewert, Grundprinzipien der Operationstechnik 1998)

Schwerkontaminierte frische Wunden (Tierbiß, Menschenbiß, Metzgerverletzung):
• Säuberung, Exzision, normalerweise keine Naht
• Im Gesicht: Naht (nicht zu eng), äußerst sorgfältige Kontrollen, sparsamste Exzision

Tiefe Nähte (Muskulatur, Faszie, Subkutis):
• Bei frischen Wunden möglichst vermeiden (Infektionsgefahr)

Tiefer reichende Verletzungen:
• ggf. Drainageeinlage

Großflächige Verletzungen oder Verletzungen in Gelenknähe:
• Gips, welcher zum Verbandwechsel gefenstert wird

Wunden an der Hand :
• Äußerst sorgfältige Untersuchung *vor* Beginn der „sterilen Phase" der Wundversorgung (s. Kap. 11.1.3)

Wunden, in denen die Einsprengung röntgendichter Fremdkörper (z. B. Metall) erwartet wird:
• Vor Beginn der Wundversorgung Röntgenaufnahme

Wunden, welche mit Verletzungen von Sehnen, Nerven oder größeren Blutgefäßen einhergehen und Wunden mit Eröffnung von Gelenken oder sehr großflächige Wunden:
• Weiter proximal gelegene Leitungsanästhesie (z. B. Plexusanästhesie) oder Vollnarkose
• Häufig Blutsperre
• Versorgung im OP-Saal

Wunden, die nicht spannungsfrei verschlossen werden können:
• Interimsdeckung mit sog. Kunsthaut/Hautersatzmaterial
• Sekundärnaht oder Hauttransplantation nach einigen Tagen

Oberflächliche Schürfwunden, welche keine Naht benötigen:
• Säuberung und Verband

Verdacht auf gleichzeitig bestehende Fraktur:
• Vor Wundversorgung: Röntgenbild

 Problematische Wunden werden offen behandelt.

Grund-immunisierung:	3 Gaben eines Tetanus-Adsorbatimpfstoffs (z. B. 0,5 ml Tetanol®) im Abstand von 2 bis 8 Wochen (zwischen erster und zweiter) sowie von 6 bis 12 Monaten (zwischen zweiter und dritter) Gabe
Impfung im Verletzungsfall:	**Fehlende oder unvollständige Grundimmunisierung:** Simultanimpfung mit 250 IE Tetanus-Hyperimmun-globulin und 0,5 ml Tetanus-Adsorbatimpfstoff (i.m. an kontralateralen Körperstellen), Fortsetzung der Grundimmunisierung wie oben beschrieben
	Vorhandene Grundimmunisierung: Eine Dosis Tetanus-Adsorbatimpfstoff, falls die letzte Gabe mehr als 5 Jahre zurückliegt
	Schlechte/zweifelhafte Wunden: Simultanimpfung

Tetanusschutzimpfung nicht vergessen!

2.5.2 Nahtmaterialien

Zur Naht von Haut oder anderen Geweben werden heute meist synthetische Fäden verwendet. Sie unterscheiden sich vor allem in ihrer Zug- oder Reißfestigkeit, ihrer Dicke, ihrer Resorbierbarkeit und ihrer Struktur ➡ *(7)* (Abb. 2.5, Abb. 2.6).

Nahtmaterialien (7)

Nicht resorbierbar:	z. B. Dacron
Resorbierbar:	z. B. aus Polyglykolsäure oder Polygalaktin: Nach 2 Wochen noch etwa 50 % der ursprünglichen Reißkraft vorhanden
Monofiler Faden:	Aus einem Faden bestehend (z. B. Polyamid), bevorzugt bei Hautnähten (kein Dochteffekt). Nachteil: Knoten verwerfen sich leicht und können sich lösen
Geflochtener Faden:	Wesentlich geschmeidiger, Knoten halten besser, Verwendung z. B. bei Darm-Anastomosen
Beschichteter Faden:	Geflochtenes Material, kunststoffbeschichtet: gute Geschmeidigkeit und Gleitfähigkeit (z. B. für Gefäßanastomosen)

Abb. 2.5.
a Monofiler Faden,
b geflochtener
Faden,
c die Nadel mit
„eingeschweißtem"
Faden (*rechts*) ist
weit weniger trau-
matisierend als die
Nadel mit ein-
gefädeltem Faden
(*links*) (Aus:
Siewert, Grundprin-
zipien der Opera-
tionstechnik 1998)

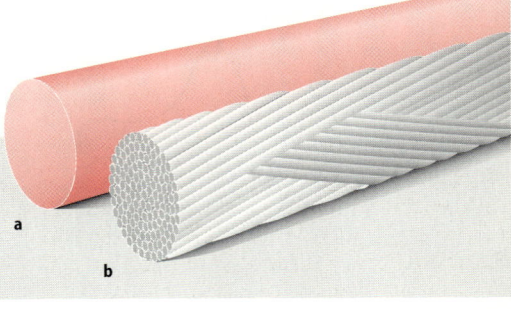

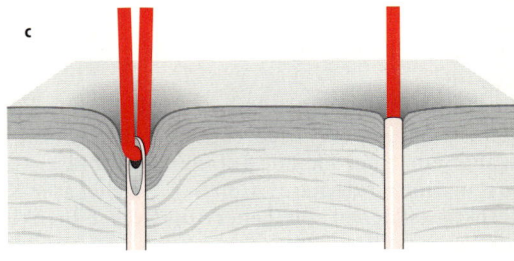

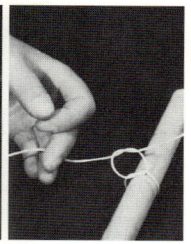

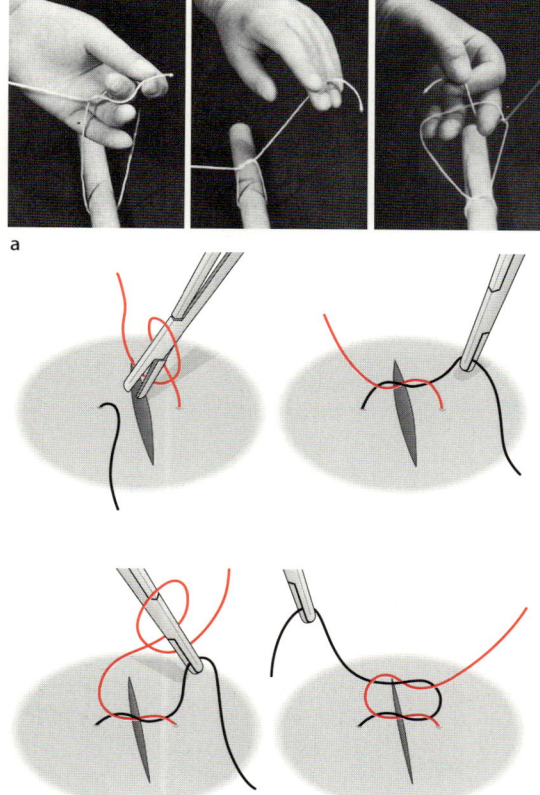

a

Abb. 2.6.
a „Handknoten":
Man beachte die
unterschiedliche
Handhaltung,
um gegenläufige
Knoten zu erhal-
ten. (Nach:
B. Braun-Dexon
GmbH Melsun-
gen 1975)
b „Nadelhalter-
knoten": Man
beachte die
unterschiedliche
Haltung des
Nadelhalters
(*oben/unten*), um
gegenläufige
Knoten zu erhal-
ten (Nach:
B. Braun-Dexon
GmbH Melsun-
gen 1975)

b

2.5.3   Blutstillungstechniken

Zur Blutstillung stehen die örtliche Kompression (Bauchtuchtam-
ponade bei großer Leberruptur), die Ligatur bzw. Umstechungs-
ligatur einzelner Gefäße (ubiquitär, größere Gefäße), die Elektro-
koagulation (kleinere Gefäße), die Laser-Koagulation (große
Resektionsflächen der Leber) und die Fibrinklebung (Milzruptur)
zur Verfügung.

2.5.4 Drainagen

Drainagen dienen dazu, einen Verhalt von Blut oder anderen Sekreten (auch Eiter) in der Wundtiefe zu verhindern. Geschlossene Drainagesysteme leiten das Sekret in eine Auffangflasche oder einen Auffangbeutel ab. Hierzu dient entweder ein Unterdruck im System (z. B. Redon-Saugdrainagen) oder die Schwerkraft (Auffangbeutel unter Wundniveau). Offene Drainagen enden direkt neben der Wunde und leiten das Sekret durch Überlauf ab. Bei Schwerkraftdrainagen und offenen Drainagen kann es zur Strömungsumkehr kommen und damit zur Rekontamination der Wunde. Deswegen sollen nach aseptischen Eingriffen nur geschlossene Unterdrucksysteme verwendet werden. Alle Drainagen sollen möglichst nicht durch die OP-Wunde, sondern gesondert daneben ausgeleitet werden.

2.6 Ruhigstellende Verbände

Prinzip. Ruhigstellende Verbände haben den Zweck, an einer Extremität oder einer sonstigen Körperregion die Mobilität etwas einzuschränken – z. B. um eine Wundheilung oder auch die Abheilung einer Sehnen-, Nerven- oder Gefäßverletzung zu erleichtern. Ein ruhigstellender Verband kann auch alleine den Zweck haben, Beschwerden zu reduzieren oder durch eine örtliche Kompression einer Ödembildung entgegenzuwirken.

2.6.1 Elastischer Kompressionsverband (obere oder untere Extremität)

Mittels elastischer Binden in aufsteigender Breite (peripher beginnend mit ca. 8 cm beim Erwachsenen) und beginnend an den Zehengrundgelenken bzw. Fingergrundgelenken wird in Paralleltouren oder in Kreuztouren (Kornährenverband) nach proximal gewickelt und hierdurch ein mäßiger und gleichmäßiger Druck auf die Unterlage ausgeübt. Der Kompressionsverband endet proximal entweder knapp unterhalb des Ellenbogen- bzw. Kniegelenks oder im körpernahen Oberarmdrittel bzw. Oberschenkeldrittel. Ein Kompressionsverband muß gut sitzen und deswegen in der

Regel täglich erneuert werden. Bei der Erneuerung ist vor allem darauf zu achten, ob es zu Druckstellen oder Schnürfurchen kam. Während des Tragens von Kompressionsverbänden sind die Patienten nach Kribbelparästhesien, Kaltwerden, Blauwerden oder Weißwerden von Fingern bzw. Zehen zu fragen und dementsprechend aufzuklären. Manche Fingerverletzungen benötigen keine strenge Fixation im Gips, sondern lediglich eine gewisse Immobilisierung durch einen gut sitzenden Schlauchverband.

2.6.2 Stützverbände an Thorax oder Bauch

Indikation. Stützverbände an Thorax oder Bauch mittels elastischer Klebeverbände oder handelsfertiger Bandagen können angewendet werden bei Rippenbrüchen oder muskulärer Bauchdeckenschwäche. Vorteil (Stützung) und Nachteil (Immobilisierung) sind sorgfältig gegeneinander abzuwägen.

2.6.3 Rucksackverband, Desaultverband (s. 11.2.9)

2.7 Punktionen

Bei Punktionen wird aus präformierten Räumen (Liquorraum, Pleurahöhle, Peritonealhöhle, Gelenkinnenraum) oder aus pathologisch entstandenen Räumen (Hämatom, Zyste) meist flüssiges Material zu diagnostischen oder therapeutischen Zwecken gewonnen. Auch Punktionen stellen „operative Eingriffe" dar mit Vorteilen und Risiken (z. B. Infektion, Nachblutung), über die der Patient aufgeklärt werden muß. Werden aseptische Räume punktiert (z. B. Gelenke), so müssen Hygienemaßnahmen ähnlich denen anderer Operationen eingehalten werden.

2.8 Einkleiden/Verhalten im OP

2.8.1 Betreten des OP-Bereiches (Einschleusen)

Auf der Station wird die Straßenkleidung gegen die Klinikkleidung getauscht. In der Regel wird ein OP-Bereich durch eine Zweikammerschleuse betreten. Im unreinen Teil der Schleuse wird die Klinikkleidung bis auf die Unterwäsche komplett abgelegt. Händedesinfektion.

Im reinen Teil der Schleuse Anlegen der Bereichskleidung (in der Regel Hemd, Hose, Socken, Schuhe, Haarschutz und Gesichtsschutz). Kontrolle des Sitzes von Haarschutz und Gesichtsschutz im Spiegel. Hygienische Händedesinfektion vor Verlassen der Schleuse.

2.8.2 Im OP-Bereich

Während des Aufenthaltes im OP-Bereich werden Gesichtsschutz und Haube getragen. Wird der Gesichtsschutz (z. B. im Aufenthaltsraum) vorübergehend abgenommen, wird anschließend ein neuer Gesichtsschutz umgebunden. Alle Räume (auch die Verkehrsräume) eines OP-Traktes sind klimatisiert; zum Zwecke einer erwünschten Strömungsrichtung werden unterschiedliche Luftdrücke aufgebaut. Diese können nur wirksam werden, wenn sämtliche Türen – vor allem zwischen OP-Raum und Vorbereitungsraum sowie zwischen Vorbereitungsraum und Flur – stets sofort wieder geschlossen werden.

Nicht steril angezogene Mitarbeiter halten sich im OP-Saal bevorzugt an der Kopfseite des Patienten auf – im Bereich der Anästhesie. Von steril angezogenen Mitarbeitern bzw. vom OP-Tisch halten sie einen Mindestabstand von 50 cm ein.

Schmuck an Armen und Händen wird auf Station oder im Umkleidebereich abgelegt. Schmuck an Hals und Ohren kann getragen werden, soweit er unter dem Haarschutz bzw. innerhalb der Bereichskleidung verschwindet und damit nicht die Gefahr besteht, daß Teile des Schmucks versehentlich im sterilen Bereich landen.

2.8.3   Steriles Einkleiden

Nach der chirurgischen Händedesinfektion (s. 2.1.2) wird durch einen steril angezogenen Mitarbeiter der sterile Kittel übergestreift, Teile des Kittels werden durch einen unsteril, Teile durch einen steril angezogenen Mitarbeiter geschlossen – je nach Bauart des Kittels. Vor Berühren des Kittels läßt man sich die sterilen Handschuhe anziehen. Nach vollständiger Einkleidung bleiben die Hände mit den sterilen Handschuhen stets in Höhe des eigenen Bauchnabels.

Nach Abschluß des operativen Eingriffs wird zunächst der Kittel umstülpend ausgezogen und anschließend die Handschuhe. Die Außenseite des Kittels oder der Handschuhe dürfen mit den Händen nicht berührt werden, da sie als kontaminiert anzusehen sind.

Sämtliches kontaminiertes Material (steriler Kittel, benützte Handschuhe) verbleiben im Saal. Vor Verlassen des Saales hygienische Händedesinfektion. Vor erneuter Operation erneute chirurgische Händedesinfektion und erneutes Einkleiden.

Es ist unzulässig, den benützten sterilen Kittel und die benützten sterilen Handschuhe anzulassen und lediglich ein Paar andere Handschuhe zum Frühstücken oder Rauchen überzustreifen.

!

Hektik im OP verursacht Fehler in Hygiene, OP-Technik und Organisation!

3.1   Notfalluntersuchung

Ziel. Die klinische neurochirurgische Notfalluntersuchung ➡ *(1)* orientiert über vitale Funktionen (Atmung, Kreislauf), äußere Verletzungen, die Bewußtseinslage, Pupillenfunktion (als einfachstes Zeichen einer intrakraniellen Drucksteigerung), und den motorischen Status. Es schließen sich gezielte apparative Untersuchungen an ➡ *(2)* u. *(3)*.

(1) **Klinische neurochirurgische Notfalluntersuchung**

Vitalfunktionen:
- Spontanatmung (Intubationsbedürftigkeit?)
- Kreislauf, Herzfrequenz, Blutdruck, Karotispulse

Äußere Verletzungen:
- Kopfschwartenhämatom, Brillenhämatom, Rhinoliquorrhoe, Verletzungen der Halsweichteile (Karotisdissektion?)

Bewußtseinslage:
- Glasgow-Coma-Scale (Abb. 3.1)
- Brüsseler Koma-Skala

Pupillenfunktion:
- Weite
- Reaktion

Motorischer Status:
- Monoparese, Hemiparese, Para- und Tetraparese, Spontanbewegungen/Bewegungen auf Schmerzreize

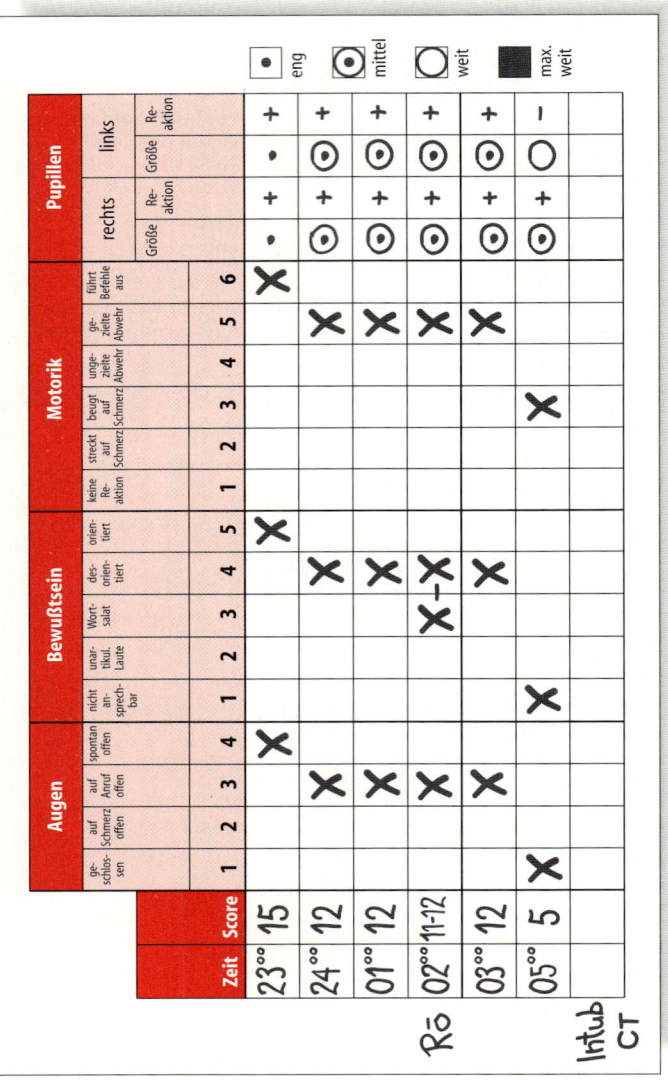

Abb. 3.1. Überwachungsblatt beim Schädel-Hirn-Trauma (Aus: Gratzl 1998)

(2) Weiterführende neurochirurgische Notfall-Diagnostik

Standardröntgen des Schädels (2 bzw. 3 Ebenen):
• Zur Orientierung bezüglich Frakturen und Osteolysen

Standardröntgen der Halswirbelsäule, ggf. mit Funktionsaufnahmen:
• Zum Nachweis/Ausschluß hochsitzender Wirbelsäulenverletzungen, obligater Bestandteil der Notfalldiagnostik beim Schädel-Hirn-Trauma

Schädel-CT/MRT (ggf. mit Kontrastmittel):
• Wichtigste apparative Untersuchung zur Diagnostik von intrakraniellen Verletzungen und Raumforderungen

Lumbalpunktion:
• Zur DD eines Meningismus, insbesondere Subarachnoidalblutung und Meningitis, bei intrakranieller Drucksteigerung kontraindiziert

Intrakranielle Druckmessung:
• Einlage einer Ventrikelsonde zur kontinuierlichen Druckmessung und -kontrolle beim Hirnödem (Abb. 3.2, 3.3)

(3) Glasgow-Coma-Scale

Augen	4	Spontan offen
	3	Auf Anruf offen
	2	Auf Schmerz offen
	1	Geschlossen
Bewußtsein	5	Orientiert
	4	Desorientiert
	3	Wortsalat
	2	Unartikulierte Laute
	1	Nicht ansprechbar
Motorik	6	Führt Aufforderungen aus
	5	Gezielte Schmerzabwehr
	4	Ungezielte Schmerzabwehr
	3	Beugt auf Schmerz
	2	Streckt auf Schmerz
	1	Keine Reaktion
GCS	3–8	Schweres
GCS	9–12	Mittelschweres
GCS	13–15	Leichtes
		Schädel-Hirn-Trauma

Abb. 3.2. Beziehung zwischen intrakranieller Raumforderung und intrakraniellem Druck: Zunächst nur geringe Druckzunahme, nach Erschöpfung der Platzreserven exponentieller Druckanstieg (Aus: Gratzl 1998)

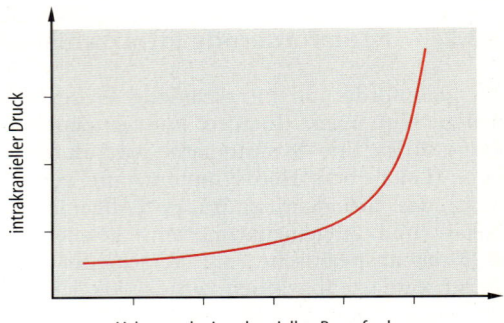

Volumen der intrakraniellen Raumforderung

Abb. 3.3. Punktion des Ventrikelsystems zur Plazierung einer Druckmeßsonde (Aus: Gratzl 1998)

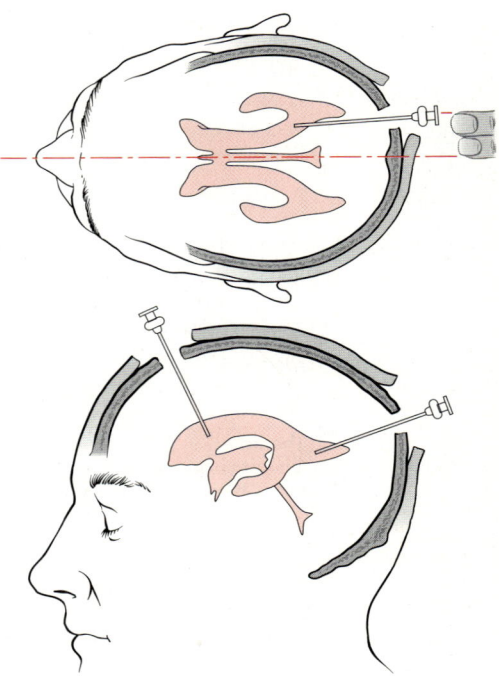

3.2   Raumfordernde intrakranielle Prozesse

Als raumfordernde intrakranielle Prozesse kommen im wesentlichen Blutungen, Tumore und entzündliche Erkrankungen in Frage *(4)*. Ihre Symptomatik wird durch den Sitz der Erkrankung (Lokal- oder Herdsymptom) und durch die allgemeine Erhöhung des Schädelinnendrucks (Allgemeinsymptome) bestimmt. Lokal- und Allgemeinsymptome können durch das Hirnödem *(5)* als unspezifische Folge verschiedener Raumforderungen verstärkt werden. Abgesehen von der lokalen Beseitigung des Prozesses besteht das Behandlungsziel in der Normalisierung des intrakraniellen Drucks.

(4) Raumfordernde intrakranielle Prozesse	
Ursachen:	Blutungen (s. 3.3.3), Tumore (s. 3.2.1), Hirnabszeß
Klinik:	Neurologische Ausfälle, Krampfanfälle, Wesensveränderung, Kopfschmerzen, Übelkeit, Erbrechen, Bewußtseinstrübung
Hirnabszeß	**Pathogenese:** Nach offener Verletzung, fortgeleitet aus den Nasennebenhöhlen oder hämatogen **Klinik:** Zeichen der intrakraniellen Drucksteigerung, fokal-neurologische Zeichen, epileptische Anfälle **Diagnostik:** Hypodense Zone mit ringförmigem Enhancement im Kontrast-CT **Therapie:** Operative Ausräumung, Antibiose, Herdsanierung, evtl. Therapie eines begleitenden Hirnödems

(5) Hirnödem	
Definition:	• Vermehrte Wasseransammlung intra- und/oder extrazellulär, Störung der Bluthirnschranke
Ursachen:	• Toxische Noxen (Vergiftung, Leberversagen) • Trauma • Tumor

Diagnostik:	• Wie bei „Raumfordernde intrakranielle Prozesse"
	• CT (hypodense Zone)
Therapie:	• Hyperventilation, Oberkörper-Hochlagerung (Reduktion des intrakraniellen Blutvolumens), Diurese, Kortikoide
Überwachung:	• Mittels Ventrikel-Drucksonde

3.2.1 Hirntumore

Formen. Man unterscheidet neuroepitheliale, mesodermale und ektodermale Tumore, ferner Metastasen, Mißbildungstumore und Tumore des knöchernen Schädels ⮕ *(6)*.

Klinik. Die Symptome hängen von Lokalisation und Ausdehung des Tumors ab. Bei frontalen Tumoren stehen Wesensveränderung, Sprach- und motorische Halbseitenstörungen, bei parietalen Tumoren halbseitige Sensibilitäts- und Werkzeugstörungen und bei okzipitalen Tumoren Sehstörungen im Vordergrund, während bei temporalen Tumoren sensorisch-amnestische Sprachstörungen und epileptische Anfälle dominieren. Durch die raumfordernde Wirkung des Prozesses auf Nachbarschaftsstrukturen kommt es zum erhöhten Hirndruck (Kopfschmerzen, Übelkeit und Erbrechen), der unbehandelt zur Massenverlagerung und schließlich zum Tod durch obere (Tentorium) und untere (Foramen magnum) Einklemmung führt.

Diagnostik. Der Nachweis eines Hirntumors erfolgt mittels CT und/oder MRT. Die Angiographie ist heute von untergeordneter Bedeutung.

Therapie. Sie besteht in der mikrochirurgischen Entfernung des Tumors im sichtbaren Bereich. Gegegebenenfalls kann der mikrochirurgischen Operation oder stereotaktischen Biopsie eine Strahlen- und/oder Chemotherapie angeschlossen werden.

(6) Tumorformen

Neuroepitheliale Tumore (ca. 50%)
- Astrozytom, Glioblastom, Oligodendrogliom, Medulloblastom, Ependymom, Neurinom

Mesodermale Tumore (ca. 20%)
- Meningeom, Angioblastom

Ektodermale Tumore (ca. 10%)
- Hypophysenadenom, Kraniopharyngeom

Metastasen (ca. 10%)
- Bronchialkarzinom, Mammakarzinom, Nierenzellkarzinom u. a.

Mißbildungstumore (ca. 5%)
- Angiom, Epidermoid, Dermoid

Tumore des knöchernen Schädels (ca. 5%)
- Osteom, eosinophiles Granulom, Osteosarkom, Tumormetastase (Plasmozytom)

3.2.2 Besonderheiten einzelner Tumorformen

Astrozytom

Dignität. WHO-Grad I-II: benigne; WHO-Grad III-IV: maligne.

Wachstum. Infiltrativ; meist solide, teilweise Zysten, Nekrosen, perifokales Ödem, Rezidivneigung.

Therapie. Operation, evtl. interstitielle Strahlentherapie bei Grad I-II.

Prognose. Grad I-II: Überlebenszeit Jahre bis Jahrzehnte, Grad III-IV Überlebenszeit Monate bis wenige Jahre.

Glioblastom (Abb. 3.4)

Dignität. Hoch maligne, rasch wachsend.

Wachstum. Infiltrativ; meist solide, häufig Nekrosen, teilweise Zysten, Blutungen, ausgeprägtes perifokales Ödem, Rezidivneigung.

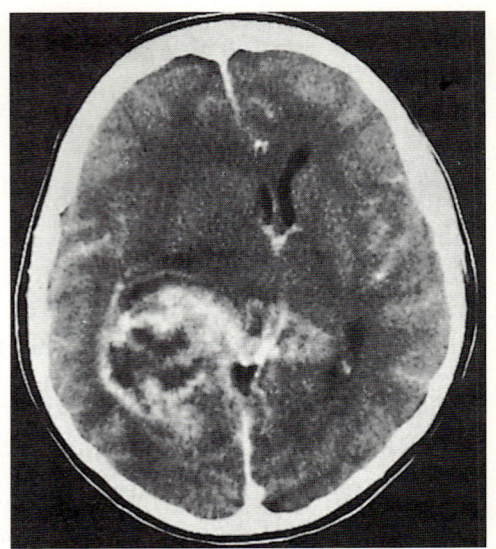

Therapie. Operation, Bestrahlung.

Prognose. Schlecht [mittlere Überlebenszeit 9 Monate nach Therapie (s. oben)].

Oligodendrogliom

Dignität. Meist ausgereift, benigne.

Wachstum. Infiltrativ; sehr langsam, häufig regressive Veränderungen mit Verkalkungen, teilweise Nekrosen, Zysten.

Therapie. Operativ.

Prognose. Überlebenszeit meist Jahre bis Jahrzehnte.

Medulloblastom

Dignität. Hoch maligne (vorwiegend Kindes- und Jugendalter).

Wachstum. Infiltrativ; gelegentlich spontane Blutungen oder Nekrosen, selten regressive Veränderungen.

Lokalisation. Kleinhirnwurm, Dach des 4. Ventrikels, Kleinhirnhemisphäre, Kleinhirnschenkel.

Therapie. Operativ + Radiatio + intrathekale Zytostase.

Prognose. 30–50 % Fünfjahresüberlebensrate.

Meningeom

Dignität. Fast immer benigne (WHO-Grad I).

Wachstum. Verdrängend; sehr langsam, teilweise regressive Veränderungen mit Verkalkungen und Zysten.

Therapie. Operation.

Prognose. Günstig nach vollständiger Entfernung.

Hypophysenadenom

Dignität. Benigne.

Wachstum. Verdrängend, teilweise infiltrativ; sehr langsam.

Einteilung nach Hormonverhalten. Hormonaktiv (Prolaktin: Galaktorrhoe; STH : Akromegalie; ACTH : Morbus Cushing). Hormoninaktiv.

Klinik. Bitemporale Hemianopsie, hypophysäre Insuffizienz (Hypogonadismus, Hypothyreose, Nebennierenrinden-Insuffizienz) oder Hormonexzess (Galaktorrhoe, Akromegalie, Cushing-Syndrom).

Diagnostik. Röntgen Schädel (Ballonsella), Gesichtsfeldperimetrie, MRT.

Therapie. Transsphenoidale (Abb. 3.5) oder transkranielle Entfernung, medikamentöse Therapie.

Prognose. Günstig nach vollständiger Entfernung.

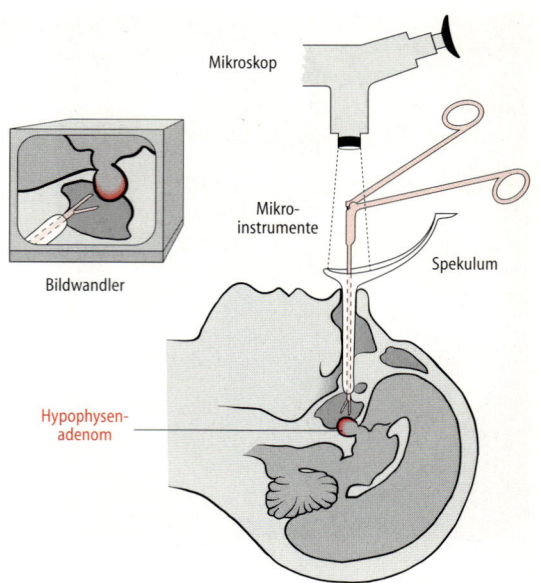

Abb. 3.5. Prinzip der transsphenoidalen mikrochirurgischen Hypophysenoperation (Aus: Gratzl 1998)

Mikroskop

Mikro-instrumente

Spekulum

Bildwandler

Hypophysen-adenom

Neurinom

Dignität. Benigne.

Wachstum. Verdrängend; häufig regressive Veränderungen mit Verfettung und Zystenbildung.

Lokalisation. Meist 8. Hirnnerv (Akustikusneurinom, Abb. 3.6).

Klinik. Hypakusis, Ataxie, langsame Progredienz.

Therapie. Operativ.

Prognose. Günstig nach vollständiger Entfernung.

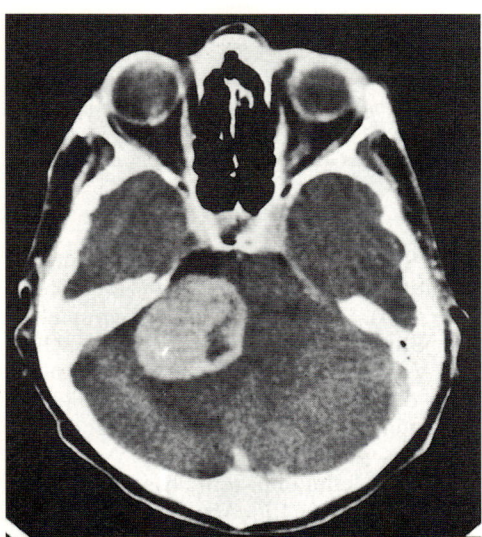

3.3 Zerebrovaskuläre Erkrankungen

3.3.1 Aneurysmen

Zerebrale Aneurysmen sind durch eine fehlerhafte Entwicklung der Gefäßwandstruktur bedingt. Sie sind vor allem im Bereich der basalen Gefäße (90 % vorderer Kreislauf, 10 % hinterer Kreislauf) lokalisiert. In 20 % treten sie multipel auf. Klinisch treten sie meist durch die Subarachnoidalblutung in Erscheinung ➡ *(7)*. Größere Aneurysmen können zusätzlich lokale Kompressionssyndrome (z. B. Okulomotoriusparese bei Aneurysma der A. carotis interna) verursachen. Der initiale klinische Zustand nach der Blutung bestimmt die Prognose. Dieser Zustand wird nach Hunt und Hess in 5 Grade eingeteilt. Die Diagnose der Subarachnoidalblutung wird neben der typischen Klinik computertomographisch (Nachweis von Blut in den basalen Zisternen) und mittels Lumbalpunktion (Nachweis von blutigem Liquor) gestellt. Die Blutungsquelle (Aneurysma) wird angiographisch gesichert. Die Therapie

strebt die Aneurysmaausschaltung (Clipausschaltung) an. Sie sollte aufgrund der Gefahr rezidivierender Blutungen möglichst frühzeitig durchgeführt werden. Auch nach operativer Versorgung der Blutungsquelle kann es durch blutungsbedingte Gefäßspasmen (Maximum 10–14 Tage nach dem Blutungsereignis) zu sekundären ischämischen Komplikationen kommen.

Klinik der Subarachnoidalblutung	(7)

- Kopfschmerzen
- Meningismus
- Bewußtseinstrübung

3.3.2 Arteriovenöse Angiome

Es handelt sich um angeborene Gefäßfehlbildungen, die aus einem Netzwerk zuführender Arterien und drainierender Venen bestehen. Durch die fehlende Ausdifferenzierung des Kapillarbetts entsteht ein schneller Blutfluß vom arteriellen in den venösen Schenkel, ohne Nutzen für das Hirnparenchym. Blutungen sind Erstsymptom bei etwa 50 % der Angiomträger. In der Regel handelt es sich um Marklagerblutungen, die in den Subarachnoidalraum oder das Ventrikelsystem einbrechen können. Epileptische Anfälle und fokale neurologische Ausfälle werden vermutlich durch Ischämie umgebender Hirnareale (Steal-Effekt) verursacht. Therapeutisches Ziel ist die komplette Ausschaltung des Angioms. Dies kann operativ, durch Embolisation und/oder mittels fokusierter Bestrahlung erreicht werden.

3.3.3 Spontane intrazerebrale Hämatome

Es handelt sich um parenchymatöse Blutungen, an deren Genese exogene Faktoren (Trauma, Gefäßfehlbildungen, gerinnungshemmende Therapie) nicht beteiligt sind. Vorzugslokalisation sind Stammganglien und Kleinhirn. Höheres Lebensalter, Hypertonus, Alkoholabusus und Amyloid-Angiopathie stellen prädisponierende Faktoren dar. Die klinische Symptomatik setzt meist akut ein, häufig im Sinne ausgeprägter Lähmungen und Bewußtseinstrübung. Die Diagnose wird computertomographisch gesichert. Die Thera-

pie (operativ oder konservativ) hängt vom klinischen Zustand sowie von der Lokalisation und Ausdehnung des Hämatoms ab. Eine operative Entlastung ist meist indiziert bei Hämatomen des Kleinhirns, aber auch bei großen Hirnlappenhämatomen. Dies gilt insbesondere dann, wenn sich der klinische Zustand nach der Blutung sekundär weiter verschlechtert. Kleinere Hirnlappen-hämatome oder große mittelliniennah gelegene supratentorielle Hämatome werden dagegen überwiegend konservativ behandelt. Die Prognose spontaner intrazerebraler Hämatome ist zweifelhaft. Bei jeweils einem Drittel der Fälle kann mit vollständiger Erholung, Defektheilung bzw. Tod gerechnet werden.

3.4   Schädel-Hirn-Verletzungen

3.4.1   Allgemeines

Klassifikation. Schädel-Hirn-Traumen können nach morphologischen Aspekten in offene (Dura mater verletzt) und geschlossene (Dura mater intakt) und nach funktionellen Aspekten in leichte, mittelschwere und schwere Verletzungen eingeteilt werden ➡ *(8)*. Ein leichtes Schädel-Hirn-Trauma ist anzunehmen, wenn die Bewußtlosigkeit nicht länger als 5 Minuten andauert und eine Rückbildung aller Erscheinungen innerhalb von 5 Tagen eintritt. Damit deckt sich dieser Begriff weitgehend mit der Commotio cerebri. Von einem mittelschweren Schädel-Hirn-Trauma ist auszugehen, wenn eine Bewußtlosigkeit bis zu 30 Minuten vorliegt und die Rückbildung der Symptome innerhalb von 30 Tagen stattfindet. Dauert die Bewußtlosigkeit länger als 30 Minuten an und bleiben mehr oder minder ausgeprägte Schäden als Dauerzustand zurück, liegt ein schweres Schädel-Hirn-Trauma vor. Zur Beurteilung von Schwere der Verletzung und des klinischen Verlaufs werden verschiedene Koma-Skalen herangezogen. Zu den gebräuchlichen Skalen gehört die Glasgow-Coma-Scale (s. 3.1) und die Brüsseler Koma-Skala, die vier Grade unterscheidet.

Therapie. Die Therapie zielt insbesondere auf die Minimierung des Hirnödems ab (s. 3.2). Impressionsfrakturen werden, sofern sie Kalottenbreite überschreiten, gehoben. Frontale Schädelbasisfrakturen werden sekundär nach Abklingen des Hirnödems operativ verschlossen.

Commotio cerebri:
Keine morphologischen Veränderungen, kurzdauernde Bewußtlosigkeit, antero- und/oder retrograde Amnesie, Erbrechen, voll reversible Funktionsstörung

Contusio cerebri:
Morphologisch faßbare Veränderungen, z. B. Rindenprellungsherde, länger andauernde Bewußtlosigkeit, neurologische Ausfälle, evtl. bleibende Störungen

Compressio cerebri:
Hirnquetschung, schwere neurologische Störungen, Herdsymptome, evtl. apallisches Syndrom

3.4.2.   Traumatische intrakranielle Blutungen

Epidurales Hämatom

Blutungsquelle: Am häufigsten A. meningea media. *Klinik:* Freies Intervall, sekundäre Bewußtseinstrübung. *CT:* Konvexe Begrenzung zum Gehirn, hyperdens (Abb. 3.7). *Therapie:* Notfallmäßige Entlastung (Trepanation).

Akutes subdurales Hämatom

Blutungsquelle: Brückenvenen, kortikale Gefäße. *Klinik:* Oft überlagert durch die gleichzeitig bestehende Kontusion, daher Patient bewußtseinsgestört oder komatös. *CT:* Konkave Begrenzung zum Gehirn, hyperdens. *Therapie:* Notfallmäßige Entlastung (Trepanation).

Chronisch subdurales Hämatom

Blutungsquelle: Meningen, Pachymeningeosis haemorrhagica interna. *Klinik:* Kopfschmerzen, Psychosyndrom, Halbseitensymptomatik, langsame Entwicklung der Symptomatik, oft Bagatelltrauma. *CT:* Konkave Begrenzung zum Hirn, hypodens. *Therapie:* Bohrlochtrepanation.

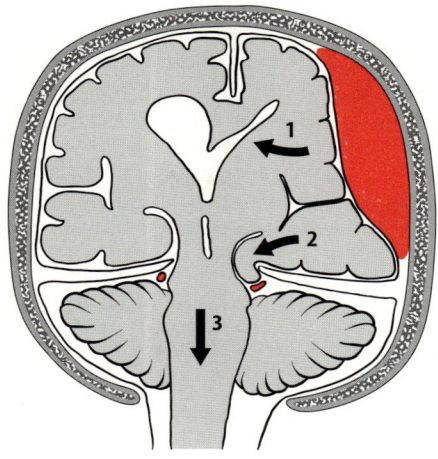

Abb. 3.7. Epidurales Hämatom: Verdrängung der Großhirnhemisphäre (*1*), des Temporallappens mit Druck auf den N. oculomotorius (*2*) und des Stammhirns (*3*) (Aus: Gratzl 1998)

3.5 Spinale raumfordernde Prozesse (Abb. 3.8)

Formen. Es handelt sich um Geschwülste des Rückenmarks und seiner Häute, der Nervenwurzeln sowie um Prozesse, die von der Wirbelsäule ausgehen. Nach anatomischen Gesichtspunkten werden extradurale (ca. 40 %; Metastase, Sarkom), intradural-extramedulläre (ca. 50 %; Neurinom, Meningeom) und intramedulläre (ca. 10 %; Gliom, Ependymom) Raumforderungen unterschieden. Am häufigsten werden die Tumore im Thorakalbereich beobachtet, gefolgt vom Lumbal- und Zervikalbereich.

Klinik. Subjektive Beschwerden und klinische Symptome werden bestimmt von der Höhenlokalisation der spinalen Raumforderung und deren Beziehung zum Rückenmark und den Nervenwurzeln. Tumore des zervikalen und thorakalen Bereiches führen neben radikulären Ausfällen zum Querschnittssyndrom. Dieses ist charakterisiert durch Reflexsteigerung und spastische Paresen der Extremitäten, querschnittförmig begrenzte Sensibilitätsstörungen und Blasen-Mastdarm-Störungen. Bei lumbaler und sakraler Tumorlokalisation stehen radikuläre Ausfälle im Vordergrund. Diese betreffen Reflexausfälle sowie segmental begrenzt motorische und sensible Störungen. Bei zunehmender Raumforderung

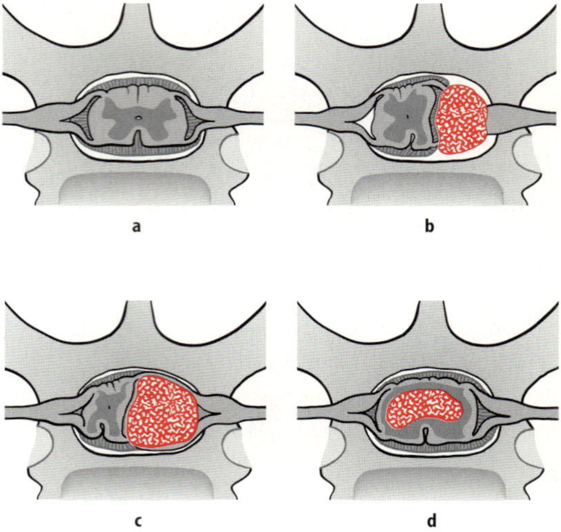

Abb. 3.8 a-d. Spinale Tumoren.
a Normalzustand,
b extraduraler Tumor (z.B. knöcherne Metastase),
c intraduraler, extramedullärer Tumor (z.B. Meningeom),
d intraduraler, intramedullärer Tumor (z.B. Astrozytom)
(Aus: Gratzl 1998)

kann es zum Cauda-equina-Syndrom kommen, charakterisiert durch Reithosen-Hypästhesie und Blasen-Mastdarm-Störungen.

Diagnostik. Anamnese und klinische Befunde können Hinweise auf Art und Höhenlokalisation der Raumforderung geben. Der Nachweis erfolgt mittels MRT, Myelographie, CT und Myelo-CT.

Therapie. Therapie der Wahl ist die operative Entfernung der Raumforderung. Bei knochendestruierenden Prozessen müssen unter Umständen stabilisierende Maßnahmen angeschlossen werden. Von besonderer Bedeutung ist die Nachbehandlung (Rehabilitation) des Patienten bei Vorliegen neurologischer Ausfälle, insbesondere eines Querschnittssyndroms (Frührehabilitation).

3.6 Wurzelreiz- und Kompressionssyndrome (Abb. 3.9)

Klinik. Man unterscheidet Lokalsyndrome und radikuläre Störungen. Das Lokalsyndrom (z. B. im Rahmen von Verschleißerscheinungen oder Überbelastung der Wirbelsäule) ist charakterisiert

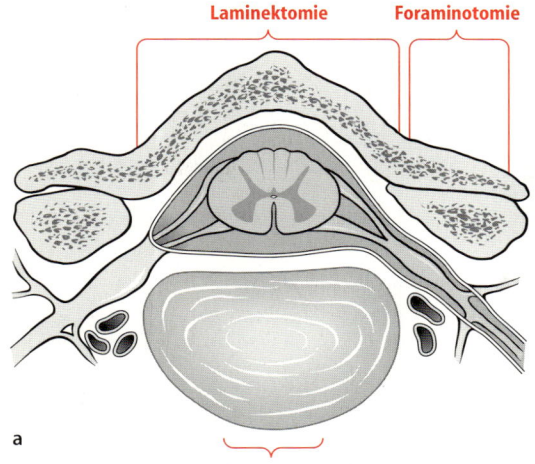

Abb. 3.9. a Halswirbelsäule: Operative Zugänge zu Nervenwurzeln, Bandscheibe und Rückenmark.
b Lumbale Diskushernie, Kompression von 2 Nervenwurzeln
(Aus: Gratzl 1998)

Laminektomie **Foraminotomie**

a

anteriore Diskektomie

Nervenwurzel noch im Duralsack komprimiert

Diskushernie

Nervenwurzel komprimiert beim Verlassen des Spinalkanals

Duralsack

Wirbelbögen

b

durch eine reflektorisch schmerzbedingte Blockierung des betroffenen Bewegungssegments. Radikuläre Symptome (z. B. durch einen Bandscheibenvorfall) entstehen durch Irritation der beteiligten Nervenwurzeln und äußern sich in segmental begrenzten Schmerzen, schlaffen Paresen und Sensibilitätsstörungen.

Therapie. Die primäre Therapie des Wurzelreizsyndroms ist konservativ. Zentraler Bestandteil der konservativen Therapie ist die Immobilisation (Bettruhe). Unterstützend werden analgetische und antiphlogistische Medikamente verabreicht. Nach Abklingen der akuten Schmerzsymptomatik werden physiotherapeutische Maßnahmen zur Stärkung der Rückenmuskulatur angewandt. Das Versagen der konservativen Behandlung stellt eine relative Operationsindikation dar. Primär operative Maßnahmen sind dagegen nur indiziert bei Vorliegen funktionell wirksamer Paresen und beim Cauda-equina-Syndrom (absolute Operationsindikation). Die Dringlichkeit operativer Maßnahmen bei Vorliegen von Paresen ergibt sich aus deren Verlauf und Ausprägung: Je rascher sich die Parese entwickelt und je schwerer sie ausgeprägt ist, desto frühzeitiger sollte operiert werden. Bei Vorliegen eines Cauda-equina-Syndroms muß innerhalb weniger Stunden operiert werden.

3.7 Rückenmarksverletzungen

Pathophysiologie. Die meisten Rückenmarksverletzungen sind Folge von Verkehrsunfällen oder von Stürzen aus größerer Höhe. Meist kommt es durch einen Hyperextensions- oder Hyperflexionsmechanismus zum Abscheren des Rückenmarks. Begleitend liegen dann schwere ligamentäre Verletzungen der Wirbelsäule und (Luxations-) Frakturen vor. Auch die alleinige Kompressionsfraktur eines Wirbelkörpers kann durch Verlagerung von Fragmenten in den Wirbelkanal zu einer Rückenmarksschädigung führen, die dann allerdings meist inkomplett ist. (Neurogener Schock s. 1.2.1, Wirbelsäulenverletzungen ohne neurologische Anfälle s. 11.9).

Klinik. Das Vollbild der Rückenmarksabscherung ist das komplette Querschnittssyndrom. Unterhalb der geschädigten Region besteht eine vollständige Aufhebung von Motorik (Paraplegie oder Tetra-

plegie; zunächst schlaff, später spastisch) und Sensibilität sowie eine Blasen- und Mastdarmlähmung. Partielle Rückenmarksschädigungen verursachen eine inkomplette Querschnittssymptomatik. Eine progrediente neurologische Symptomatik (Höhersteigen des Querschnittsniveaus, Übergang von einer inkompletten in eine komplette Lähmung) kann durch zunehmendes Ödem, Hämatom oder durch direkte fortbestehende fragmentbedingte Kompression des Rückenmarks zustandekommen. Diese Progredienz muß unter allen Umständen sofort erkannt und (in aller Regel) operativ behandelt werden.

Diagnostik. Die Diagnose einer Rückenmarksverletzung wird zunächst klinisch gestellt. Röntgenübersichtsaufnahmen zeigen Frakturen und (Sub-) Luxationen. Das CT zeigt das Verletzungsmuster des betroffenen Segmentes einschließlich der Situation des Rückenmarks im Detail. Bei komatösen oder nicht kooperativen Patienten können elektrophysiologische Untersuchungen (SEP und MEP) zur Beurteilung der Funktion hilfreich sein.

Therapie. Eine absolute und dringliche Operationsindikation besteht bei inkompletten und progredienten neurologischen Ausfällen. Das Rückenmark wird dekomprimiert, die Fraktur wird reponiert und die Instabilität durch eine Osteosynthese beseitigt. Diese Maßnahmen sind gleichzeitig dazu geeignet, das traumatische Ödem einzugrenzen. Das primär komplette Querschnittssyndrom kann operativ in aller Regel nicht verbessert werden. Auch hier wird jedoch eine frühzeitige Stabilisierungsoperation angestrebt, um eine frühzeitige adäquate Pflege und physikalische Behandlung zu ermöglichen. Dies ist im Frühstadium nach der Verletzung von großer Bedeutung um gravierende Sekundärkomplikationen wie Dekubitalgeschwür, Harnwegsinfektion, Pneumonie und Venenthrombose zu vermeiden. Nach Abschluß der primären Behandlung wird der Patient alsbald in ein dafür geeignetes Querschnittszentrum verlegt.

3.8 Verletzungen peripherer Nerven

Vorkommen. Periphere Nervenverletzungen kommen nach stumpfen Traumen (Kontusion, Quetschung, Zerrung), bei Frakturen, durch Druckschädigung (schlechte Lagerung oder im Gips) und

bei offenen Verletzungen (Schnittverletzungen) vor. Die häufigsten geschlossenen Verletzungen betreffen den Nervus radialis (Oberarmfraktur) und den Nervus peroneus communis (Lagerungsschaden). Je nach Ausmaß der Verletzung unterscheidet man drei Schweregrade ➡ (9).

Diagnostik. Die Diagnose wird klinisch gestellt. Elektrophysiologische Techniken (Elektromyogramm und Neurographie) geben zusätzliche Informationen über das Ausmaß der Verletzung bzw. den funktionellen Zustand und sind zur Verlaufsbeurteilung von erheblicher Bedeutung.

Therapie. Geschlossene und kontusionelle Verletzungen werden konservativ behandelt. Bei fehlender Reinnervation kann eine sekundäre Neurolyse erforderlich werden. Offene Verletzungen werden durch eine mikrochirurgische Naht (epineurale Faszikelnaht) versorgt. Defekte können durch ein Nerventransplantat (meist Nervus suralis) überbrückt werden.

Prognose. Die Prognose geschlossener Verletzungen ist meist günstig. Die Erholung der Nerven kann sich jedoch über einen Zeitraum von etwa 2 Jahren erstrecken. Unter guten Bedingungen und mit einer adäquaten Technik versorgte Nervendurchtrennungen haben – zumindest hinsichtlich einer partiellen Reinnervation – eine relativ günstige Prognose, wobei allerdings in Abhängigkeit von Nerv und Lokalisation der Verletzung erhebliche Unterschiede bestehen. Es wird eine Auswachsgeschwindigkeit der Nerven von der Durchtrennungsstelle nach peripher von ca. 1 mm pro Tag angenommen.

Schweregrade peripherer Nervenverletzungen		*(9)*
Neurapraxie	Funktioneller Leitungsblock, keine anatomische Unterbrechung von Nervenfasern oder -hüllen, gute spontane Remission zu erwarten	
Axonotmesis	Unterbrechung der Axone, erhaltene Hüllen, spontane Regeneration möglich	
Neurotmesis	Unterbrechung von Axonen und Hüllen, operative Therapie erforderlich	

3.9   Spaltmißbildungen

Spaltmißbildungen können kranial und spinal auftreten. Bei der schwersten Form der kranialen dysraphischen Störung, dem Anenzephalus, fehlt das Hirn. Bei der Zephalozele wölben sich aus mittelliniennahen Knochenlücken kombiniert oder isoliert Hirnhäute und Hirnanteile bruchartig nach außen vor. Vorzugslokalisationen sind die frontale und die okzipitale Basis. Hautfisteln (Sinus pilonidales) entstehen durch Ablösestörungen des Neuralrohrs von der Haut. Die Fistelgänge können kranial oder spinal lokalisiert sein, lediglich die Haut durchsetzen oder bis an den Epiduralraum reichen. Spaltbildungen des Wirbelkanals, verbunden mit dysraphischen Störungen des Rückenmarks und seiner Häute, werden unter dem Begriff der Spina bifida zusammengefaßt. Ist die Weichteilbedeckung intakt, so spricht man von der Spina bifida occulta. Bei fehlender Weichteildeckung werden folgende Formen unterschieden: Myelomeningozele, Myelozystozele, Myelozystomeningozele und Meningozele. Die zystischen Formen der Spina bifida sind fast immer mit einem Hydrozephalus, häufig auch mit Hüft- und Fußdeformitäten verbunden. Bei Spaltmißbildungen mit fehlender Weichteildeckung ist eine frühzeitige operative Versorgung (Deckung) erforderlich.

3.10   Neurochirurgische Schmerzbehandlung

Chronische Schmerzsyndrome können neurochirurgische Maßnahmen zur Unterbrechung der Schmerzleitung oder der Schmerzverarbeitung erforderlich machen ➡ *(10)*. Diese Unterbrechung kann in einer anatomischen Durchtrennung der entsprechenden Leitungsbahnen bzw. einer Zerstörung der zentralen Zentren bestehen, sie kann jedoch auch funktionell durch Elektrostimulation oder durch pharmakologische Blockierung erreicht werden. Das Hauptproblem liegt darin, daß chronische Schmerzsyndrome sich oftmals schon so weit verselbständigt haben, daß die genannten Maßnahmen weit weniger wirksam sind als erwartet.

Ort	Neuroablativ	Neurostimulatorisch	Pharmakologisch
Peripherer Nerv	Neurotomie, Neurektomie	Transkutane Elektrostimulation (TENS)	Lokalanästhetika
Nervenwurzel	Rhizotomie		Lokalanästhetika
Rückenmark	Chordotomie	Dorsal column Stimulation	Epidurale/intra- thekale Lokal- anästhetika/Opiate
Gehirn	Thalamotomie	Thalamus- stimulation	Intraventrikuläre Opiate

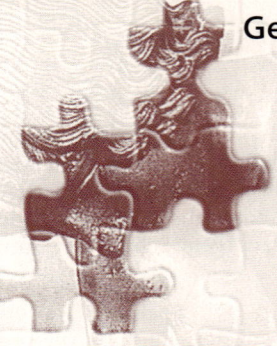

4.1 Kraniofaziale Fehlbildungen

Kraniosynostosen

Kommt es im Säuglingsalter durch eine Ossifikationstörung zum vorzeitigen Schluß der Schädelnähte, so ergeben sich typische Schädelfehlformen wie z. B. die Brachyzephalie (Kurzschädel, bei vorzeitigem Schluß der Sutura coronalis bilateralis) oder die Oxyzephalie (Turmschädel, bei vorzeitigem Schluß der Sutura sagittalis und coronalis).

Hypertelorismus, Hypotelorismus

Verbreiterung oder Verschmälerung des Orbitaabstandes im Rahmen anderer kraniofazialer Mißbildungen (z. B. Kraniosynostosen oder Gesichtsspalten).

Gesichtsspalten

Spaltbildung in oder neben der Medianlinie, die die Schädelbasis, Orbita, Nase, den Processus alveolaris und den Gaumen betrifft.

Lippen-, Kiefer-, Gaumenspalten

Es handelt sich um eine der häufigsten Fehlbildungen mit einer Häufigkeit von etwa 2/1.000 Lebendgeburten. Die Spaltbildung betrifft ein- oder doppelseitig paramedian Lippe (und Kiefer) und Gaumen oder den Gaumen alleine in der Medianlinie. Die *Behandlung* ist bei komplexen Spaltbildungen aufwendig, sie erfolgt schrittweise und kann sich (einschließlich korrigierender Operationen) bis ins Adoleszentenalter hinziehen. Die Lippenspalten werden frühzeitig (im ersten Lebensjahr), die Gaumenspalten evtl. im zweiten Lebensjahr oder später verschlossen (Abb. 4.1).

4.2 Verletzungen des Gesichtsschädels (Abb. 4.2, 4.3)

Verletzungen des Gesichtsschädels treten oft bei Verkehrsunfällen im Rahmen eines Polytraumas auf. Sie betreffen die Gesichtsweichteile, das Mittelgesicht, den Unterkiefer oder das Kiefer-

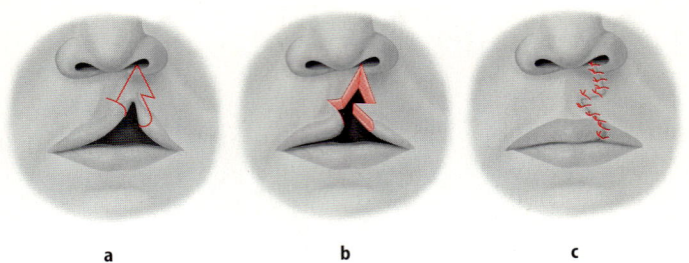

Abb. 4.1 a-c. Beispiel einer Lippenplastik (Aus: Horch 1998)

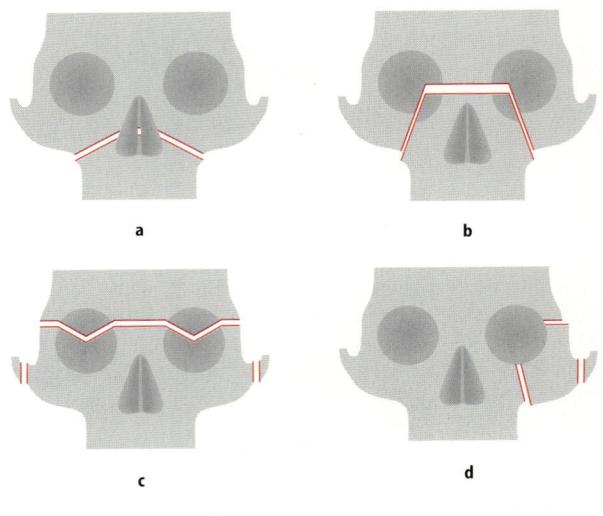

Abb. 4.2 a-e. Mittel-
gesichtsfrakturen.
a Le Fort I,
b Le Fort II,
c Le Fort III,
d Jochbein- und Joch-
bogenfrakturen,
e Orbitabodenfraktur
(Aus: Horch 1998)

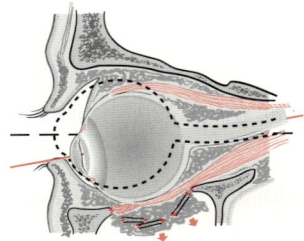

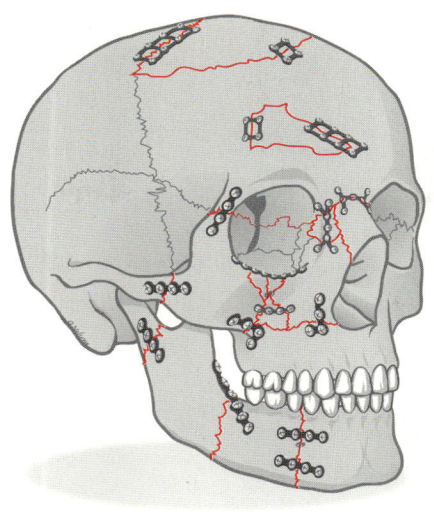

a

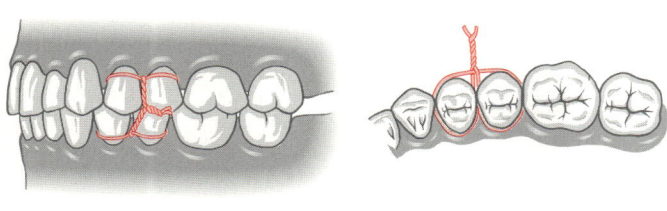

b

Abb. 4.3. a Typische Osteosynthesen bei Mittelgesichtsfrakturen, **b** Ernst-Ligaturen an Ober- und Unterkiefer (Aus: Horch 1998)

gelenk ⇒ *(1)*. Zur ***Diagnostik*** dienen (neben der klinischen Untersuchung) das Schädel-CT und die Kieferpanoramaaufnahme.

Therapie. Weichteilverletzungen (einschl. Verletzungen der Lippen und der Zunge) werden frühzeitig ohne wesentliche Wundexzision versorgt; auf eine genaue Hautnaht ist besonders zu achten. Bei gleichzeitig vorliegender Fraktur wird zunächst diese, dann die

Weichteilverletzung versorgt (von innen nach außen); begleitende antibiotische Behandlung. Eine Verletzung des Ductus parotideus muß erkannt und versorgt werden, ebenso eine Verletzung des N. facialis. Nicht dislozierte einfache *Mittelgesichtsfrakturen* in nicht belasteten Regionen werden konservativ behandelt. Im übrigen werden die Frakturen offen reponiert und durch Osteosynthese stabilisiert. Der Beginn einer solchen Frakturbehandlung muß früh sein, da sich sonst Schwierigkeiten mit der Reposition ergeben können. Bei dislozierten Frakturen der Kiefer ist auf eine korrekte Wiederherstellung der Okklusion zu achten; evtl. muß für einige Wochen eine intermaxilläre Schienung (passagere Verschnürung von Ober- und Unterkiefer) oder eine kraniofaziale Aufhängung (passagere Fixierung des Oberkiefers an intakten Teilen des Gesichtsschädels) durchgeführt werden. Frakturen des *Unterkiefers* werden durch innere Osteosynthese (Platte) oder durch intermaxilläre Schienung versorgt. Luxationen des *Kiefergelenks* müssen erkannt und manuell reponiert werden.

Mittelgesichtsfrakturen *(1)*

- Jochbeinfraktur (zygomatikoorbitale Fraktur)
- Nasenbeinfraktur (nasomaxilläre Fraktur)
- Frontobasale Fraktur (nasoethmoidale Fraktur)
- Basale Absprengung (Fraktur zwischen Jochbögen und Oberkiefer, dentoalveoläre Fraktur, Le Fort I)
- Pyramidale zentrale Absprengung (Fraktur zwischen Jochbögen und Nasenregion, Le Fort II)
- Kraniofaziale Absprengung (Fraktur kranial der Jochbögen, Le Fort III)
- Kombinationsverletzungen

4.3 Tumoren im Gesichtsbereich

4.3.1 Benigne Tumoren

Fibrome oder Lipome können meist gut erkannt und entfernt werden. Hämangiome können an der Haut oder der Schleimhaut lokalisiert sein; sie werden ggf. in mehreren Sitzungen operativ abgetragen. Die Riesenzellgeschwulst (Epulis) am Zahnfleischrand neigt nach Entfernung zum Rezidiv. Adamantinome (Ameloblastome) sind meist im Unterkiefer lokalisiert; sie können gelegent-

lich auch metastasieren. Chondrome (aus embryonalem Knorpelgewebe stammend) wachsen lokal destruierend und sind rezidivfreudig; ein Übergang ins Chondrosarkom ist möglich.

4.3.2 Maligne Tumoren

Basaliome gehören zu den häufigsten Tumoren der Gesichtshaut; sie zeigen ein infiltrierendes und lokal destruierendes Wachstum. Die *Karzinome* an Lippen, Zunge, Mundboden, Wange, Ober- und Unterkiefer sind die häufigsten malignen Tumoren im Gesichtsbereich; sie können sich auf dem Boden von Präkanzerosen entwickeln (Leukoplakie der Mundschleimhaut). Die Diagnostik wird durch CT und Biopsie gesichert. Die Therapie besteht in der radikalen Tumorentfernung mit Lymphknotenausräumung (neck dissection). Diese kann heute weit großzügiger erfolgen, da sich die operativ-technischen Möglichkeiten zur plastischen Rekonstruktion immer weiter verbessern (z. B. Herstellung der Mundhöhlenschleimhaut durch ein freies Dünndarmtransplantat). *Sarkome* sind selten. *Melanome* im Gesichtsbereich treten in zunehmender Häufigkeit auf; nach ihrer Entfernung sind oft aufwendige plastisch-rekonstruierende Operationen notwendig.

4.4 Halszysten und -fisteln

Die *mediane Halszyste* und *Fistel* entsteht aus dem Ductus thyreoglossus; sie liegt in der Mittellinie. Sie wird (unter Mitnahme des Zungenbeinkörpers) reseziert. Die *laterale Halszyste* und *Fistel* stammt aus den Schlundtaschen und Kiemenbögen; sie liegt am Vorderrand des M. sternocleidomastoideus. Die Fistel kann außen an der Haut oder innen am Pharynx münden. Die Therapie besteht in der operativen Entfernung. *Erworbene Halsfisteln* gehen von kariösen Zähnen, einer Aktinomykose oder Tuberkulose aus. Nach der Verletzung einer Speicheldrüse kann es zur Bildung einer Speicheldrüsenfistel kommen.

4.5   Tumoren am Hals

Der *Glomus-caroticum-Tumor* geht vom Ganglion caroticum aus; er liegt hinter der Karotidengabel. Er kann zu Druckerscheinungen am Ösophagus führen. Der Druck auf den Tumor führt über den Karotissinusreflex zu Bradykardie bzw. Herzstillstand. Die Therapie besteht in der Entfernung. Das *branchiogene Karzinom* geht vom Epithel aus Kiemengangsresten aus. Es liegt im lateralen Halsdreieck. Bei raschem Wachstum ist die operative Entfernung oft nicht möglich; alternativ Bestrahlung. *Maligne Lymphome* (Hodgkin- oder Non-Hodgkin-Lymphome) und *Lymphknotenmetastasen anderer Tumoren* manifestieren sich gerne an den Halslymphknoten. Dort sind sie auch einer Probeexzision gut zugänglich.

> *Achtung:* Bei der Entfernung von Halslymphknoten kommt es leicht zur Schädigung des N. accessorius (Behandlungsfehler!). Die Präparation muß sehr sorgfältig vorgenommen werden; Hakenzug muß strikt vermieden werden.

4.6   Schilddrüse

4.6.1   Untersuchungstechnik

Ziel der Untersuchung ist der Nachweis bzw. der Ausschluß mechanischer Störungen, die Funktionsdiagnostik und der Ausschluß bzw. Nachweis maligner Erkrankungen ➡ *(2).*

(2) Untersuchungsgang bei Schilddrüsenerkrankungen

Anamnese:	Familienanamnese, Größenzunahme und deren Dynamik, Schluckbeschwerden, Heiserkeit, Druckgefühl, Atemnot, Nervosität, Tachykardie, Leistungsabfall, Appetit, Haarausfall, Stuhlgang, Temperaturempfinden
Inspektion:	Ausmaß der Vergrößerung, Einflußstauung, Zeichen eines Exophthalmus
Palpation:	Untersuchung von hinten am sitzenden Patienten: Ausmaß der Vergrößerung, Konsistenz, Schluckver- schieblichkeit, einzelne Knoten, Halslymphknoten

Schweregradeinteilung der Schilddrüsenvergrößerung:

Grad 1:	Tastbare jedoch nicht sichtbare Vergrößerung
Grad 2:	In Normalhaltung sichtbare und tastbare Vergrößerung
Grad 3:	Auf Distanz sichtbare Vergrößerung, + / – obere Ein- flußstauung
Auskultation:	Schwirren?
HNO-Befund:	Hinweise für eine Lähmung des N. recurrens? Tracheaverdrängung, ggf. Tracheomalazie
Sonographie:	Beschaffenheit (knotig, diffus, zystisch) ggf. sono- graphisch gesteuerte Punktion
Funktions- diagnostik:	Basales TSH, Gesamt-Serum T 3, Gesamt-Serum T 4, Trijodthyronin-Bindungs-Index (T 3-Uptake-Test) ➡ (3). Der TRH-TSH-Test überprüft die Intaktheit des Regel- kreises: Im positiven Fall steigt das TSH nach i.v.-Gabe von TRH an
Technetium- Szintigraphie:	Größe und Funktionsstatus der Schilddrüse, kalte und heiße Knoten, kompensierte oder dekompensierte fokale Autonomie
Feinnadel- punktion:	Bei kaltem Knoten zur Gewinnung einer Zytologie
Antikörper:	Nachweis von schilddrüsenstimulierenden Immunglo- bulinen (TSI) zur Diagnose eines Morbus Basedow. Mikrosomale Antikörper (MAK) zum Nachweis einer Thyreoiditis Hashimoto

Typische Konstellationen bei Schilddrüsenfunktionsstörungen (3) (+ = erhöht, 0 = normal, – = erniedrigt)				
Funktionsstörung	T 4	T 3	T 3-Uptake	TSH
Hyperthyreose (unbehandelt)	+	+	+	–
T 3 Hyperthyreose	0	+	0	
Fokale Autonomie (autonomes Adenom)	0/+	0/+		–
unbehandelte Hypothyreose	–	–	–	+

4.6.2 Operationsprinzipien

Beidseitige funktionsorientierte Resektion. Durch einen (möglichst kleinen) Hautschnitt knapp oberhalb des Jugulums werden nacheinander die beiden Schilddrüsenhälften dargestellt. Oberer und unterer Pol werden jeweils mobilisiert. Beiseits wird das Parenchym bis auf einen etwa kleinfingerendgliedgroßen Rest reseziert (Abb. 4.4). Dieser liegt etwa in Höhe der A. thyreoidea inferior. Seine Kapsel wird vernäht. Der N. recurrens soll auch beim Ersteingriff dargestellt werden. Bei der *Lobektomie* wird eine Schilddrüsenhälfte, bei der *Thyreoidektomie* die gesamte Schilddrüse entfernt.

4.6.3 Euthyreothe Struma

Pathophysiologie. Es besteht eine Vergrößerung der Schilddrüse bei normaler Funktion, in der Regel auf dem Boden eines Jodmangels (endemische Struma). Besonders ausgeprägt ist sie während hormoneller Umstellungen (Adoleszenz, höheres Alter). Als Stimulus wirkt vor allem die TSH-Dauersekretion bei niedrigem peripherem Hormon. Die Vergrößerung der Schilddrüse ist zunächst diffus, später auf dem Boden regressiver Veränderungen in Form einer nodösen Struma.

Therapie. *Grad 1* bzw. diffuse Struma: Konservative Behandlung (Jodbehandlung).
Grad 2 bzw. 3 bzw. bei knotigen (regressiven) Veränderungen: Operation: Vorrangig funktionsgerechte Resektion beidseits unter

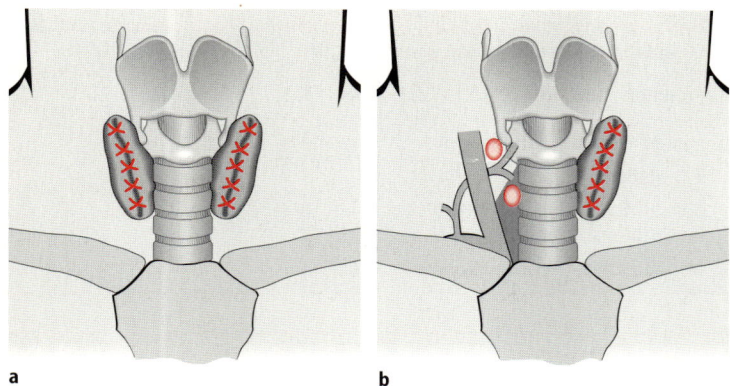

a   b

Abb. 4.4. a Funktionsorientierte Schilddrüsenresektion beidseits, **b** Lobektomie rechts (Aus: Röher 1998)

Einschluß aller knotiger Veränderungen. Die Reste sollen kleiner sein als normal große Schilddrüsen.

Regressiv veränderte Bezirke („kalte Knoten") sind malignitätsverdächtig, vor allem wenn sie solitär vorkommen. Eine präoperative Abklärung durch Punktionszytologie ist sinnvoll. Kalte Knoten sollen vollständig zusammen mit einem Saum gesunden Schilddrüsengewebes entfernt werden. Beim punktionszytologischen Befund einer follikulären Neoplasie erfolgt einseitig die primäre Lobektomie.

Rezidivstruma: Eine rasch wachsende Rezidivstruma ist malignitätsverdächtig, im übrigen wird die Indikation zur Operation der Rezidivstruma wegen der erheblichen Gefahr der Rekurrensparese zurückhaltend gestellt.

Rezidivprophylaxe: Eine Behandlung mit T 4-Präparaten mit 50 bis 150 µg/Tag ist langfristig durchzuführen.

Risiken der Strumaresektion. Die wichtigste Komplikation ist die Rekurrensparese. Ihre Häufigkeit hängt vom Ausmaß der Operation ab ➡ *(4)*. Außerdem kann es zur parathyreopriven Tetanie und zur Tracheomalazie kommen.

Rekurrensparese:
- Euthyhreote Normalstruma 1 bis 3 %
- Rezidivstruma ca. 15 %
- Thyreoidektomie ca 5 %

Parathyreoprive Tetanie:
- Ersteingriff bei euythreoter Struma unter 1 %
- Rezidivstruma und Thyreoidektomie bis 2 %

4.6.4 Fokale Autonomie (Autonomes Adenom)

Pathophysiologie. Es kommt zur örtlichen Zunahme (unifokal oder multifokal) der Schilddrüsenfollikel, die sich dem Regelkreis entziehen (Autonomie) und über den Bedarf hinaus Hormon produzieren. Solange diese lokale Hormonüberproduktion durch Suppression der übrigen Schilddrüsenareale kompensiert werden kann, liegt eine kompensierte Autonomie vor (klinisch Normothyreose), reicht die Suppression des übrigen Schilddrüsengewebes nicht mehr aus, kommt es zur Symptomatik der Hyperthyreose (dekompensierte Autonomie).

Therapie. Nach thyreostatischer Vorbehandlung wird eine funktionsgerechte Resektion des betreffenden Schilddrüsenlappens durchgeführt (Enukleation des Adenoms nur in Ausnahmefällen).

4.6.5 Immunogene Hyperthyreose (M. Basedow)

Pathogenese. Schilddrüsengewebe wird von T-Lymphozyten als Antigen erkannt, über die Produktion von schilddrüsenstimulierenden Immunglobulinen (TSI) (Antikörper gegen TSH-Rezeptoren) kommt es zur diffusen, ausgeprägten Überfunktion. Wenn gleichzeitig (durch andere Antikörper) das peri- und retrobulbäre Gewebe stimuliert wird, entsteht zusätzlich ein Exophthalmus. Auch das prätibiale Myxödem scheint so zustande zu kommen.

Klinik. Typisch ist die Merseburger Trias (Struma, Exophthalmus, Tachykardie), im übrigen finden sich die Zeichen der Hyperthyreose: Tachykardie, Nervosität, psychische Labilität, Hitzeintoleranz, Gewichtsverlust, Diarrhöe, Schlafstörungen, feuchte, überwärmte Haut. Die Struma ist oft nur wenig ausgeprägt.

Diagnostik. Nachweis der Hyperthyreose (s. oben), Nachweis von TSI.

Therapie. Die Therapie ist überwiegend konservativ (Thyreostatika, Radiojodtherapie). Eine Operationsindikation ergibt sich bei gleichzeitig vorliegender größerer Struma oder beim Rezidiv sowie beim progressiven Exophthalmus. Präoperativ ist eine thyreostatische Medikation notwendig, die postoperativ ausgeschlichen werden muß. Die Resektion erfolgt beidseits subtotal.

4.6.6 Thyreoiditiden

Akut-subakute Thyreoiditis (de Quervain)

Eventuell viral bedingt. Klinisch bestehen die Zeichen eines Allgemeininfekts (Abgeschlagenheit, evtl. Fieber), T 3 und T 4 sind erhöht. Die Behandlung ist symptomatisch (ASS, evtl. Kortikoide).

Akute eitrige Thyreoiditis

Sie entsteht metastatisch oder fortgeleitet bei anderen bakteriellen Infekten (Tonsillitis, Laryngitis). Sie zeigt klassische Entzündungszeichen (Rötung, Schwellung, Fieber). Die Behandlung ist antibiotisch. Eine Abszedierung (Sonographie) muß inzidiert werden.

Strumitis lymphomatosa Hashimoto

Es handelt sich um eine langsam progrediente Autoimmunerkrankung. Typisch ist eine derbe diffuse Struma mit Hypothyreose. Die Diagnostik wird durch Feinnadelpunktion sowie durch Nachweis mikrosomaler Antikörper gesichert. Eine Operationsindikation besteht nur, wenn eine Struma maligna nicht ausgeschlossen werden kann.

Sie kann von einer Struma maligna schwer zu unterscheiden sein und deshalb eine Operationsindikation darstellen.

4.6.7   Struma maligna

Formen. Maligne Schilddrüsentumoren können von den C-Zellen und von Thyreozyten ausgehen, außerdem kann es dort zu Metastasen von Mamma-, Bronchial- oder gastrointestinalen Karzinomen kommen. Unterschieden werden differenzierte (follikuläre bzw. papilläre), medulläre und undifferenzierte Karzinome ➡ *(5)*.

Klinik. Leitsymptom einer Struma maligna ist das plötzliche Wachstum einer bekannten Struma, Auftreten von Solitärknoten, relativ junges Alter, eine Rekurrensparese sowie eine Rezidivstruma.

Diagnostik. Sonographie (Hals), Schilddrüsenfunktionsparameter, Serumkalzium, Szintigraphie, Röntgen Thorax, Laryngoskopie, evtl. Feinnadelpunktion ➡ *(6)*.

Therapie. Das Ausmaß der operativen Tumorentfernung richtet sich nach dem Tumortyp und nach dem Tumorstadium ➡ *(7)* sowie dem Tumorgrading. Nur für kleine papilläre Tumoren (solitäres papilläres Karzinom bis 1 cm – pT1a, N 0) kommt die *einseitige* (ipsilaterale) Lobektomie mit kontralateraler partieller Resektion in Frage. Dieses Verfahren hat ein geringeres Risiko der N.-recurrens-Schädigung und der parathyreopriven Tetanie. Andere Tumoren werden der *beidseitigen* Lobektomie evtl. mit neck dissection zugeführt. Dies ist der Regeleingriff beim papillären Karzinom (größer als 1 cm oder multifokal), follikulären Karzinom, medullären Karzinom und beim undifferenzierten Karzinom (sofern nicht organüberschreitend). Bei papillären und follikulären Karzinomen erfolgt anschließend eine Radiojodbehandlung. Das anaplastische Karzinom wird durch Radiatio und Polychemotherapie nachbehandelt. Stets erfolgt eine Weiterbehandlung mittels langzeitiger hochdosierter Hormongabe zur TSH-Supression.
Bei nachgewiesener familiärer Häufung kann beim C-Zell-Karzinom sogar bei Kindern eine prophylaktische Thyreoidektomie angezeigt sein – zumindest soll ein Familienscreening angeschlossen werden.

(5) Eigenschaften verschiedener Schilddrüsenmalignome

Tumorform	Relativer Anteil an den SD-Malignomen	Malignitätsgrad	hämatogene Metastasierung	5-Jahres-Überleben
Follikuläres Karzinom	20 %	niedrig	Lunge, Leber, Skelett	60–80 %
Papilläres Karzinom	50 %	niedrig	Lunge, Skelett, Gehirn	90 %
Medulläres Karzinom (C-Zell-Karzinom)	10 %	niedrig	systemisch	60 %
Undifferenziertes (anaplastisches) Karzinom	10 %	hoch	Lunge, Leber, Skelett, Gehirn	5 %

(6) Abklärung des „kalten Knotens" nach Feinnadelpunktion und Zytologie

Zytologischer Befund	Konsequenz
Zyste (Zytologie Gruppe I und II):	Kontrollen
Verdächtig (Zytologie Gruppe III und IV):	
• ohne klinische Malignitätszeichen:	Kontrollen
• mit klinischen Malignitätszeichen:	Operation
Maligne (Zytologie Gruppe V)	Operation

(7) TNM-Klassifikation der Struma maligna

T 1   Singulärer Knoten bis 1 cm
T 2   Knoten von 1–4 cm, auf die Schilddrüse begrenzt
T 3   Knoten über 4 cm, auf die Schilddrüse begrenzt
T 4   Tumor auf die Umgebung übergreifend

N 1   Homolaterale Lymphknoten befallen
N 2   Kontralaterale oder bilaterale Lymphknoten befallen
N 3   Lymphknotenbefall mit Infiltration der Umgebung oder des Mediastinums

M 1   Fernmetastasen nachweisbar

Eine unerwartete Schilddrüsenvergrößerung (evtl. zusammen mit Heiserkeit) muß an eine Struma maligna denken lassen.

4.7 Hyperparathyreoidismus (HPT)

4.7.1 Primärer HPT

Pathophysiologie. Es besteht eine eigenständige Mehrproduktion von Parathormon – in der Regel auf dem Boden eines solitären Adenoms, seltener bei multiplen Adenomen, Vierdrüsenhyperplasie oder Karzinom (Abb. 4.5).

Die *Klinik* ist vielfältig und vielgestaltig, z. B. gastrointestinal (Appetitlosigkeit, Übelkeit, Obstipation), renal (Polyurie, Polydipsie, renale Hypertonie), ossär (Knochenatrophie, periostale Knochenneubildung, Chondrokalzinose, diffuse Gelenk- und Gliederschmerzen), psychologisch, psychiatrisch, neurologisch, (Leistungsabfall, neurologische Störungen), „Stein-, Bein- und Magenpein".

Diagnostik. PTH-Bestimmung im Serum, Gesamtkalziumerhöhung, alkalische Phosphatase erhöht. *Lokalisationsdiagnostik:* Sonographie, CT, selektive PTH-Bestimmung, Feinnadelpunktion. *Differentialdiagnose:* Andere Formen der Hyperkalzämie (Plasmozytom, Hyperthyreose, Niereninsuffizienz, medikamentös).

Therapie. Operative Entfernung des Adenoms unter Darstellung von allen vier Epithelkörperchen. Außerdem wird ggf. ein scheinbar gesundes weiteres Epithelkörperchen zumindest teilweise entfernt, um histologisch zwischen Adenom und einer Vier-Drüsen-Hyperplasie unterscheiden zu können. Eine intraoperative Schnellbestimmung des Serum-PTH belegt die erfolgreiche Entfernung des hyperaktiven Gewebes. Der Wert einer Autotransplantation (Verpflanzung gesunden Nebenschilddrüsengewebes z. B. subkutan an den Unterarm zur Vermeidung einer Hypokalzämie) ist umstritten. Sie wird unter anderem sekundär (nach zwischenzeitlicher Kryokonservierung) bei permanentem postoperativem Hypoparathyreoidismus empfohlen.

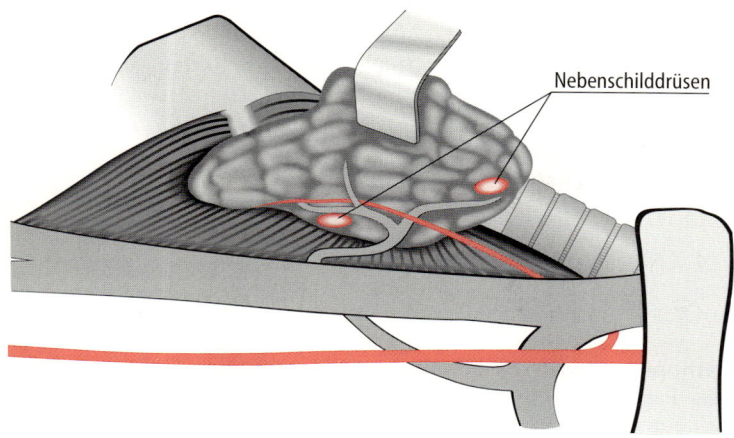

Abb. 4.5. Typische Lokalisation der Epithelkörperchen. Man beachte ihre Beziehung zum N. recurrens (Aus: Röher 1998)

4.7.2 Sekundärer HPT

Der sekundäre HPT tritt als Folge einer Hypokalzämie (z. B. bei chronischer Niereninsuffizienz) im Sinne einer regulativen Hyperplasie der Epithelkörperchen auf. Diese Hyperplasie kann autonom werden (tertiärer HPT). Klinisch steht die renale Osteopathie im Vordergrund. Typisch sind ausgeprägte Knochenschmerzen und extraossale Verkalkungen, evtl. quälender Juckreiz, später Spontanfrakturen. Der sekundäre HPT wird nur operiert, wenn er konservativ nicht zu beherrschen ist oder wenn die Beschwerden unerträglich werden. Die Operationstaktik entspricht der bei einer Vier-Drüsen-Hyperplasie: Entfernung aller 4 Epithelkörperchen und Autotransplantation (s. oben) zum Unterarm.

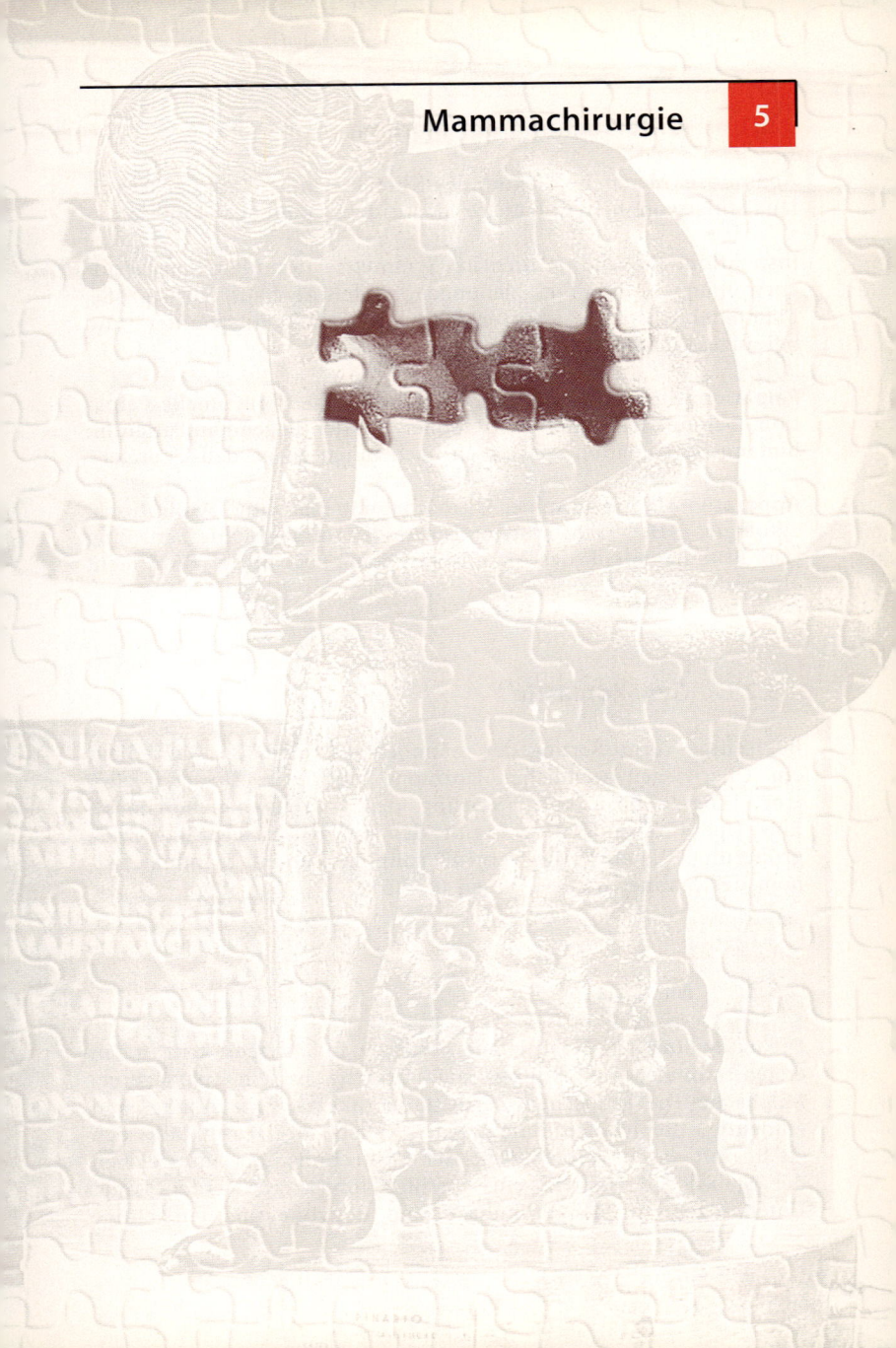

5.1 Untersuchung der Mamma (Abb. 5.1)

Anamnese. Menarche, Beginn des Klimakteriums, Zahl der Geburten, Stillgewohnheiten, frühere Mastitiden, Familienanamnese.

Inspektion. Stehende Patientin: Symmetrie der Mamillen, Hautvorwölbungen oder -einziehungen, Apfelsinenhaut, Brustgröße, Mamillenhochstand, Hautveränderungen. Bei entspannter und bei angespannter Muskulatur.

Palpation. Stehende Patientin, hängende Arme: bimanuelle Palpation, beginnend in der Achselhöhe. An der liegenden Patientin: bimanuelle Palpation von außen nach innen gegen den Thorax.

Apparativ. Mammographie, Ultraschalluntersuchung, Aspirationszytologie, MRT. Ein systematisiertes Mammographie-Screening (zur Frühdiagnostik des Mammakarzinoms) ist in der BRD nicht eingeführt.

5.2 Gynäkomastie

Beidseitige Vergrößerung der männlichen Brustdrüse. Meist liegt ein Überwiegen weiblicher Hormone zugrunde. Ursache kann eine Leberzirrhose sein (Störung des Östrogenmetabolismus). Eine Operationsindikation ergibt sich nur bei ausgeprägter Vergrößerung. Die *einseitige* Vergrößerung muß an ein Mammakarzinom des Mannes denken lassen (s. 5.6).

5.3 Mastitis

Die *akute Mastitis* (Mastitis puerperalis, z. B. S. aureus) tritt in den ersten Monaten der Stillzeit auf. Ursache ist ein (passagerer) Milchstau. Die klinischen Zeichen der akuten Entzündung sind eindeutig, die lokalen Beschwerden erheblich. Häufig läßt sich zu Beginn durch Verbesserung der Stilltechnik und Ausstreichen der Stau lösen, so daß ein Abstillen umgangen werden kann. Unterstützend in der Frühphase sind Bettruhe und vorsichtige

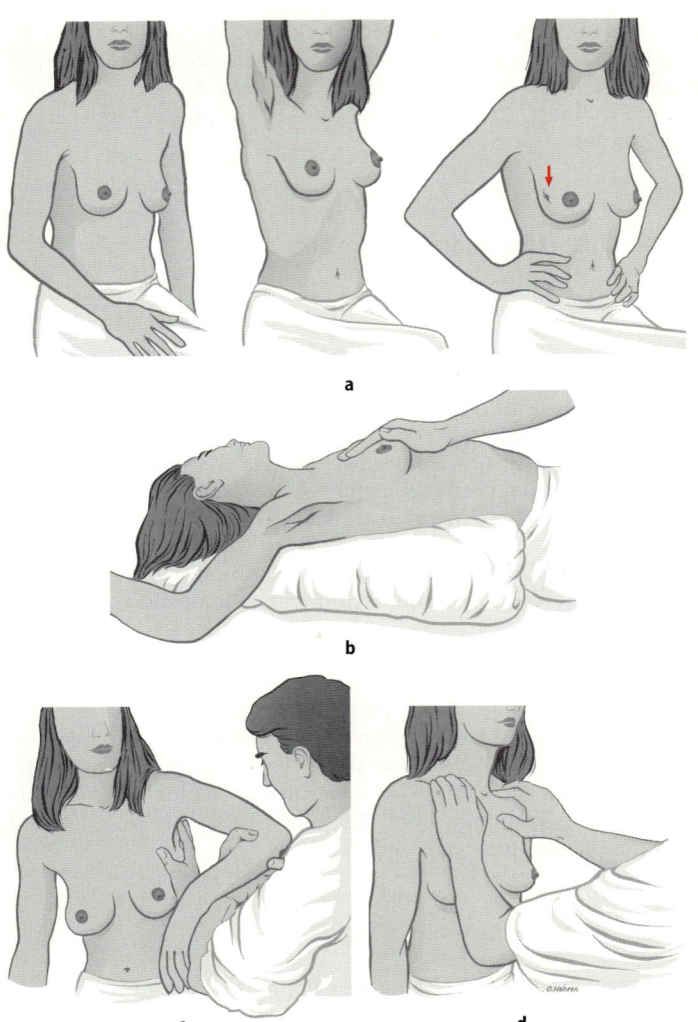

Abb. 5.1 a-d. Untersuchung der Mamma. **a** Inspektion, man achte auf eine Seitendifferenz und auf Hauteinziehungen (Aus: Harder, Brustdrüse 1998); **b** Palpation im Liegen (Nach: Wilson 1975); **c** Palpation der Axilla (Aus: Harder, Brustdrüse 1998); **d** Palpation der Supraklavikulargruben (Aus: Harder, Brustdrüse 1998)

Erwärmung, bei Allgemeinsymptomen (Fieber) Antibiotika, vorübergehendes Abpumpen der Milch. Kommt es zur eitrigen Einschmelzung (Abszeß), so muß diese inzidiert werden. Manchmal entwickelt sich aus der akuten eine *chronische Mastitis*, gelegentlich mit Fistelung. Hier kann eine subkutane Mastektomie erforderlich werden.

5.4 Gutartige Mammatumoren

5.4.1 Mastopathie

Pathogenetisch liegt eine östrogenlastige Verschiebung des Östrogen-Progesteron-Verhältnisses zugrunde. *Pathologisch-anatomisch* findet man eine Proliferation der Milchgangs-Epithelauskleidung (Epithelosen), extraduktale Gangerweiterungen, zystische Veränderungen, Vermehrung des Bindegewebes. Die Veränderungen werden in drei Schweregrade eingeteilt; der Grad III (prämaligne Hyperplasie) geht über in ein intraduktales Karzinom.

Diagnostik und Differentialdiagnose. Klinische Untersuchung, Mammographie, evtl. Zystenpunktion mit zytologischer Untersuchung, evtl. PE.

Therapie. Niedriggradige Mastopathieformen werden beobachtet. Bei einer Mastopathie Grad III (duktales Carcinoma in situ) muß der Knoten entfernt werden (brusterhaltende Therapie mit Lymphknotendissektion und Radiatio). Wegen der häufigen Multizentrizität der Veränderung wird vielerorts auch eine Mastektomie empfohlen, bei Tumoren über 2,5 cm Größe ist eine axilläre Lymphknotendissektion erforderlich.

5.4.2 Fibroadenom

Vorkommen. Vor allem bei jüngeren Frauen.

Klinik. Glatt begrenzter, praller Knoten, evtl. multipel.

Prognose. Nur selten maligne Entartung.

Therapie. Exstirpation des Knotens.

5.5 Mammakarzinom der Frau

5.5.1 Allgemeines

Inzidenz und Risikofaktoren. Das Mammakarzinom befällt in westlichen Ländern über 100/100 000 Frauen, davon zwei Drittel nach dem 50. Lebensjahr. Ein bilaterales Karzinom tritt je nach Tumorform 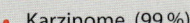 *(1)* und Risikofaktoren in bis zu 30 % der Fälle auf.

Risikofaktoren sind: Zunehmendes Alter, familiäre Belastung (Mutter, Schwester und bilaterales Karzinom), ehemaliges Karzinom der Gegenseite, Mastopathie. Ein 50 %iges Risiko besteht für Frauen mit folgender Kombination: Benigne Brusterkrankung, familiäre Belastung, Nullipara, Übergewicht. Wichtigster Risikofaktor ist derzeit das BRCA 1 (Breast cancer gen). Ein defektes Gen kommt bei 0,5 % der weiblichen Bevölkerung vor. Schätzungen gehen davon aus, daß ein defektes BRCA 1 mit einem Brustkrebsrisiko von 70–90 % assoziiert ist.

Formen des Mammakarzinoms	*(1)*

- Karzinome (99 %)
- Sarkome (1 %)

WHO-Klassifikation:
- Nicht invasive Karzinome
- Invasive Karzinome
- Sonderformen

Klassifikation nach Bässler:

- Duktale Karzinome
- Duktal invasive Karzinome
- Intraduktal entstandene Karzinome
- Spezielle differenzierte duktale Karzinome

- Lobuläre Karzinome
- Invasiv lobuläre Karzinome
- Carcinoma lobulare in situ

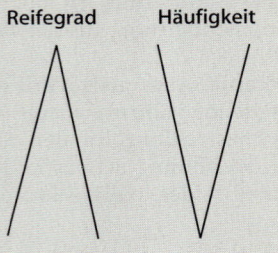

Reifegrad   Häufigkeit

TNM:

T 1	Tumor bis 2 cm
T 2	Tumor bis 5 cm
T 3	Tumor über 5 cm
T 4	Haut- bzw. Faszieninfiltration
N 1	LK ipsilateral, solitär, beweglich
N 2	LK fixiert
N 3	LK entlang A. thoracica interna
M 0	Keine Fernmetastasen nachweisbar
M 1	Fernmetastasen nachweisbar
Stadium 0:	Nicht palpables Karzinom
Stadium 1:	Tumor palpabel, keine axillären Lymphknoten palpabel
Stadium 2:	Tumor und axilläre Lymphknoten palpabel
Stadium 3:	Tumor fixiert oder sonst fortgeschritten
Stadium 4:	Fernmetastasen

Die *Metastasierung* erfolgt überwiegend lymphogen (Abb. 5.2) (axillär und parasternal). Fernmetastasen finden sich im Skelett (über 50 % der Fernmetastasen), in Lunge, Leber und Nebenniere.

Diagnostik. Sie besteht aus Anamnese, klinischer Untersuchung, Mammographie, Aspirationszytologie, Ultraschalluntersuchung und MRT der Mamma (fakultativ), CT oder Sonographie der Leber, Röntgen Thorax, Knochenszintigramm, Tumormarker CA 15–3. Suspekte Herde werden histologisch untersucht, ggf. präoperative Markierung (Nadel oder Methylenblau). Nach unsicherer Knotenentfernung dessen Röntgenuntersuchung.

Therapie. Allgemein wählt man in den Stadien 0 und 1 die brusterhaltende Chirurgie mit axillärer Lymphknotendissektion und Nachbestrahlung, in den Stadien 2 bis 4 die ablative Chirurgie mit oder ohne Nachbestrahlung ➡ *(2)* u. *(3)*. Wichtigster *Prognosefaktor* ist der axilläre Lymphknotenstatus ➡ *(4)*.

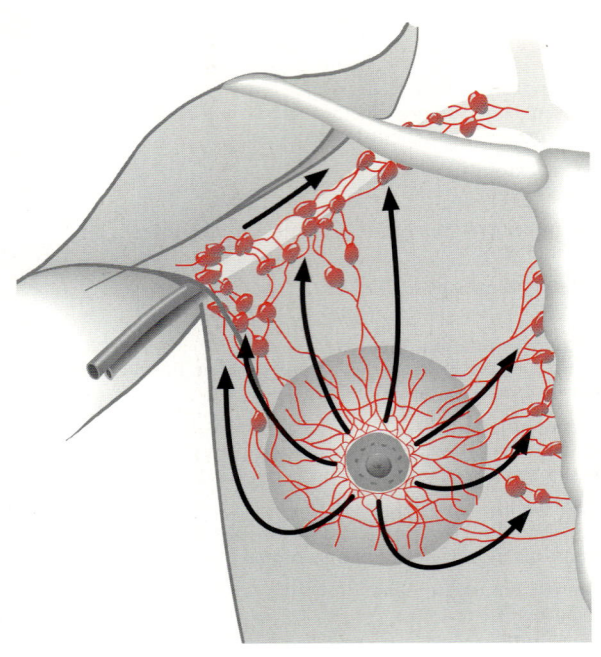

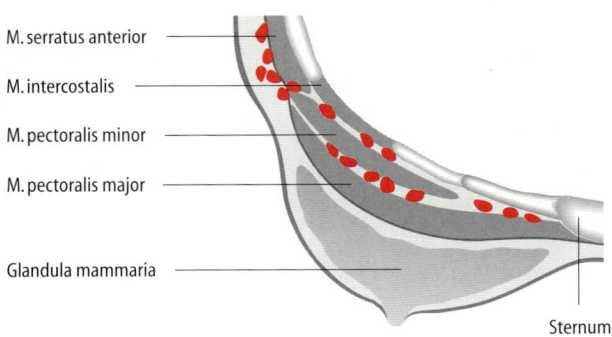

M. serratus anterior

M. intercostalis

M. pectoralis minor

M. pectoralis major

Glandula mammaria

Sternum

Abb. 5.2. Lymphabflußwege der Mamma (Nach: Monaghan 1995)

(3) Stadiengerechte Therapie des Mammakarzinoms

Operative Diagnosesicherung:
- Entfernung unklarer Tumoren in toto mit Sicherheitsabstand von 1–2 cm und Schnellschnittuntersuchung

Subkutane Mastektomie:
- Stadium 0 bis 1

Mastektomie mit Ausräumung der axillären Lymphknoten:
- Stadium 2 und 3

Einfache Ablatio mammae:
- Stadium 4

Adjuvante Strahlentherapie:
- Postoperativ zur Reduzierung des lokoregionären Tumorrezidivs, immer bei brusterhaltender Therapie

Adjuvante Chemotherapie:
- Meist als Polychemotherapie, insbesondere vor der Menopause mit axillärem Lymphknotenbefall

Adjuvante Hormontherapie:
- Postmenopausal bei Lymphknotenbefall, insbesondere bei Patientinnen mit positiven Steroidrezeptoren

Voraussetzungen für brusterhaltende OP:
- Tumorgröße bis 2 cm
- Beweglicher Tumor
- Keine Hautinfiltration
- Axilläre LK klinisch frei oder frei beweglich

Kontraindikationen gegen brusterhaltende OP:
- Inkomplette Tu-Entfernung bei PE
- Multizentrisches Karzinom
- Multifokale Herde
- Lymphangiosis carcinomatosa
- Intravasaler Tumoreinbruch
- Invasives lobuläres Karzinom
- Sehr junge Patientin mit ungünstigen histologischen Kriterien

(4) Prognose des Mammakarzinoms

10-Jahres-Überlebensraten:

Stadium	
Stadium 0	90 %,
Stadium 1	70 bis 80 %
Stadium 2	ca. 50 %
Stadium 3	10 bis 20 %
Stadium 4	0 %

> **!** Jeder Knoten in der Brust muß diagnostisch
> abgeklärt werden.

5.5.2 Sonderformen

Inflammatorisches Karzinom. Hier besteht eine dichte Tumorzell-Aussaat in lokale Lymphbahnen. Es handelt sich meist um wenig differenzierte Tumoren; gemäß Definition immer T 4. Die Prognose ist schlecht, es kommt zur frühen Fernmetastasierung.

M. Paget. Sonderform des intraduktalen oder infiltrierend duktalen Karzinoms mit ekzemartiger Veränderung der Mamille. Bei gesicherter Diagnose wird eine Mastektomie vorgenommen.

5.5.3 Brustaufbau

Der Brustaufbau wird primär simultan oder sekundär (3–6 Monate postoperativ) durchgeführt. Rezidivraten und Überleben sind bei beiden Verfahren gleich. Zwei Techniken werden angewendet – die Hautexpansion mit anschließender Implantation einer Brustprothese (Gel) oder die Rekonstruktion aus dem M. latissimus dorsi oder dem M. rectus abdominis mit anschließender Mamillenrekonstruktion und evtl. Verkleinerung der Gegenseite.

5.5.4 Nachsorge

Kontrollen werden im 1.-2. Jahr vierteljährlich, im 3.-5. Jahr halbjährlich, nach dem 5. Jahr jährlich durchgeführt mit folgenden diagnostischen Maßnahmen: Klinische Untersuchung (schwierig nach brusterhaltender Therapie!), Blutbild, Leberenzyme, Kalzium, Röntgenthorax, Oberbauchsonographie, jährliche Mammographie, gezielte Abklärung von Knochenschmerzen.

5.6   Mammakarzinom des Mannes

Das Mammakarzinom des Mannes macht 1 % aller Mammakarzinome aus. Es zeichnet sich durch frühe Beteiligung von Haut, Faszie, Muskel aus. Die *Therapie* besteht bevorzugt in einer radikalen Mastektomie mit Nachbestrahlung. Bei Fernmetastasierung Orchiektomie bzw. LH-RH-Antagonisten. Die *Prognose* ist schlechter als beim Mammakarzinom der Frau.

Thoraxchirurgie 6

6.1   Angeborene Thoraxdeformitäten

Bei der *Trichterbrust* (Abb. 6.1) handelt es sich um eine Entwicklungsstörung der knorpeligen Anteile der Rippen und des Sternums. Dessen unterer Teil ist muldenförmig eingezogen, die Rippenknorpel sind nach dorsomedial gerichtet. Manchmal besteht eine Dyspnoe; eine Lageveränderung des Herzens ist meist ohne Folgen. Die Veränderung soll noch vor der Einschulung operativ korrigiert werden.

Bei der *Hühnerbrust* ist der obere Sternumanteil vorgewölbt; die Veränderung kann aus kosmetischen Gründen korrigiert werden.

6.2   Angeborene Lungenveränderungen

Bei der *Lungenagenesie* fehlen sowohl Lunge als auch Bronchusanlage. Eine beidseitige Lungenagenesie ist mit dem Leben nicht vereinbar. Bei der *Lungenaplasie* ist wohl eine Bronchusanlage vorhanden, nicht jedoch ein Lungenparenchym. Bei einer *Lungenhypolasie* ist eine angelegte Lunge unterentwickelt. Diese Veränderung kann mit einer Zwerchfellhernie oder einem Bauchwanddefekt einhergehen.

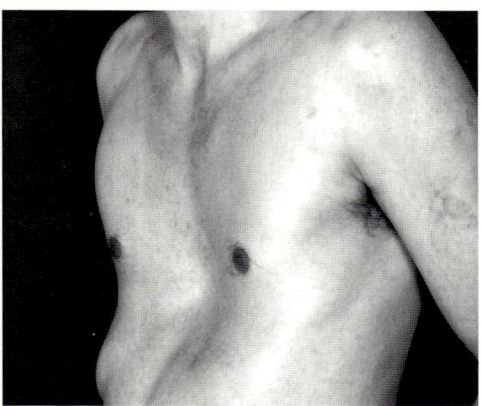

Abb. 6.1. Trichterbrust (Aus: Sunder-Plassmann 1998)

Bei der **kongenitalen Zystenlunge** finden sich im Lungengewebe mehrere Zysten; diese können infizieren. Der entsprechende Lungenlappen sollte reseziert werden (Lobektomie).

Die **zystische adenomatoide Malformation (CCAM)** stellt (im Sinne eines Hamartoms) eine Vermehrung der terminalen Bronchiole dar. Ihre Überblähung (Ventilmechanismus) kann beim Neugeborenen zur rasch zunehmenden Ateminsuffizienz führen. Die Therapie besteht in der Lobektomie bzw. einer „parenchymsparenden Resektion".

Die **solitäre Lungenzyste** ist meist Folge einer kongenitalen Zystenbildung. Sie kann eine erhebliche Größe annehmen. Große Lungenzysten können zu Stridor, Dyspnoe oder Zyanose führen.

Bei der **Lungensequestration (akzessorische Lunge, Nebenlunge)** handelt es sich um eine zystische atelektatische Fehlbildung mit abnormem Anschluß an das Gefäß- und Bronchialsystem. Der extralobäre Lungensequester hat keinen Anschluß an das Bronchialsystem. Die Lungensequester verursachen rezidivierende Infekte; die Sequesterentfernung oder die Lobektomie ist die Behandlung der Wahl.

6.3 Tumoren der Thoraxwand und der Pleura

Tumoren der **Thoraxwand** sind insgesamt selten; prinzipiell können sie von allen dortigen Geweben ausgehen (Chondrome, Osteome, Sarkome). Der häufigste maligne Rippentumor ist das Chondrosarkom, bevorzugt an der Knorpel-Knochen-Grenze. Das **Tietze-Syndrom** ist eine abakterielle Entzündung des Sternoklavikulargelenks, welche symptomatisch (mittels Antiphlogistika) behandelt wird.

Das **Pleuramesotheliom** ist ein maligner Tumor der Pleura mit deren flächenhaftem Befall und frühzeitiger hämatogener und lymphogener Metastasierung. Die Diagnose wird durch Thorakoskopie mit Probeexzision und histologisch gestellt. Die Behandlung besteht aus einer Chemotherapie, evtl. zusammen mit einer radikalen Pleurektomie und eventuell Pneumonektomie.

Die **Pleuritis carcinomatosa** ist der metastatische Befall der Pleura, zu welchem (außer den malignen Hirntumoren) alle Malignome führen können. Klinisch imponiert eine Dyspnoe, eventuell auch Schmerzen (durch Irritation der Pleura parietalis bzw. der Interkostalnerven). Die Diagnostik ist (bei bekannter Grunder-

krankung) meist kein Problem; im Punktat können Tumorzellen nachgewiesen werden. Je nach Größe des Pleuraergusses muß dieser auch mehrfach abpunktiert werden.

6.4   Erkrankungen des Mediastinums

6.4.1   Mediastinoskopie (Abb. 6.2)

In Intubationsnarkose wird durch einen Hautschnitt im Jugulum in den retrosternalen und prätrachealen Raum eingegangen und das Mediastinum endoskopisch inspiziert, außerdem werden Probeexzisionen entnommen. Gute Aussagen gewinnt man hierbei vor allem über die hiläre Region einschließlich der dortigen Lymphknoten. Dies ist zum Beispiel für die Beurteilung der Operabilität von Malignomen der Lunge und für die Differentialdiagnose von Mediastinaltumoren sinnvoll.

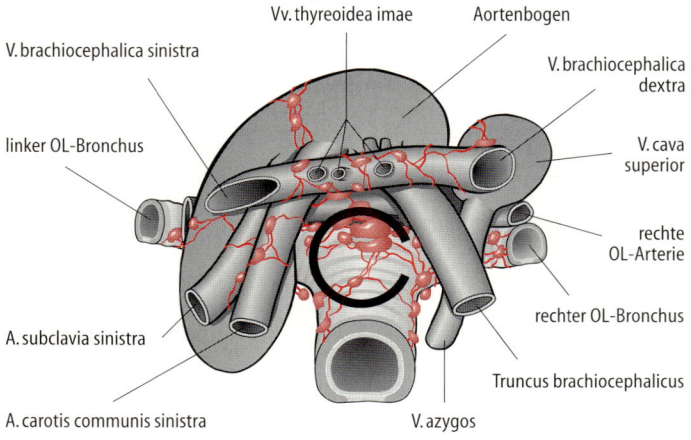

Abb. 6.2. Einblick bei der Mediastinoskopie (Aus: Sunder-Plassmann 1998)

6.4.2 Akute Mediastinitis

Die akute Mediastinitis ist eine lebensbedrohliche Erkrankung: Im lockeren Bindegewebe breitet sich eine Entzündung im Sinne einer Phlegmone rasch aus, evtl. mit Übergreifen auf den Hals und das Retroperitoneum. Ursachen sind zum Beispiel vorangegangene Operationen an Ösophagus oder Trachea, Verletzungen der Speiseröhre oder penetrierende Tumoren. Klinisch imponiert ein schweres, sich rasch verstärkendes Krankheitsbild mit hohem Fieber und Leukozytose, röntgenologisch eine Verbreiterung des Mediastinums. Die Therapie besteht in einer operativen Entlastung z. B. durch eine kollare Mediastinotomie (Inzision im Jugulum und stumpfes Eröffnen des Mediastinums) sowie einer antibiotischen Behandlung.

6.4.3 Mediastinaltumoren

Tumoren des Mediastinums können von allen dort ortsständigen Geweben ausgehen; die häufigsten Mediastinaltumoren sind tumorartige Vergrößerungen der mediastinalen Lymphknoten *(1)*. Die Diagnose ergibt sich zum Teil aus der Tumorlokalisation und der Tumorausdehnung; zur Abklärung wird in der Regel das CT und eine Mediastinoskopie mit Probeexzision benötigt.

Mediastinaltumoren	*(1)*

Autochthone Tumoren:
Lipome, Fibrome, Myome, Sarkome, Karzinome

Dermoide, Teratome

Zysten versprengter Organanlagen:
Perikardzysten, Pleurazysten, gastrogene Zysten, bronchogene Zysten

Neurogene Tumoren:
Neurinome, Neurofibrome, Sympathikoblastome, Phäochromozytome

Endokrine Tumoren:
ektopische Schilddrüse, Nebenschilddrüse, Thymome

Mediastinale Lymphknotenvergrößerung
Lymphogranulomatose, Sarkoidose, Neurofibromatose, Bronchialkarzinom

6.5   Chylothorax

Ein Chylothorax kann spontan (selten), postoperativ oder post-traumatisch entstehen – durch Verletzung des Ductus thoracicus kommt es zum Einstrom von Lymphe ins Mediastinum. Klinisch besteht eine Dyspnoe und Tachykardie, röntgenologisch eine Ver-schattung. Die Diagnose wird durch Probepunktion (milchig-trübe Flüssigkeit mit erhöhtem Fettgehalt) gestellt. Als Therapie wird der Chylothorax mehrfach abpunktiert – in der Erwartung eines Spontanverschlusses des Lecks. Die operative Versorgung der Läsion des Ductus thoracicus ist schwierig.

6.6   Thoraxtrauma

Formen. Das *stumpfe Thoraxtrauma* (nach Kompression) kann mit Rippenfrakturen, Lungenkontusionen, ggf. Bronchusruptur, ggf. Herzkontusion einhergehen. Bei der *offenen Thoraxverletzung* (Schuß oder Stich) kommt es zur Pleuraverletzung, Gefäßverlet-zung, Lungen- oder Herzparenchymverletzung.

6.6.1   Rippenfrakturen

Klinik. Lokalisierte Schmerzen, vor allem beim Husten oder tiefen Atmen, Schonatmung und Schonhaltung, lokaler Druck- und Kompressionsschmerz, ggf. paradoxe Atmung (bei Rippenstück-frakturen oder Rippenserienfrakturen).
   Eine *Röntgendiagnostik* ist häufig nicht möglich, da die Fraktu-ren oft nur schlecht zu sehen bzw. am Knorpelknochenübergang lokalisiert sind.

Mögliche Komplikationen. Pleuraverletzung mit Pneumothorax und Spannungspneumothorax, intrathorakale Blutung (vor allem aus den Interkostalgefäßen bzw. der A. thoracica interna) mit Hämatothorax, schmerzbedingte Pneumonie.

Therapie der unkomplizierten Rippenfraktur. Analgesie, Überwa-chung (regelmäßige sonographische bzw. röntgenologische Kon-trolle). *Rippenserienfrakturen* oder Rippenstückfrakturen (mit

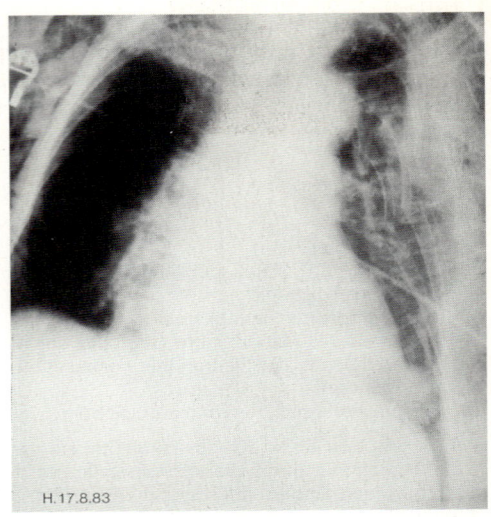

Abb. 6.3. Rippen-
serienfraktur links (Aus:
Sunder-Plassmann 1998)

Thoraxwandinstabilität) sind eine Indikation zur Beatmung
(Abb. 6.3); hierdurch werden Atelektasen, Pneumonie und chronische Hypoxie vermieden.

> Bei der einfachen Rippenfraktur stehen Analgetikagabe
> und Atemgymnastik zur Vermeidung einer Pneumonie
> im Vordergrund.

6.6.2   Pneumothorax

Pathophysiologie. Durch Eintreten von Luft in den Pleuraspalt
kommt es zum mehr oder weniger ausgeprägten Kollaps der
Lunge, z.B. im Rahmen von Rippenfrakturen oder spontan bei
vorbestehenden Atelektasen.

Klinik. Es finden sich ein abgeschwächtes Atemgeräusch, hypersono-
norer Klopfschall und Dyspnoe; der Verdacht wird sonographisch
bzw. röntgenologisch gesichert.

Therapie. Kleine Mantelpneumothoraces können konservativ behandelt werden; durch gute Überwachung muß man sich vergewissern, daß es nicht sekundär zum Spannungspneumothorax kommt. Im übrigen wird eine Thoraxsaugdrainage (geschlossenes System) angelegt *(2)*.

(2) Hinweise zum Legen einer Thoraxdrainage

- Lokalanästhesie
- Eingehen im 2. ICR in der Medioklavikularlinie oder im 6. ICR in der mittleren Axillarlinie
- Hautinzision mit dem Skalpell
- Einführen des Mandrins am Oberrand der Rippe
- Nach Erreichen der Pleurahöhle Vorschieben der Drainage, Entfernen des Mandrins
- Sichere Fixierung der Drainage (Naht)

Am wenigsten Risiko für das Lungenparenchym besteht, wenn man die Pleurahöhle durch die Inzisionsstelle mit der stumpfen Schere eröffnet, den Finger einführt und an diesem entlang die Drainage (ohne Mandrin) einbringt (Abb. 6.4)

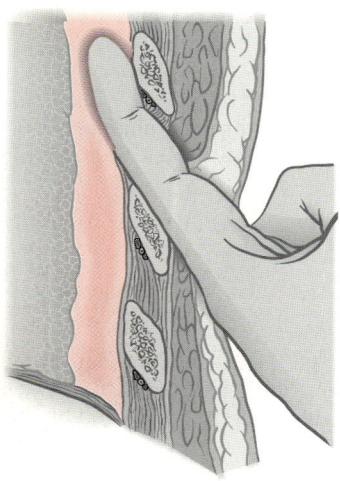

Abb. 6.4. Das sicherste Verfahren zur Plazierung einer Thoraxdrainage (Aus: Sunder-Plassmann 1998)

6.6.3 Spannungspneumothorax (Abb. 6.5)

Pathophysiologie. Hier kommt es durch einen Ventilmechanismus zur zunehmenden Verstärkung des Pneumothorax mit nachfolgender Verdrängung des Mediastinums zur Gegenseite und oberer und unterer Einflußstauung. Jeder Pneumothorax kann sich zum Spannungspneumothorax entwickeln; dies gilt vor allem unter Beatmung.

Klinik. Es besteht eine zunehmende Ateminsuffizienz, Tachypnoe, Tachykardie, Zyanose und Einflußstauung. Perkutorisch hypersonorer Klopfschall.

Therapie. Notfallsituation! Sofern keine Drainage zur Hand ist, wird als Notfallmaßnahme der 3. ICR in der Medioklavikularlinie punktiert (auch im Verdachtsfall), nachfolgend Einlage einer Thoraxdrainage.

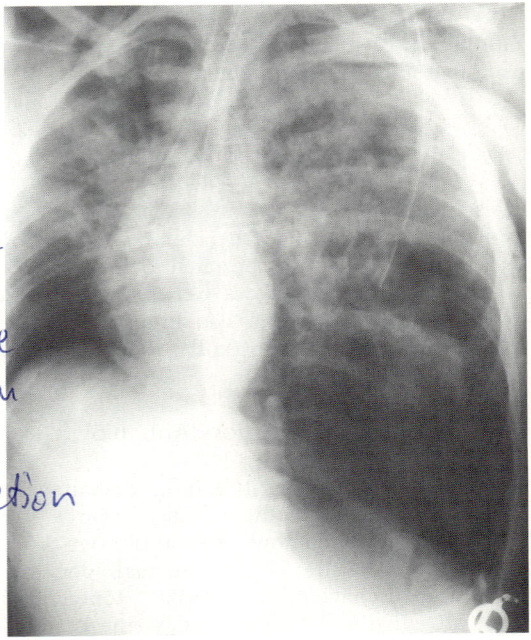

Abb. 6.5. Spannungspneumothorax links mit Mediastinalverlagerung und Zwerchfelltiefstand (Aus: Sunder-Plassmann 1998)

[handschriftliche Notiz:]
Akuter Thorax-
schmerz
• Lungenembolie
• Spannungspneu
• Herzinfarkt
• Aortendisektion

6.6.4 Hämatothorax

Pathogenese. Als Folge einer Verletzung des Lungenparenchyms und/oder größerer Gefäße kommt es zur Blutansammlung im Pleuraspalt.

Symptomatik. Progredienter hämorrhagischer Schockzustand, abgeschwächtes Atemgeräusch, abgeschwächter Klopfschall, Nachweis im Röntgen-Thorax-Übersichtsbild bzw. in der Sonographie.

Therapie. Thoraxdrainage (gleichzeitig zur definitiven Diagnostik). Volumensubstitution, Bluttransfusionen. Bei anhaltender Blutung (z. B. mehr als 500 ml/½ h) besteht die Indikation zur Thorakotomie und Blutstillung.

6.6.5 Mediastinalemphysem

Meist liegt als *Ursache* eine alveoläre Ruptur zugrunde (z. B. bei Lungenkontusionen oder bei der Beatmung). *Klinisch* besteht ein Druckgefühl mit retrosternalen Schmerzen, auskultatorisch ein pulssynchrones knisterndes Geräusch. Eine *Therapie* der Grundkrankheit ist notwendig, das Emphysem selbst muß nur selten operativ entlastet werden (kollare Mediastinotomie, s. 6.4).

6.6.6 Lungenkontusion (Abb. 6.6)

Die Lungenkontusion tritt häufig zusammen mit dem stumpfen Thoraxtrauma auf. In die Kontusionsherde kann es einbluten, es kann dort zu pneumonischen Infiltraten kommen (Kontusionspneumonie). Häufig ist das Ausmaß der Kontusion initial nur schwer abzuschätzen, das initiale Röntgenbild kann unauffällig sein; oft entwickelt sich sekundär eine Ateminsuffizienz. Bei Ver-

Abb. 6.6. Lungen-
kontusion mit
Hämatothorax
rechts (Aus:
Sunder-Plassmann
1998)

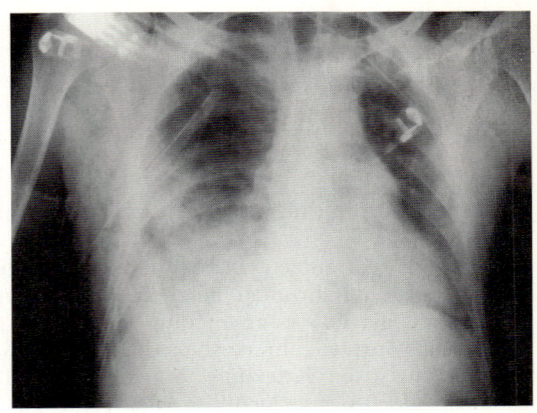

dacht auf eine ausgedehntere Lungenkontusion soll deswegen
großzügig frühzeitig für einige Tage beatmet werden, um einem
sekundären Lungenversagen vorzubeugen (s. 1.2).

6.6.7 Bronchusruptur

Bei schwersten stumpfen Traumen kann es zum Abriß der Haupt-
bronchien kommen (ein traumatischer Trachealabriß ist selten).
Häufig besteht ein schwerer Krankheitszustand evtl. unter der
Symptomatik eines Mediastinalemphysems bzw. eines Pneumothorax.
   Die *Diagnose* wird durch Bronchoskopie gesichert, die *Therapie*
ist operativ.

6.6.8 Verletzungen des Mediastinums

Eine *stumpfe kontusionelle* Verletzung des Mediastinums kann zur
Einblutung führen, weiterhin zu Schäden am Herz (Contusio cor-
dis) und den großen herznahen Gefäßen (s. unten). Nach einer
entsprechenden Gewalteinwirkung sieht man gelegentlich im Röntgenbild des Thorax eine Mediastinalverbreiterung. Diese muß
durch CT bzw. transösophagealen Ultraschall abgeklärt werden
(DD: thorakales Aneurysma, s. 9.5.1)

Offene Verletzungen durch Stich oder Schuß gefährden außerdem Trachea und Ösophagus. Hier kann es zum Luftaustritt mit Mediastinalemphysem oder zur Mediastinitis kommen. Bei frischen derartigen Verletzungen ist eine alsbaldige Thorakotomie mit Verschluß der Verletzungsstelle angezeigt.

6.6.9   Verletzungen der großen herznahen Gefäße

Stumpfe Thoraxtraumen, insbesondere das sogenannte Dezelerationstrauma (Auffahrunfall bei hoher Geschwindigkeit im angeschnallten Zustand) können zum Einriß der Aorta (bevorzugt am Isthmus aortae) führen. Sofern dieser Einriß alle Wandschichten betrifft, ist die Verletzung tödlich. Bei erhaltenem Adventitiaschlauch bildet sich jedoch ein Aneurysma dissecans, der Patient überlebt zunächst. Anläßlich der Notfalluntersuchung findet sich ein „breites Mediastinum" im Röntgenbild des Thorax. Der transösophageale Ultraschall bestätigt die Diagnose (s. im übrigen 9.5.1).

6.7   Bronchialkarzinom

Vorkommen und Formen. Das Bronchialkarzinom ist der häufigste Organkrebs beim Mann und die häufigste Krebstodesursache in den Industriestaaten (Abb. 6.7). Wichtigster Risikofaktor ist das Rauchen ➡ *(3)* u. *(4)*. Die *Metastasierung* erfolgt *lymphogen* in den Hilus, nach paratracheal und zur Trachealbifurkation, *hämatogen* in Leber, Skelett, Gehirn, Nebennieren. Die TNM-Klassifikation ➡ *(5)* erlaubt eine Stadiengruppierung, welche für die kleinzelligen und die nicht kleinzelligen Karzinome etwas unterschiedlich ist ➡ *(6)*. Darüber hinaus kann man die kleinzelligen Karzinome in zwei große Untergruppen einteilen (limited disease/extended disease) ➡ *(7)*.

Abb. 6.7. Häufigkeit des Bronchialkarzinoms in Relation zu allen anderen Krebsarten (Aus: Sunder-Plassmann 1998)

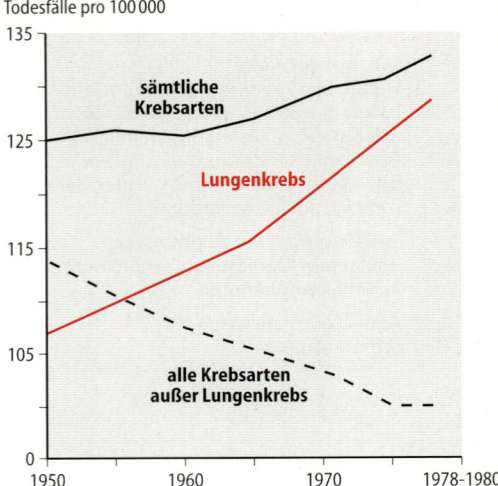

Todesfälle pro 100 000

sämtliche Krebsarten

Lungenkrebs

alle Krebsarten außer Lungenkrebs

1950   1960   1970   1978-1980

Inzidenz des Bronchialkarzinoms   *(3)*

Inzidenz:

männlich: weiblich	früher 5 : 1, jetzt nahezu 1 : 1
mäßige Raucher	15fach
starke Raucher	40- bis 60fach
andere exogene Noxe	nachrangig

Tumorformen des Bronchialkarzinoms   *(4)*

Tumorformen (WHO):

Plattenepithelkarzinom	etwa 40 %
Kleinzelliges Karzinom	etwa 20 %
Adenokarzinom	etwa 30 %
Großzelliges Karzinom	etwa 10 %

Außerdem Mischformen und pulmonale Metastasen anderer maligner Tumoren
Etwa 90 % der Plattenepithelkarzinome sitzen zentral, etwa 75 % der Adenokarzinome peripher

Tis	Carcinoma in situ
T 1	Tumor bis 3 cm, von Lungengewebe umgeben
T 2	Tumor größer als 3 cm, Befall des Hauptbronchus (2 cm distal der Karina), viszerale Pleurainfiltration, Atelektase (1 Lappen)
T 3	Tumor mit Infiltration von Brustwand, Pleura, Perikard, Zwerchfell, weniger als 2 cm distal der Karina, maligner Pleuraerguß
T 4	Sonstige lokale Infiltration
N 1	Ipsilaterale Hilus-Lymphknoten
N 2	Ipsilaterale Mediastinal-Lymphknoten
N 3	Andere Lymphknoten
M 0	Keine Fernmetastasen
M 1	Fernmetastasen

(6) Stadieneinteilung

Nicht kleinzellige Karzinome		Kleinzellige Karzinome
Stadium 1	T 1/2, N 0	dito
Stadium 2	T 1/2, N 1	dito
Stadium 3a	T 1/2, N 2 oder T 3, N 0–2	dito
Stadium 3 b	jedes T/N 3 oder T 4/ jedes N	T 3, N 3
Stadium 4	M 1	dito

(7) Gruppierung der kleinzelligen Karzinome

Limited disease:	Tumor auf den ipsilateralen Hemithorax begrenzt mit ipsi- oder kontralateralen hilären Lymphknotenmetastasen, ipsilateralen supraklavikulären Lymphknotenmetastasen, mit oder ohne ipsilateralen Pleuraerguß
Extended disease:	Jede andere Ausbreitung

Symptome. Hinweisend auf ein Bronchialkarzinom sind chronischer Husten, blutiger Auswurf, Thoraxschmerzen, ggf. bronchostenotisches Syndrom (Sekretretentionen und Atelektase). Periphere Karzinome sind häufig Zufallsbefunde. Der Pancoasttumor (das Bronchialkarzinom der Lungenspitze) führt zur Invasion von Rippen, Wirbelsäule und Arm-Plexus sowie Grenzstrang und verursacht Plexusschmerzen und ein Hornersyndrom. Nicht selten sind erste Symptome eines Bronchialkarzinoms durch Fernmeta-

stasen oder ein paraneoplastisches Syndrom (s. 1.5.2) bedingt. Das Intervall zwischen ersten Symptomen und Diagnosestellung beträgt durchschnittlich 8 Monate. Ca. 70 bis 80 % der Patienten sind zum Zeitpunkt der Diagnosestellung inoperabel. Die präoperative Diagnostik ➡ *(8)* muß alle Befunde erheben, welche für die Stadieneinteilung und Therapieplanung erforderlich sind.

Als **onkologisch inoperabel** gilt ein Tumor unter folgenden Umständen: Fernmetastasen, Pleuritis carcinomatosa, Rekurrensparese, obere Einflußstauung, Perikardinfiltration, Befall gegenseitiger Lymphknoten, kleinzelliges Karzinom im Stadium 2 oder höher. Daneben ist die funktionelle Inoperabilität zu berücksichtigen.

Staging präoperativ (bei potentiell operablen Karzinomen)   *(8)*

- Anamnese/klinische Untersuchung
- Labor (insbesondere Blutbild und Gerinnung)
- Röntgen Thorax in 2 Ebenen (Abb. 6.8)
- Bronchoskopie + PE bzw. Bronchuslavage
- Lungenfunktionsprüfung mit Bestimmung der Vitalkapazität (VC) und der exspiratorischen Einsekundenkapazität (FEV_1)
- Ventilations-Perfusionsszintigraphie (Beurteilung der Atemreserve und der Ventilationsverteilung)
- Blutgasanalyse
- CT Thorax (zur Beurteilung der Lymphknoten, Mediastinalorgane und Thoraxwand, Abb. 6.8 c)
- CT Abdomen (Leber, Nebennieren)
- Sonographie des Abdomens
- Schädel CT (obligat beim kleinzelligen Karzinom)
- Skelettszintigraphie
- ggf. Mediastinoskopie, Thorakoskopie, Pleurapunktion

Therapie. *Operationsverfahren:* Zur *histologischen Abklärung* wird häufig die atypische, sich nicht an anatomischen Strukturen orientierende Resektion durchgeführt. Die Lungenteilresektionen orientieren sich überwiegend an der Anatomie der Lunge. Bei der *Segmentresektion* werden ein oder mehrere Einzelsegmente entfernt (auch sog. Segmentgruppen). Bei der *Lobektomie* wird ein Lungenlappen entfernt, Lappenvene, Lappenarterie und Lappenbronchus werden abgesetzt und durch Naht verschlossen. Das Restparenchym füllt den Raum nach kurzer Zeit aus. Mit dem Lappen zusammen werden die lokalen Lymphknoten entfernt. Die *Pneumektomie* – die Entfernung eines ganzen Lungenflügels

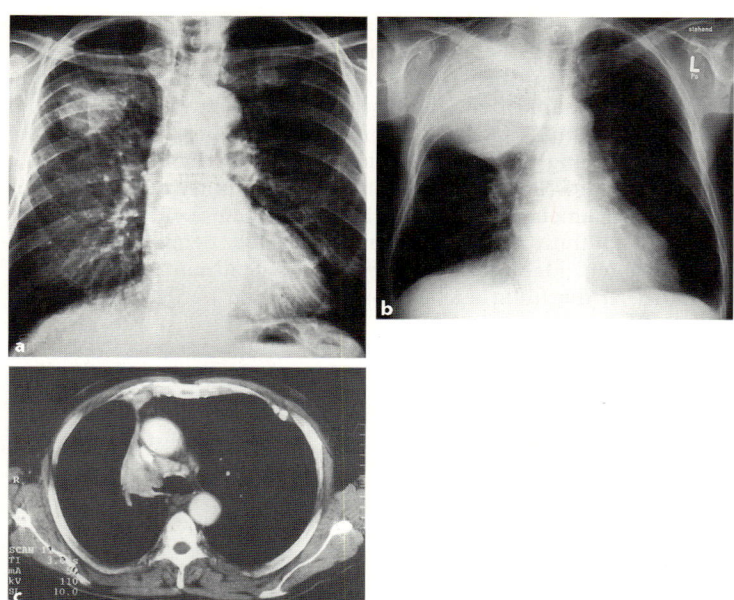

Abb. 6.8 a–c. Bronchialkarzinom. **a** Adenokarzinom des rechten Oberlappens (Aus: Sunder-Plassmann 1998), **b** Plattenepithelkarzinom mit Totalverschattung des rechten Oberlappens und Verdrängung der Trachea (Aus: Sunder-Plassmann 1998), **c** Tumoreinbruch in den rechten Hauptbronchus (zentrales Karzinom, CT)

– stellt eine erhebliche funktionelle Einbuße dar. Die Pleurahöhle wird sich nach dem Eingriff mit Exsudat anfüllen (Serothorax), welches in der Folgezeit organisiert wird (Fibrothorax). Gleichzeitig kommt es zur Schrumpfung der betroffenen und Überblähung der gesunden Gegenseite mit Mediastinalverschiebung.

Die Wahl des Operationsverfahrens richtet sich nach der Tumorart und dem Tumorstadium ➡ (9).

Komplikationen. Die Operationsletalität der anatomischen Lungenresektion beim Bronchialkarzinom beträgt 2–5 %, der Pneumonektomie bis 10 %.

Prognose. Allgemein hat das kleinzellige Karzinom wegen seiner Neigung zu frühzeitiger Metastasierung eine deutlich schlechtere Prognose. Zentrale Karzinome sind prognostisch ungünstiger, ebenso Karzinome im Unterlappen. Man rechnet mit 5-Jahres-Überlebensraten von ca. 60–80 % beim Stadium 1 des nicht kleinzelligen Karzinoms und von ca. 10 % im Stadium 3. Eine initiale Vollremission erreichen in den Stadien 1 und 2 des kleinzelligen Karzinoms nur etwa 35 %.

Verfahrenswahl beim Bronchialkarzinom		*(9)*
Stadium	**Operation**	**Adjuvante Therapie**
Nicht kleinzelliges Karzinom:		
Stadium 0 und 1	Lobektomie	keine
Stadium 2	Lobektomie	bei R 2-Resektion: Strahlentherapie
Stadium 3a	Lobektomie/ Pneumektomie	Strahlentherapie
Stadium 3 b	Tumorreduktion (R 2-Resektion)	Strahlentherapie, Zytostatika
Stadium 4	symptomorientierte palliative Therapie	
Kleinzelliges Karzinom:		
Stadium 0 und 1	Lobektomie	Zytostatika
Stadium 2	keine	Zytostatika
Stadium 3 und 4	keine	evtl. Strahlentherapie

Lungenmetastasen extrapulmonaler Tumoren

Ihre operative Entfernung ist vernünftig, wenn die Grunderkrankung als saniert angesehen wird und keine extrapulmonalen Metastasen vorhanden sind. Bevorzugte OP: Atypische Resektion von Solitärmetastasen (Abb. 6.9).

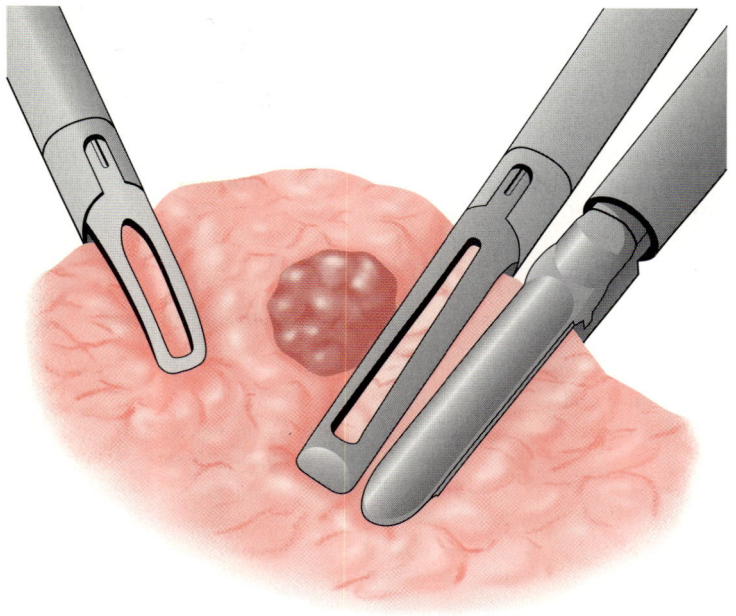

Abb. 6.9. Gewebesparende Lungenresektion (z.B. zur Metastasenentfernung) (Aus: Sunder-Plassmann 1998)

6.8   Lungenembolie

Pathophysiologie. Eine Lungenembolie ist eine partielle oder totale Verlegung der arteriellen Lungenstrombahn durch einen verschleppten Thrombus aus dem rechten Herzen oder dem venösen Schenkel des großen Kreislaufs. Die meisten Lungenembolien stammen aus Thrombosen der Iliakal- und Femoralvenen. Die Risikofaktoren entsprechen denen der Beckenbeinvenenthrombosen (s. Kap. 1.6). Gefährlich an der Lungenembolie ist in der Regel nicht der Perfusionsausfall eines bestimmten Lungenareals, sondern die (oft schlagartige) massive Drucksteigerung im kleinen Kreislauf, so daß es zu akutem Rechtsherzversagen kommt. Die wichtigsten diagnostischen Zeichen und therapeutischen Maßnahmen sind in der Übersicht zusammengestellt. ⇨ *(10)*

Symptomatik und Diagnostik:	• Akut einsetzende Atemnot, Husten, atemabhängige thorakale Schmerzen, Tachykardie, Angstzustand, Dyspnoe, EKG-Veränderungen (Sinustachykardie, SI QIII, invertierte ST-Strecken)
Apparative Diagnostik:	• Röntgen Thorax (oft falsch negativ). EKG, Blutgasanalyse, Lungenventilations-Perfusionsszintigramm: Im Perfusionsszintigramm (Tc 99 m) einer oder mehrere keilförmige Ausfälle, im Ventilationsszintigramm (Xe 133) Normalverteilung • Transösophageale Sonographie: Stets Darstellung der akuten Vorhofdilatation möglich, manchmal Darstellung des Embolus • Pulmonalisangiographie
Therapie:	**Vital bedrohlicher Zustand:** • Intensivtherapie, Intubation, Beatmung, venöser Zugang, Thrombolyse, in günstigen Fällen Trendelenburg-OP (Embolektomie der Pulmonalarterienstämme) **Vital nicht bedrohlicher Zustand:** • Intensiv-Überwachung, therapeutische Heparinisierung, Analgetika, vorübergehende Immobilisierung

6.9. Lungenabszeß (Abb. 6.10 a, b), Lungengangrän

Einschmelzende bakterielle Entzündung mit Höhlenbildung. Erreger sind Staphylokokken, Pneumokokken oder Enterobacteriaceae. Häufig handelt es sich um Mischinfektionen, bei der Lungengangrän mit anaeroben Keimen. Der Lungenabszeß kann bronchogen, hämatogen, metapneumonisch, traumatisch oder per continuitatem entstehen, die Lungengangrän auch auf dem Boden zerfallender Karzinome.

Klinik. Es bestehen die Zeichen einer Pneumonie, oft ein schweres Krankheitsbild, eitriges dreischichtiges Sputum; röntgenologisch Verschattung mit Spiegelbildung.

Therapie. Die operative Therapie besteht in der Abszeßdrainage bzw. der Lappen- bzw. Segmentresektion.

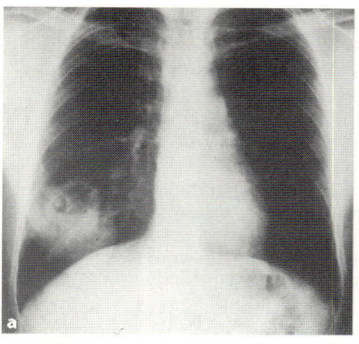
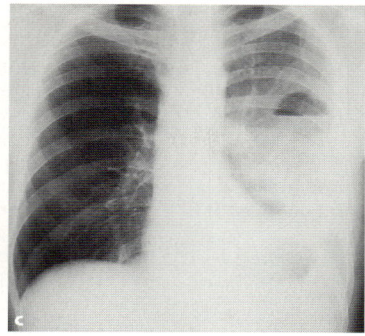
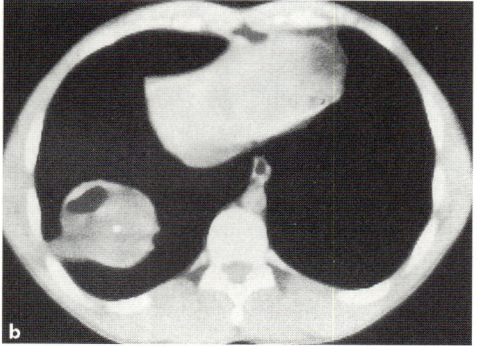

Abb. 6.10 a-c. Lungenabszeß im rechten Unterlappen: **a** Spiegelbildung in der Thorax-Übersichtsaufnahme bzw. **b** Gasansammlung ventral im CT (Rückenlage), **c** Pleuraempyem mit Spiegelbildung links (Aus: Sunder-Plassmann 1998)

6.10 Pleuraempyem (Abb. 6.10 c)

Das Pleuraempyem entsteht meist auf dem Boden peripherer Pneumonien mit Pleurabeteiligung, oft kombiniert mit einer bronchopleuralen Fistel.

Klinik. Zeichen des Pleuraergusses und der Infektion (Fieber, BSG-Beschleunigung, Leukozytose). Nachweis des Ergusses röntgenologisch, des Infektes durch Punktion und bakteriologische Untersuchung.

Therapie. Drainage, ggf. Abtragung der Pleura visceralis (Dekortikation). Die *Indikation zur Operation* besteht, wenn die Vitalkapazität um 30 % des Sollwerts reduziert und die Perfusion um 50 % vermindert ist.

6.11 Lungentransplantation

Indikation. Zum Beispiel primär pulmonale Hypertonie, idiopathische Lungenfibrose, Mukoviszidose. *Kontraindikationen* sind vor allem schwere Herzerkrankungen (evtl. kombinierte Transplantation).

Technik. Eine oder zwei Lungen, orthotop; beidseitiger Ersatz unter extrakorporaler Zirkulation.

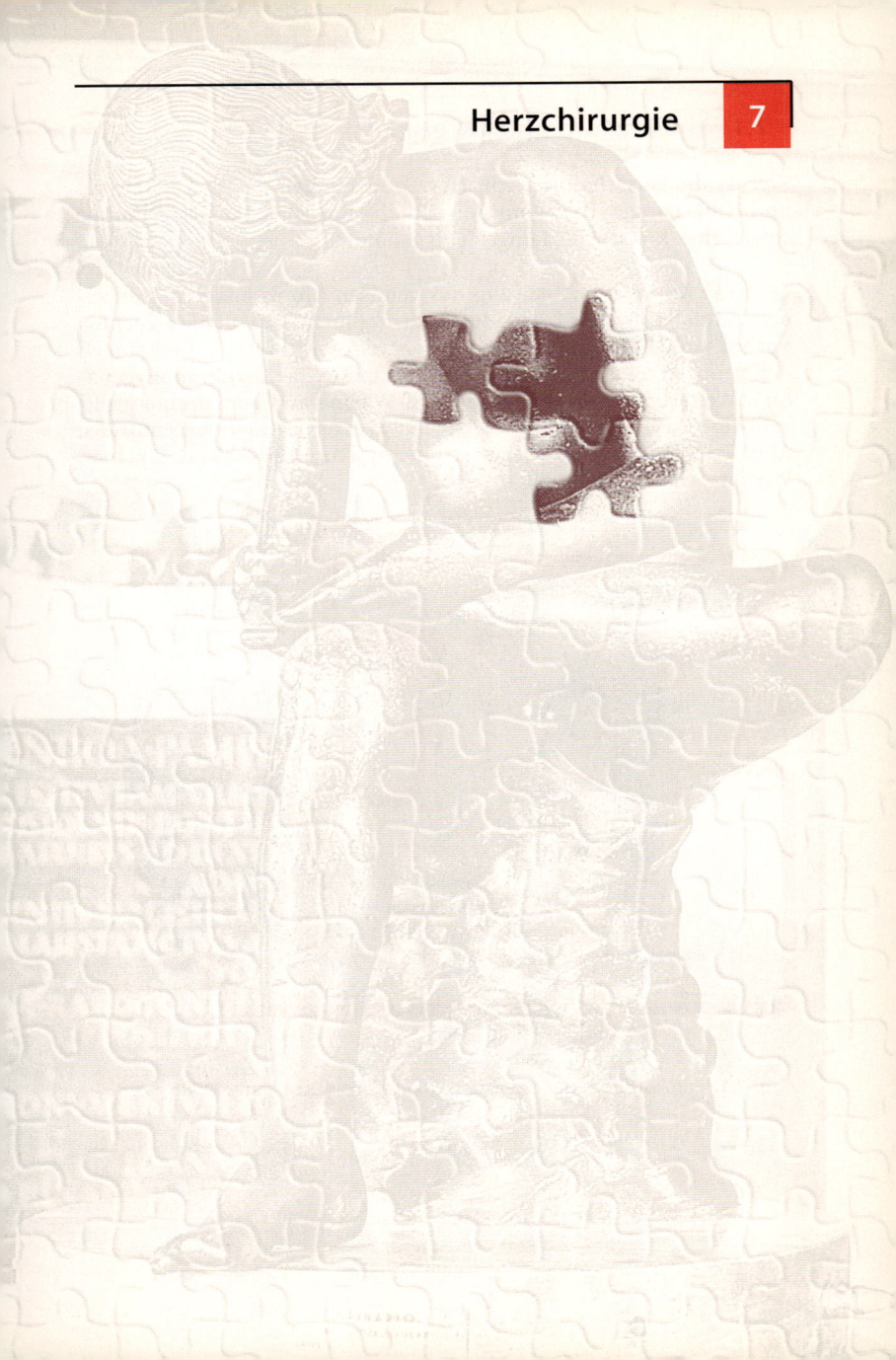

Ziel ist die Ausschaltung von Herz und Lungen aus dem Kreislauf und Übernahme der Funktion durch eine mechanische Pumpe sowie eine künstliche Lunge (Oxygenator).

Technik. Komplette Ableitung des venösen Blutes aus den Hohlvenen („totaler Bypass" – dadurch kein Bluteintritt in den rechten Vorhof, mit Ausnahme des koronarvenösen Blutes). Einbringen des venösen Blutes in einen Oxygenator (z. B. Membranoxygenator), Weiterleitung über Pumpe und Wärmetauscher in eine großkalibrige Arterie (z. B. Aorta, A. iliaca externa oder A. femoralis, Abb. 7.1). Auf diesem Wege ist eine systemische Abkühlung bzw. Wiedererwärmung möglich.

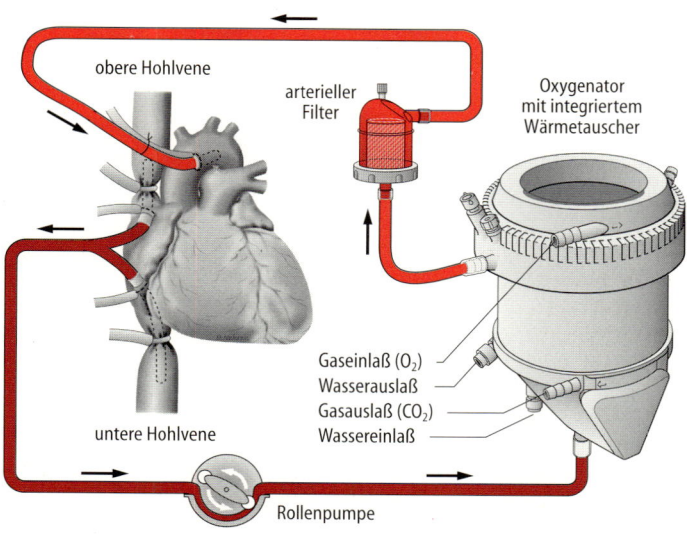

Abb. 7.1. Prinzip der extrakorporalen Zirkulation (Aus: Lange 1998)

7.1.1 Intraoperative Myokardprotektion („Kardioplegie") im Rahmen chirurgischer Eingriffe am offenen Herzen

Infusionskardioplegie. Durch Infusion einer gekühlten Kardioplegielösung (4° C) in die Aorta ascendens proximal der Abklemmungsstelle kommt es zu einem elektrischen und mechanischen Herzstillstand und Kühlung des Myokards auf 10 bis 15° C. Dadurch Minderung der ischämisch bedingten Störungen von Herzkatabolismus und Morphologie bei Operationen am offenen Herzen.

Blutkardioplegie. Derselbe Effekt kann durch ante-retrograde Perfusion des Herzens mit hypothermem, alkalotischem, hypokalzämischem, hyperkalzämischem Blut erzielt werden.

7.2 Angeborene Herzfehler mit Links-Rechts-Shunt

7.2.1 Ductus arteriosus apertus (Botalli)

Pathogenese. Es bleibt eine fetale Gefäßverbindung zwischen der Aorta ascendens und Pulmonalarterie offen. Hierdurch entsteht ein extrakardialer Links-Rechts-Shunt mit Volumenbelastung der Lunge, sekundärer Linksinsuffizienz und zuletzt Eisenmenger-Syndrom (Druckangleich des kleinen Kreislaufs an den großen Kreislauf mit Shuntumkehr, d. h. Rechts-Links-Shunt, Abb. 7.2).

Auskultationsbefund. Systolisch-diastolisches Durchflußgeräusch (Maschinengeräusch).

Therapie. Im Säuglingsalter Verschluß durch Ligatur oder Durchtrennung des Duktus. Die Operation muß rechtzeitig vor Eintreten einer Eisenmengerumkehr oder einer Endokarditis durchgeführt werden.

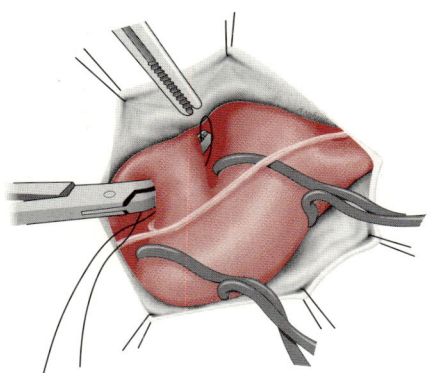

Abb. 7.2. Persistierender Ductus arteriosus Botalli (Aus: Lange 1998)

7.2.2   Vorhof-Septum-Defekt (Ostium-primum-Defekt, Ostium-sekundum-Defekt, Sinus-venosus-Defekt)

Pathophysiologie. Es besteht ein intrakardialer Links-Rechts-Shunt auf Vorhofebene mit Volumenbelastung des rechten Vorhofes und des rechten Ventrikels.

Komplikationen. Ein Ostium-sekundum-Defekt wird oft erst im Erwachsenenalter symptomatisch durch Vorhofflimmern oder Rechtsherzinsuffizienz. Der Ostium-primum-Defekt kann mit Mißbildungen der AV-Klappen verbunden sein.

Auskultationsbefund. Systolisches Austreibungsgeräusch (relative Pulmonalstenose), ggf. diastolisches Geräusch über der Trikuspidalklappe (relative Trikuspidalstenose).

Chirurgische Indikation. Der Defekt wird durch direkte Naht oder mittels Patch (Perikard, Teflon) verschlossen.

7.2.3   Ventrikelseptumdefekt

Pathophysiologie. Der Defekt liegt überwiegend subaortal (subtrunkaler oder membranöser VSD), manchmal finden sich multiple Defekte, ggf. gemeinsame Ventrikel, ggf. im Rahmen komplexer Herzfehler (z. B. Fallot) (Abb. 7.3). Es besteht ein intrakardialer

Abb. 7.3. Ventrikel-septumdefekt – verschiedene Lokalisationen (Aus: Lange 1998)

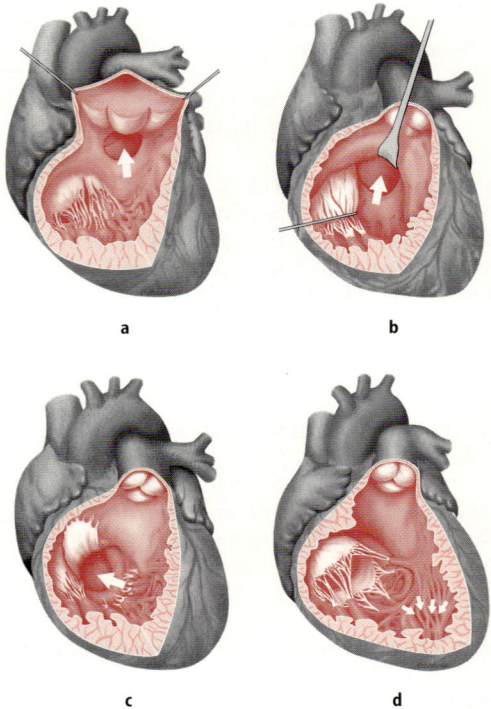

a   b

c   d

Links-Rechts-Shunt mit Volumenbelastung beider Ventrikel, des pulmonalen Gefäßbandes und des linken Vorhofs.

Komplikationen. Biventrikuläre Herzinsuffizienz, pulmonale Hypertonie mit Shuntumkehr, Endokarditis.

Auskultationsbefund. Holosystolisches Geräusch, eventuell Schwirren.

Operative Therapie. Kleine VSD können sich innerhalb des ersten Lebensjahres spontan verschließen. Bei mittelgroßen Defekten (Shunt von über 30 %) erfolgt die operative Korrektur im Vorschulalter, bei großen Defekten innerhalb der ersten Lebensmonate. Der Defekt wird durch direkte Naht oder Einnähen eines Perikard- bzw. Kunststoffflickens verschlossen. Eine palliative Ope-

ration (Drosselung der A. pulmonalis = Bändelung) ist nur noch ausnahmsweise indiziert.

7.2.4 Atrioventrikularkanal-Defekt

Pathophysiologie. Durch eine Mißbildung des atrioventrikulären Septums kommt es zur Bildung einer gemeinsamen Atrioventrikularklappe des rechten und linken Ventrikels, beim totalen Atrioventrikularkanal mit zusätzlichem Ventrikelseptumdefekt. Ein Vorhofseptumdefekt gehört zu beiden Formen. Hierdurch entsteht ein ausgeprägter Links-Rechts-Shunt, und, wenn die gemeinsame AV-Klappe insuffizient ist, außerdem eine Vorhofbelastung. Der Atrioventrikularkanal ist häufig mit der Trisomie 21 vergesellschaftet.

Auskultationsbefund. Rauhes Systolikum, paukender Pulmonalisschlußton.

Therapie. Bei der Operation wird der Defekt plastisch (z. B. Perikardlappen- oder Dacronpatch) verschlossen.

7.3 Angeborene Herzfehler mit Rechts-Links-Shunt

Pathophysiologie. Zum Rechts-Links-Shunt kommt es bei einer Kombination einer Defektbildung der Scheidewände mit einem Druckanstieg im rechten Herzen (z. B. bei anatomischer Obstruktion oder Entspringen der Aorta aus dem rechten Ventrikel). *Klinische Folge des Rechts-Links-Shunts* ist eine zentrale generalisierte Zyanose („blue Baby") mit Polyglobulie, Trommelschlegelfingern und Uhrglasnägeln, anoxischen Anfällen, Bewußtseinsverlust.

7.3.1 Fallot-Tetralogie

Definition und Pathophysiologie. Die Fallot-Tetralogie besteht in einer Kombination von Pulmonalstenose, Ventrikelseptumdefekt, Dextroposition der Aorta (mit „Überreiten" des Ventrikelseptumdefekts) und einer Rechts-Herz-Hypertrophie (als Folge der Pulmonalstenose). Eventuell findet sich zusätzlich ein Vorhofseptum-

defekt (Pentalogie). Die Pulmonalstenose führt zum überwiegenden Rechts-Links-Shunt. Die Symptomatik ist wie oben angegeben.

Klinik. Lautes Systolikum. Im Röntgenbild „holzschuhförmig" verändertes Herz.

Operative Therapie. Der Ventrikelseptumdefekt wird durch Patch verschlossen, die Pulmonalis-Ausstrombahn ggf. plastisch erweitert. Die Eingriffe sind aufwendig und werden evtl. zweizeitig durchgeführt. Mit der Korrektur muß im Säuglingsalter begonnen werden. Bei ungünstigen Verhältnissen wird als palliative Maßnahme mittels Gefäßprothese ein Shunt zwischen A. subclavia und A. pulmonalis hergestellt (Blalock-Taussig-Operation, Abb. 7.4). Dadurch kommt es zur verbesserten Lungendurchblutung; die Kinder können sich erholen, die A. pulmonalis eine normale Weite erreichen; hierdurch werden die Verhältnisse für eine definitive Korrektur (einschließlich späterer Ligatur des Blalock-Taussig-Shunts) günstiger.

7.3.2 Trikuspidalatresie

Pathophysiologie. Bei der Trikuspidalatresie fehlt die Verbindung zwischen rechtem Vorhof und rechtem Ventrikel. Kinder mit einer Atresie der Trikuspidalklappe sind nur lebensfähig, wenn gleich-

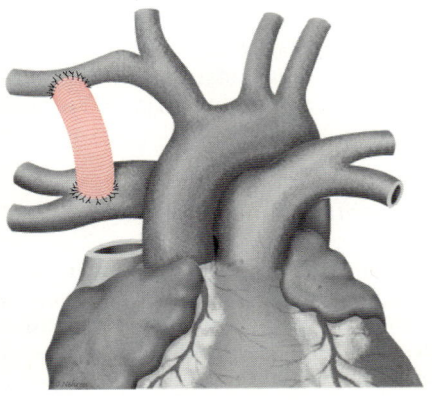

Abb. 7.4. Prinzip des Blalock-Taussig-Shunts (Aus: Lange 1998)

zeitig sowohl ein Vorhof- als auch ein Ventrikelseptumdefekt besteht. Es besteht dann in beiden Ventrikeln Druckgleichheit; dasselbe venöse Mischblut gelangt in die A. pulmonalis und die Aorta. Häufig ist der rechte Ventrikel hypoplastisch. Es besteht eine Zyanose und Gedeihstörung.

Operative Therapie. Palliativ kann zur Drosselung des Lungendurchstroms eine Bändelung der A. pulmonalis durchgeführt werden bzw. eine Blalock-Taussig-Operation bei hochgradiger Pulmonalstenose. Zur endgültigen Korrektur (zwischen dem 1. und 3. Lebensjahr) wird operativ eine direkte Einmündung des rechten Vorhofs in die Pulmonalarterie hergestellt mit Verschluß des Vorhofseptumdefekts (Fontan-OP).

7.3.3 Transposition der großen Arterien

Pathophysiologie. Es handelt sich um einen relativ häufigen angeborenen Herzfehler (etwa 10 %) mit Parallelschaltung der Kreisläufe: Das Blut gelangt hierbei aus dem rechten Ventrikel in die Aorta und aus dem linken Ventrikel in die A. pulmonalis. Die Kinder überleben nur bei gleichzeitig bestehendem großem Shunt (z. B. Vorhofseptumdefekt, Ventrikelseptumdefekt). Das Ausmaß der arterio-venösen Vermischung bestimmt die Symptome und den Operationszeitpunkt.

Operative Therapie. Palliativ ist eine Vergrößerung des Shunts möglich. Heute wird überwiegend im Neugeborenenalter (innerhalb der ersten Lebenswochen) eine arterielle „Switch-OP" durchgeführt: Anschluß der linksventrikulären Ausflußbahn an die Aorta ascendens und der rechtsventrikulären Ausflußbahn an den Stamm der A. pulmonalis. Gleichzeitig müssen die Koronararterien in die linksventrikuläre Ausflußbahn implantiert werden.

7.3.4 Totale Lungenvenenfehlmündung

Pathophysiologie. Die gesamten Lungenvenen münden in die obere oder untere Hohlvene oder den rechten Vorhof. Dies kann nur überlebt werden, wenn gleichzeitig ein Vorhofseptumdefekt vorliegt. Bereits initial bestehen eine ausgeprägte Zyanose, Hypoxie und Zeichen der Herzinsuffizienz.

Operative Therapie. Das „Sammelgefäß" der Vv. pulmonales wird mit dem linken Vorhof anastomosiert und der Vorhofseptumdefekt verschlossen.

7.4 Angeborene Herzfehler ohne Shunt

7.4.1 Aortenstenosen

Formen. Subvalvuläre Stenosen bestehen aus einem fibro-muskulären Ring, valvuläre Stenosen aus Klappenanomalien, supravalvuläre Stenosen aus einer Einengung oberhalb des Klappenrings; eine Sonderform ist die hypertrophe, obstruktive Kardiomyopathie (HOCM).

Klinik und Diagnostik. Bei hochgradigen Engen Gedeihstörung, sonst sind die Veränderungen u.U. bis ins Erwachsenenalter symptomlos; evtl. plötzlicher Herztod. Auskultatorisch Systolikum (fortgeleitet in die Karotiden).

Therapie. Muskuläre Resektion, Kommissurotomie oder Herzklappenersatz.

7.4.2 Unterbrechung des Aortenbogens

Formen, Pathophysiologie und Therapie. Die Unterbrechung kann links vom Truncus brachiocephalicus (5 %), links von der linken A. carotis (55 %) und links von der linken A. subclavia (45 %) liegen. Der offene Ductus Botalli speist die distale Aorta. Hierdurch kommt es zum Rechts-Links-Shunt mit Zyanose der unteren Körperhälfte. Die Therapie besteht in der Rekonstruktion der Aorta.

7.4.3 Aortenisthmusstenose (Abb. 7.5)

Pathophysiologie und Klinik. Aus einer Einengung der thorakalen Aorta jenseits des Abgangs der linken A. subclavia vor, gegenüber oder nach dem Abgang des Ductus arteriosus Botalli (postduktale/ adulte Form) ergibt sich eine Blutdruckdifferenz zwischen oberer und unterer Körperhälfte. Bei einer präduktalen Einengung und

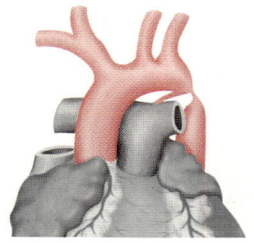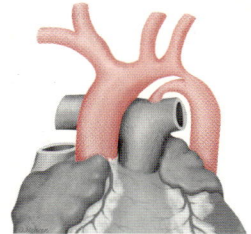

Abb. 7.5 a,b.
Aortenisthmus-
stenose:
a postduktal,
b präduktal
(Aus: Lange 1998)

a   b

gleichzeitig offenem Ductus arteriosus Botalli (infantile Form) besteht eine Symptomatik wie beim unterbrochenen Aortenbogen (s. 7.4.2). Die Veränderung ist häufig zunächst asymptomatisch, später entsteht ein Hypertonus der oberen Körperhälfte. Es kann früh zur Verselbständigung des Hochdrucks kommen oder zum frühzeitigen Apoplex. Die Diagnostik ergibt ein systolisch-diastolisches Geräusch, Linkshypertrophie und Rippenusuren.

Operative Therapie und Komplikationen. Resektion mit End-zu-End-Anastomose oder Patcherweiterung. Die Operation muß vor Ausbildung einer Hypertonie durchgeführt werden; evtl. tritt später eine Restenose ein.

7.5   Erworbene Klappenfehler

7.5.1   Allgemeines

Pathogenese. Erworbene Klappenfehler sind häufig Folge einer rheumatischen Karditis. Am häufigsten befallen sind Aortenklappe (65 %) und die Mitralklappe (30 %), seltener die Trikuspidalklappe und fast nie die Pulmonalklappe. Nach einem beschwerdefreien Intervall (bis zu 20 Jahren oder mehr) zeigen sich vor allem Leistungsminderung und Dyspnoe. Makroskopisch kommt es zur fibrotisch-starren Veränderung der Herzklappe mit verdickten Sehnenfäden oder auch Ausdünnung und Abriß der Sehnenfäden. Manchmal dilatiert der Klappenring so weit, daß eine Klappeninsuffizienz resultiert. Dementsprechend besteht eine reine Stenose, eine reine Insuffizienz oder eine Mischform.

Klinik und Diagnostik. Die Ausprägung der kardialen Symptomatik wird nach NYHA *(1)* klassifiziert. Echokardiogramm, Herzkatheteruntersuchung mit Koronarangiographie entscheiden über die OP-Indikation.

Schweregradklassifizierung bei Klappenvitien (New York Heart Association – NYHA)	*(1)*
Grad 1 Auskultatorisch Geräusch hörbar, Patient klinisch asymptomatisch	
Grad 2 Geräusch, leichte Müdigkeit, Herzklopfen, leichte Belastungsdyspnoe (Treppensteigen)	
Grad 3 Stärkere Belastungsdyspnoe (beim Gehen), Angina pectoris, Synkopen	
Grad 4 Ruhedyspnoe, Ödeme, Einflußstauung	

Chirurgische Indikation und operative Therapie. Eine OP-Indikation besteht vor allem bei Grad 3 und 4 nach NYHA. Eine plastische Klappenrekonstruktion ist einem prothetischen Ersatz stets vorzuziehen. Eine geschlossene Kommissurotomie kann auch interventionell (mittels Ballondilatation) durchgeführt werden.

7.5.2 Grundsätzliches zur Klappenchirurgie

Prothesentyp

Verwendet werden meist mechanische oder biologische Klappen. Die mechanischen Prothesen sind alloplastische Kunststoffprothesen (Metallgerüst oder Karbongerüst, bewegliche Kugel oder Mono- bzw. Doppelkippscheibe) (Abb. 7.6).

Bei den *Bioprothesen* handelt es sich um heterologe Aortenklappen (Schwein) oder Prothesen aus Kälber-Perikard.

Frische *Homografts* sind menschliche Klappen – überwiegend Aortenklappen, mit antibiotischer Vorbehandlung.

Prognose. Die perioperative Letalität beim einzelnen Klappenersatz liegt bei 2–4 %. Bis zu 80 % der Patienten mit einfachem Klappenersatz leben nach 5 Jahren noch.

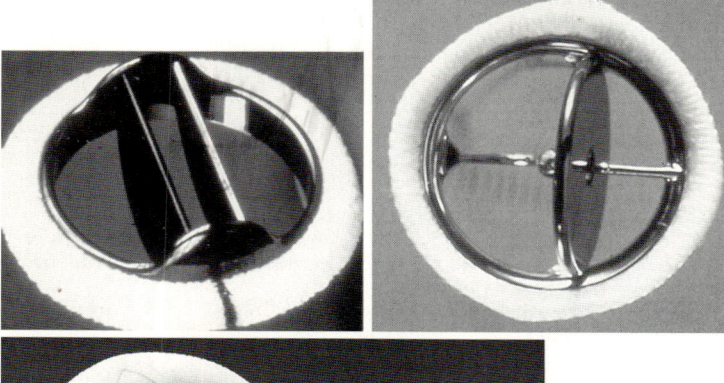

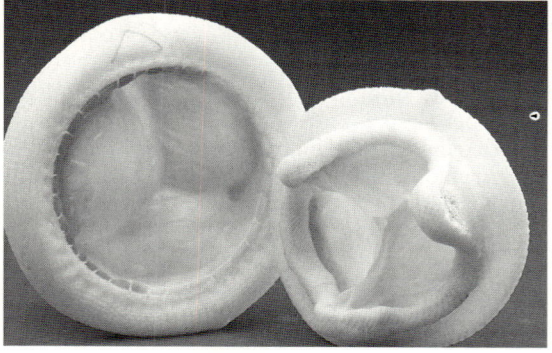

Abb. 7.6 a–c. Herzklappenformen. **a** Mechanische Doppelflügelprothese, **b** mechanische Kippscheibenprothese, **c** biologische Schweineklappe (Aus: Lange 1998)

Mögliche Folgeprobleme

Thromboembolie. Im Prinzip sind alle Klappen thrombogen; das Risiko ist am höchsten bei mechanischen Klappen (alloplastische Klappen). Hier ist eine lebenslange Antikoagulation notwendig (s. 1.6 – Dicumarole). Nach Bioprothesen-Implantation ist eine prothesenbedingte Antikoagulation nicht erforderlich.

Prothesenendokarditis. Prinzipiell bei allen Klappentypen möglich. Deswegen ist stets eine antibiotische Sofortbehandlung bei eingetretenen Infektionen und großzügige antibiotische Prophylaxe bei anderen chirurgischen Maßnahmen angezeigt.

Mechanische Dysfunktion. Bei alloplastischen Prothesen sehr selten, bei Bioprothesen aufgrund einer Degeneration häufig.

7.5.3 Spezielles zu einzelnen Klappenfehlern

Mitralstenose

Pathophysiologie. In der Regel Folge einer rheumatischen Herzerkrankung. Es kommt zur Verdickung, Verschmelzung oder Verkalkung der Mitralsegel, Verkürzungen und Verwachsungen der Sehnenfäden. Zunahme im Laufe der Zeit.

Klinik und Komplikationen. Nächtliche Dyspnoe, interstitielles Lungenödem, akutes Lungenödem bei besonderen Belastungen, Bluthusten, eventuell Vorhofthrombose, pulmonale Hypertonie, Vorhofflimmern.

Auskultationsbefund. Lauter erster Ton, Mitralöffnungston, diastolisches Geräusch.

Operative Therapie. Herzklappenersatz oder -rekonstruktion.

Mitralinsuffizienz

Pathophysiologie. Ätiologie z. B. rheumatisch, degenerativ oder postischämisch (Papillarmuskelnekrose nach Herzinfarkt). Substanzverlust und Schrumpfung stehen (verglichen mit der Stenose) im Vordergrund. Folge: Erhebliche Volumenbelastung des linken Ventrikels, eventuell passive pulmonale Hypertonie.

Komplikationen. Lungenödem, Bluthusten, Vorhofflimmern, infektiöse Karditis.

Auskultationsbefund. Hochfrequentes mitralsystolisches Geräusch, lauter 3. Herzton.

Operative Therapie. Herzklappenersatz oder -rekonstruktion.

Aortenstenose

Pathophysiologie. Ätiologie überwiegend immunologisch oder degenerativ. Zunehmende Verkalkung, welche auf den Klappenring

übergreift mit zunehmender Druckbelastung des linken Ventrikels, evtl. Reduktion des Herzzeitvolumens, Linksherzhypertrophie.

Auskultationsbefund. Pulsus tardus et parvus, systolisches Austreibungsgeräusch, 2. Herzton verspätet, evtl. paradox gespalten, geringe Blutdruckamplitude.

Klinik. Links-Insuffizienz, Angina pectoris, Synkopen. Symptome oft erst spät, dann rasche Verschlechterung. Oft plötzlicher Herztod.

Operative Therapie. Klappenersatz.

Aorteninsuffizienz

Pathophysiologie. Ätiologie überwiegend immunologisch oder degenerativ. Verdickung und Schrumpfung der Klappentaschen, eventuell myxoide Degeneration. Hohes Schlagvolumen des linken Ventrikels, Pendelblut. Folge: Links-Insuffizienz, infektiöse Endokarditis. Oft späte Symptomatik mit rascher Verschlechterung und gehäuft plötzlicher Herztod (wie bei Aortenstenose).

Auskultationsbefund. Pulsus celer et altus, tiefes diastolisches Geräusch.

Operative Therapie. Herzklappenersatz.

Trikuspidalinsuffizienz

Pathogenese. Überwiegend Folge einer Rechtsherzbelastung mit Dilatation des Klappenrings (relative Insuffizienz). Häufig zusammen mit Mitralvitien.

Therapie. Operation bei ausgeprägten Veränderungen: Klappenersatz oder Klappenrekonstruktion.

Trikuspidalstenose

Pathogenese. Häufig zusammen mit Mitralvitien, überwiegend rheumatische Genese.

Therapie. Klappenrekonstruktion oder Klappenersatz.

7.6   Schrittmacher

Indikationen und Prinzip. Herzschrittmacher sind Aggregate, die das Herz über eine im Vorhof und/oder Ventrikel plazierte Sonde stimulieren. Über dieselbe Sonde empfängt der Schrittmacher herzeigene Signale (Sensing). Hierdurch kann die Impulsgebung des Schrittmachers von der Herzfrequenz abhängig gemacht werden, z. B. Sensing der Vorhofaktivitäten und Stimulation der Ventrikel. Einkammerschrittmacher kommunizieren mit Vorhof *oder* Ventrikel, Zweikammerschrittmacher mit Vorhof *und* Ventrikel. Eine Indikation zur Schrittmacherimplantation besteht vor allem bei symptomatischen bradykarden Rhythmusstörungen ➡ *(2)*.

Indikationen zur Schrittmacherimplantation	*(2)*
Reizbildungs- und Erregungsleitungsstörungen:	

- Sinusbradykardie
- Brady-/Tachykardie-Syndrom
- Hypersensitives Karotissinussyndrom
- Vorhofflimmern mit langsamem Kammerersatzrhythmus
- AV-Block
- Bifaszikulärer Block

Operationstechnik. Darstellung der V. cephalica im Sulcus deltoideopectoralis. Einbringen der Sonde über die Vene in den rechten Vorhof bzw. Ventrikel. Bestimmung der Stimulationsreizschwelle, Fixierung der Sonde an der Eintrittsstelle, Versenken des Schrittmacheraggregats in einer subfaszialen Tasche über dem M. pectoralis. Lebensdauer der Batterie 10 Jahre oder mehr.

7.7   Koronare Herzkrankheit (KHK) und Koronarchirurgie

Pathophysiologie. Bei der KHK besteht eine stenosierende Atheromathose bzw. Arteriosklerose der Herzkranzgefäße einer oder mehrerer großer Koronararterien an der Herzoberfläche. Besonders ungünstig sind Hauptstammstenosen, d. h. Stenosen zwischen

Austritt der Koronararterie aus der Aorta und ihrer Aufzweigung in den Ramus interventricularis anterior und den Ramus circumflexus. Muskelischämien treten bei Stenosen ab einem Ausmaß von 75 % auf. Zum Infarkt kommt es meist bei einer zusätzlichen (aufgepfropften) Thrombose bzw. einer subintimalen Einblutung. Die Risikofaktoren sind die der arteriellen Verschlußkrankheit allgemein (s. 9.4). Kalkuliert wird ein „Gesamtrisiko" nach einem Algorithmus der Europäischen kardiologischen Gesellschaft.

Klinik. Typisch sind pektanginöse Beschwerden verschiedenen Ausmaßes mit unterschiedlicher Ausstrahlung, häufig in den linken Arm ▣ *(3)*. Bei einer Crescendo-Angina nehmen die Beschwerden an Intensität zu, die schmerzfreien Intervalle werden kürzer. Anamnese, Belastungs-EKG und Koronarangiographie sichern die Diagnose und zeigen Ort und Ausmaß der Stenose(n).

(3) Einteilung des klinischen Schweregrades in 4 Stadien nach der Canadian Cardiovascular Society (CCS)

I	Normale Belastungsfähigkeit, keine Ischämiereaktion
II	Körperliche Belastungsfähigkeit eingeschränkt, Ischämiereaktion bei stärkerer körperlicher Belastung
III	Ischämiereaktion bei geringer körperlicher Belastung
IV	Ruhe-Angina pectoris

Revaskularisationseingriffe. Eine Indikation zur Operation besteht bei einer Hauptstammstenose mit einer Einengung von mehr als 75 % oder bei einer Dreigefäßerkrankung mit Stadium III oder IV. In der Regel werden (unter Zuhilfenahme der extrakorporalen Zirkulation) Venenumgehungen zwischen Aorta ascendens und poststenotischer Koronararterie angelegt, Revaskularisation des Ramus interventricularis anterior auch durch Anastomosierung mit der A. thoracica interna (sog. IMA-Bypass) (Abb. 7.7).

Ergebnisse. Die Operationsletalität liegt bei 1 bis 3 %. Sie ist abhängig von der Myokardfunktion und der Morbidität des Patienten. Aorto-koronare Venenumgehungen haben eine signifikant höhere Verschlußrate als der IMA-Bypass.

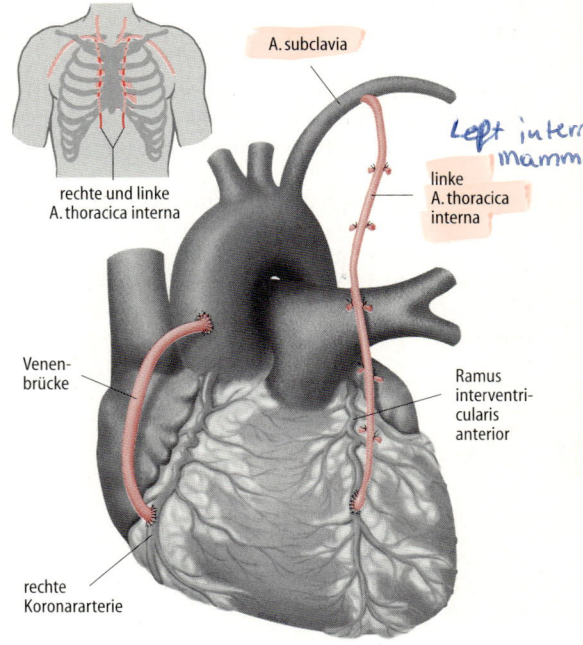

Abb. 7.7. Revaskularisation: Transposition der A. thoracica interna auf den Ramus interventricularis anterior, Veneninterponat zwischen Aorta ascendens und rechter Koronararterie (Aus: Lange 1998)

A. subclavia

Left internal mammary

rechte und linke A. thoracica interna

linke A. thoracica interna

Venenbrücke

Ramus interventricularis anterior

rechte Koronararterie

7.8   Herztumoren

Herztumoren sind sehr selten. Am ehesten treten Vorhofmyxome auf. Diese können ventilartig (und abhängig von der Lage des Patienten – d. h. vor allem in Linksseitenlage) die Blutpassage durch die Mitralklappe behindern. Sie können zu peripheren Embolien führen (s. Kap. 9.3). Sie werden operativ (unter Zuhilfenahme der extrakorporalen Zirkulation) entfernt.

7.9   Herztransplantation

Indikationen. Therapieresistente Herzinsuffizienz (NYHA IV).
Kontraindikationen: Infektionen, Systemerkrankungen, pulmonale Hypertonie (evtl. Herz-Lungen-Transplantation).

Technik. Orthotope Transplantation unter extrakorporaler Zirkulation. Absetzen des Herzens auf Vorhofebene. Wichtig: gute Größenübereinstimmung (Abb. 7.8).
Kurzfristiger Organersatz (Kunstherz) noch in Entwicklung.

Prognose. 1-Jahres-Überleben 80–85 %, 5-Jahres-Überleben etwa 65 %.

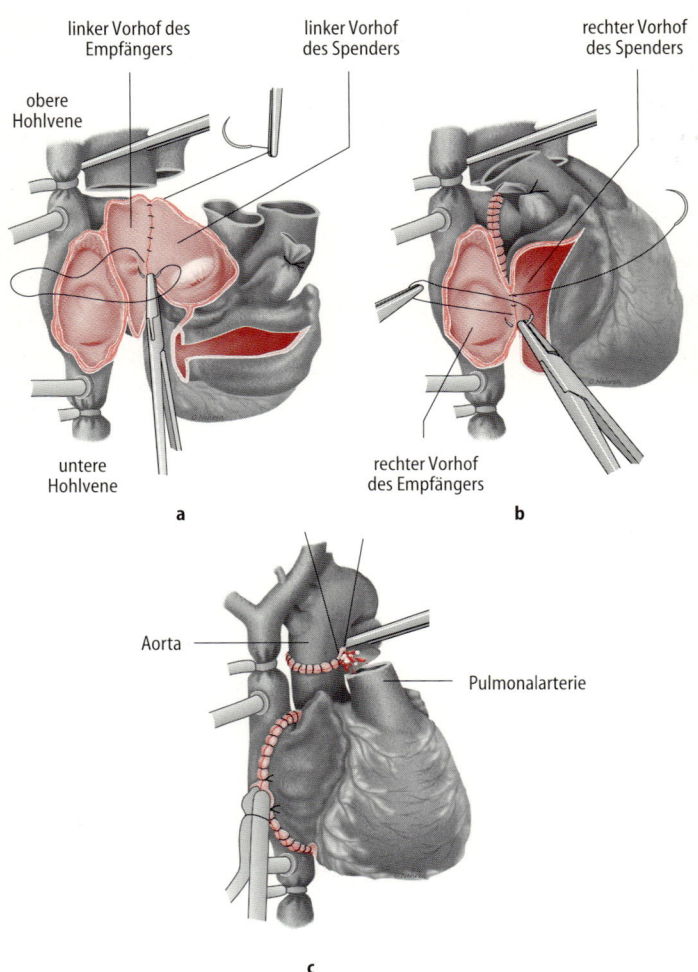

obere Hohlvene

linker Vorhof des Empfängers

linker Vorhof des Spenders

rechter Vorhof des Spenders

untere Hohlvene

rechter Vorhof des Empfängers

a

b

Aorta

Pulmonalarterie

c

Abb. 7.8 a-c. Herztransplanation. **a** Anastomose der linken Vorhöfe, **b** Anastomose der rechten Vorhöfe, **c** Anastomose der Aorta und der Pulmonalarterie (Aus: Lange 1998)

Viszeralchirurgie 8

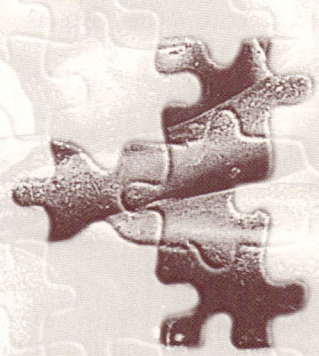

8.1 Untersuchungstechnik

8.1.1 Unklare abdominelle Schmerzen

Anamnese. Schmerzbeginn, Schmerzcharakteristik, Schmerzverlauf, verschlimmernde/verbessernde Faktoren, Schmerzschwere, Voroperationen, sonstige Vorerkrankungen, Appetit, Essen, Stuhlgang, Änderung der Stuhlgewohnheiten, Beimengungen zum Stuhl, Miktionsveränderungen/-beschwerden/-beimengungen, Übelkeit, Erbrechen, Menstruation, Schwangerschaften, Atemwegserkrankungen, Ikterus, Fieber (Beginn und Verlauf).

Allgemeinbefund. Exsikkose, Schock, Zunge, Allgemeinzustand, Puls, Blutdruck, Temperatur.

Lokalbefund. Bauchdecken (weich, gummiartig, aufgetrieben, abwehrgespannt), Resistenz, Narben, Hernien, Druckschmerz, Perkussionsschmerz, Loslaßschmerz, Murphy-Zeichen (Druckschmerz am unteren Leberrand), Appendizitis- Zeichen, Peristaltik, rektaler Befund.

Röntgen. Abdomen im Stehen, eventuell Kontrastmitteluntersuchung des Magen-Darm-Kanals (Gastrografinschluck, Gastrografineinlauf), eventuell i.V.-Pyelogramm, eventuell CT. *Sonographie, ggf. Endoskopie.*

Labor. Blutbild, Entzündungsparameter, Leberwerte, Retentionswerte, Pankreasenzyme, Gerinnungsstatus, Schockindex.

8.1.2 Blut im Stuhl (sichtbare Blutung)

Anamnese, rektale Untersuchung, Rektoskopie, Koloskopie, ggf. Röntgen-Kolonkontrastuntersuchung, ggf. Angiographie.

„Blut im Stuhl" ist so lange malignitätsverdächtig, bis ein Tumor ausgeschlossen ist.

8.2 Akutes Abdomen

Definition. Der Begriff „akutes Abdomen" ist ein Sammelbegriff für ein akutes abdominelles Krankheitsbild ➡ *(1)* mit lokalisierten oder diffusen Schmerzen, ggf. begleitet durch die Zeichen einer Peritonitis (Abwehrspannung) und/oder einer Paralyse (paralytischer Ileus). Je nach Schwere des Krankheitsbildes ergeben sich zusätzlich systemische Zeichen von Schock oder Sepsis (Abb. 8.1). Bei immunsupprimierten/immuninkompetenten Patienten oder sehr alten Patienten kann die Schmerzhaftigkeit bzw. die Abwehrspannung auch weitgehend fehlen.

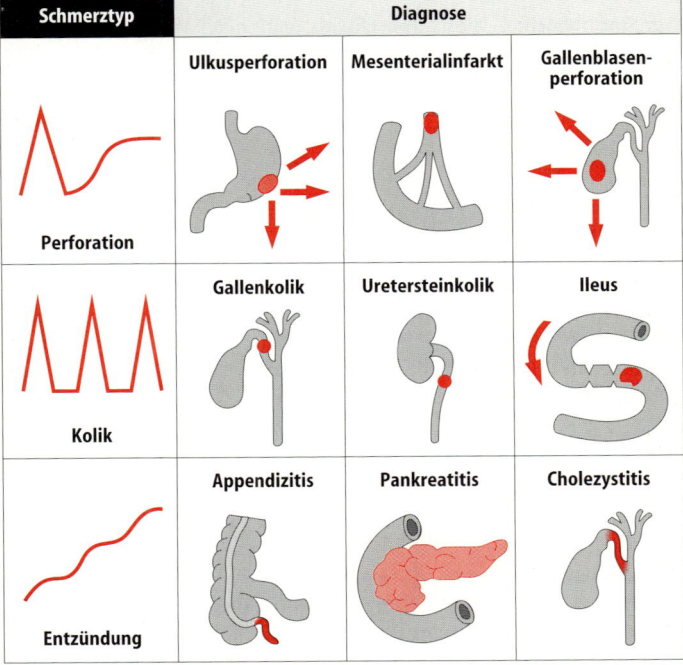

Schmerztyp	Diagnose		
	Ulkusperforation	Mesenterialinfarkt	Gallenblasen-perforation
Perforation			
	Gallenkolik	Uretersteinkolik	Ileus
Kolik			
	Appendizitis	Pankreatitis	Cholezystitis
Entzündung			

Abb. 8.1. Schmerzverlauf bei verschiedenen akuten abdominellen Erkrankungen (Aus: Siewert at al., Akutes Abdomen, Peritonitis, Ileus und traumatisiertes Abdomen 1998)

8.3   Ileus (Abb. 8.2, 8.3)

Definition und Ursachen. Unter Ileus versteht man eine Behinderung der Darmpassage entweder durch ein mechanisches Hindernis (primär mechanischer Ileus) oder durch eine andere Beeinträchtigung der Peristaltik (primär paralytischer Ileus) ➡ *(2)*. „Subileus": inkomplette Passagestörung.

8.3.1   Formen des mechanischen Ileus

Akuter hoch sitzender Dünndarmileus

Die Erkrankung beginnt oft akut mit anhaltendem Erbrechen, krampfartigen Schmerzen (bei mechanischem Verschluß, z. B. Bride), *sekundärem* Stuhl- und Windverhalt und rasch zunehmendem Schockzustand. Die *Untersuchung* zeigt ein geblähtes, druckschmerzhaftes Abdomen, spritzende Darmgeräusche oder fehlende Peristaltik, röntgenologisch Spiegel (Abdomen Leeraufnahme im Stehen).

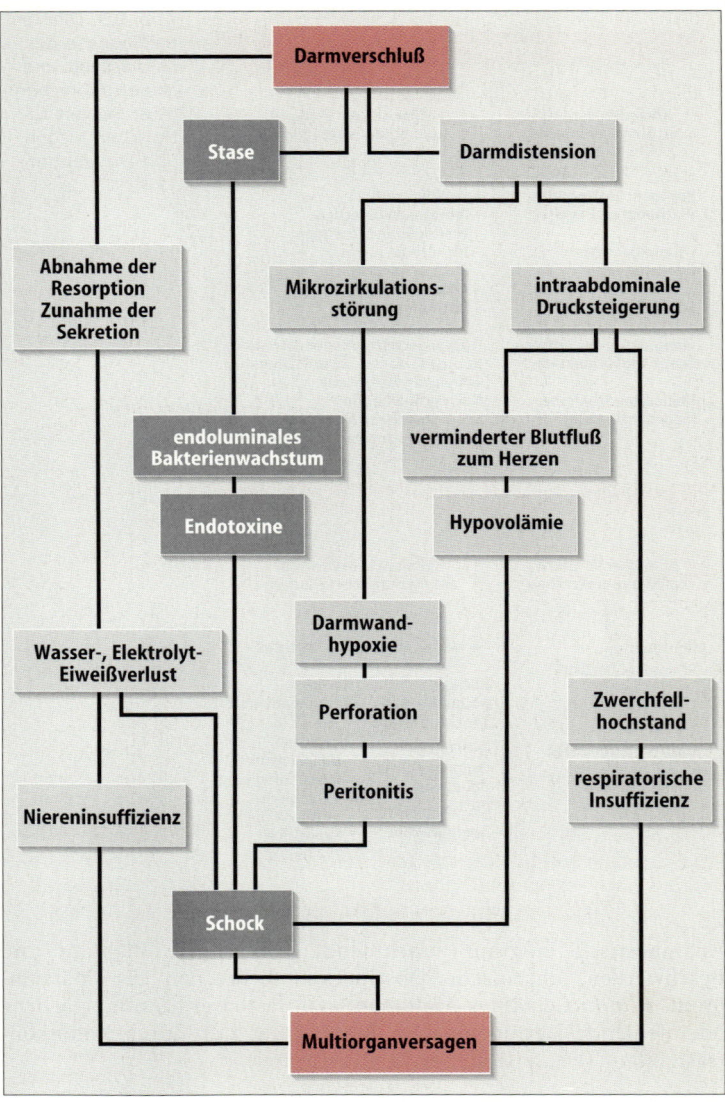

Abb. 8.2. Pathophysiologie des Ileus (Aus: Siewert at al. Akutes Abdomen, Peritonitis, Ileus und traumatisiertes Abdomen 1998)

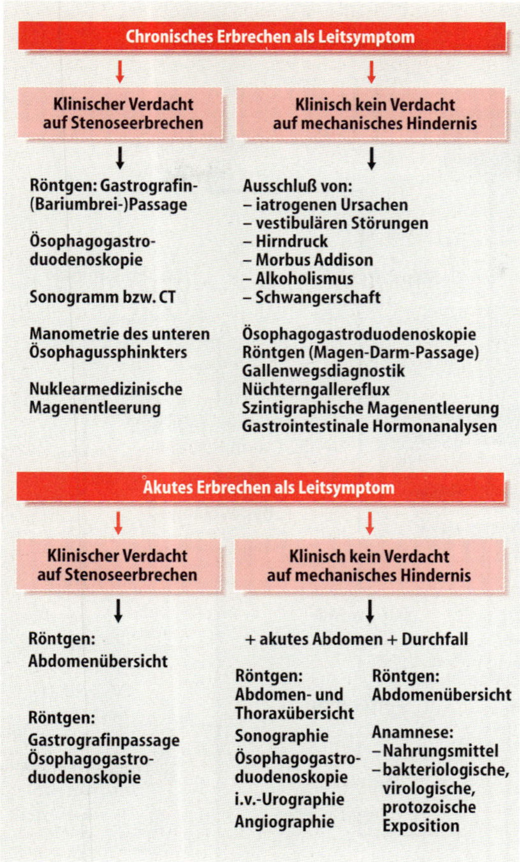
Chronisches Erbrechen als Leitsymptom
Klinischer Verdacht auf Stenoseerbrechen
Klinisch kein Verdacht auf mechanisches Hindernis
Röntgen: Gastrografin-(Bariumbrei-)Passage
Ösophagogastro-duodenoskopie
Sonogramm bzw. CT
Manometrie des unteren Ösophagussphinkters
Nuklearmedizinische Magenentleerung
Ausschluß von:
– iatrogenen Ursachen
– vestibulären Störungen
– Hirndruck
– Morbus Addison
– Alkoholismus
– Schwangerschaft
Ösophagogastroduodenoskopie
Röntgen (Magen-Darm-Passage)
Gallenwegsdiagnostik
Nüchterngallereflux
Szintigraphische Magenentleerung
Gastrointestinale Hormonanalysen
Akutes Erbrechen als Leitsymptom
Klinischer Verdacht auf Stenoseerbrechen
Klinisch kein Verdacht auf mechanisches Hindernis
Röntgen: Abdomenübersicht
Röntgen: Gastrografinpassage
Ösophagogastro-duodenoskopie
+ akutes Abdomen + Durchfall
Röntgen: Abdomen- und Thoraxübersicht
Sonographie
Ösophagogastro-duodenoskopie
i.v.-Urographie
Angiographie
Röntgen: Abdomenübersicht
Anamnese:
– Nahrungsmittel
– bakteriologische, virologische, protozoische Exposition

Abb. 8.3. Differentialdiagnose des chronischen und akuten Erbrechens (Aus: Siewert u. Hölscher, Magen und Duodenum 1998)

Tief sitzender mechanischer Ileus

Anamnestisch langsam zunehmende abdominale Blähung und Beschwerden, chronische Obstipation, Erbrechen als Spätsymptom. ***Klinik:*** Geblähtes Abdomen, evtl. tastbarer Tumor, spärliche oder fehlende Darmgeräusche. Bestätigung z. B. durch Kolonkontrasteinlauf (wasserlösliches Kontrastmittel).

Folgen der mechanischen Einengung. Die mechanische Passagestörung führt zu einer Distension des proximalen Darmabschnitts

mit Wandüberdehnung, Durchwanderungsperitonitis und Bakterientranslokation durch die Darmwand. Der Darminhalt wird bakteriell fehlbesiedelt und vergärt. Aus dem primär mechanischen Ileus entwickelt sich so ein sekundär paralytischer.

8.3.2 Paralytischer Ileus

Jede akute Erkrankung des Bauchraums führt prinzipiell zum Stillstand des Darms, zur Darmatonie; die häufigste Ursache ist eine vorangegangene Operation. Auch Eingriffe oder Traumen, die nicht unmittelbar die Bauchhöhle betreffen, können eine Darmatonie auslösen (z. B. die Lendenwirbelkörperfraktur über ein retroperitoneales Hämatom). Löst sich diese Atonie nicht innerhalb weniger Tage und wird insbesondere während der atonen Phase weiter enteral Flüssigkeit bzw. Nahrung zugeführt, so stellt sich auch hier eine Überblähung, bakterielle Fehlbesiedlung und Durchwanderung ein (s. oben).

Klinik. Klinisch findet sich ein geblähtes Abdomen, auskultatorisch „Totenstille". Schmerzen gehen hier zunächst eher vom Grundleiden aus (z. B. Pankreatitis).

Therapie. Beseitigung des mechanischen Hindernisses (z. B. Tumor oder Bride); beim primär paralytischen Ileus Beseitigung der Ursache.

Wichtige Ileusursachen *(2)*

Primär mechanischer Ileus:
- Bride, Adhäsion, Hernie, Tumor (intraluminal oder extraluminal), Invagination, Volvulus, Kotstein, Gallenstein

Primär paralytischer Ileus:
Jede akute Erkrankung des Bauchraumes kann prinzipiell mit einer Darmparalyse einhergehen, z. B.:
- Kolik (Gallenstein, Harnleiterstein)
- Akute Entzündung (akute Pankreatitis)
- Lokale Ischämie (akuter Mensenterialarterien- oder Mesenterialvenenverschluß, Richter-Hernie)
- Urämie
- Retroperitoneales Hämatom (auch bei Wirbelfrakturen)
- „Physiologische" Folge jeglicher operativer Eingriffe am Abdomen

> **!**
>
> Jeder akute abdominelle Krankheitszustand kann zur
> Darmparalyse führen. Beim mechanischen Ileus treten
> Erbrechen und Stuhlverhalt kaum je gemeinsam auf.
> Hoher Ileus: Erbrechen, tiefer Ileus: Stuhlverhalt.

8.4 Ösophagus

8.4.1 Achalasie

Pathophysiologie. Fehlende reflektorische Erschlaffung des unteren Ösophagussphinkters bei Degeneration des Auerbachplexus. Selten infektiöse Ursache. Oberhalb des kranken Abschnitts bildet sich ein Megaösophagus. Das Risiko der Entstehung eines Plattenepithelkarzinoms ist erhöht.

Anamnese. Schluckstörungen, paradoxe Dysphagie (feste Speisen können leichter geschluckt werden als flüssige, DD zum Karzinom!), Regurgitation direkt nach dem Essen, Foetor ex ore. Da sich die Patienten an den Zustand langzeitig gewöhnen, kommt es erst spät zur Gewichtsabnahme.

Weiterführende Diagnostik. Ösophagusbreischluck [Weitgestellter Ösophagus mit terminaler Enge (Weinglasform, Abb. 8.4), welche sich auf i.v.-Gabe von Glukagon öffnet]. Endoskopie mit Stufenbiopsie zum Ausschluß eines Malignoms. Manometrie.

Therapie. Durch mehrfache pneumatische Dilatation erzielt man bei ca. 2/3 der Patienten ein befriedigendes Ergebnis. Bei Therapieversagen, bei Patienten unter 30 Jahren sowie bei Patienten mit einer extremen Ösophagusdilatation wird eine Längsspaltung der Ösophagusmuskulatur (Myotomie) und Semifundoplikatio (als Prophylaxe eines gastroösophagealen Refluxes) vorgenommen. Der Eingriff kann auch minimal-invasiv (laparoskopisch bzw. thorakoskopisch) durchgeführt werden.

Prognose. Gute Erfolgsaussichten der Therapie in 80–90 %.

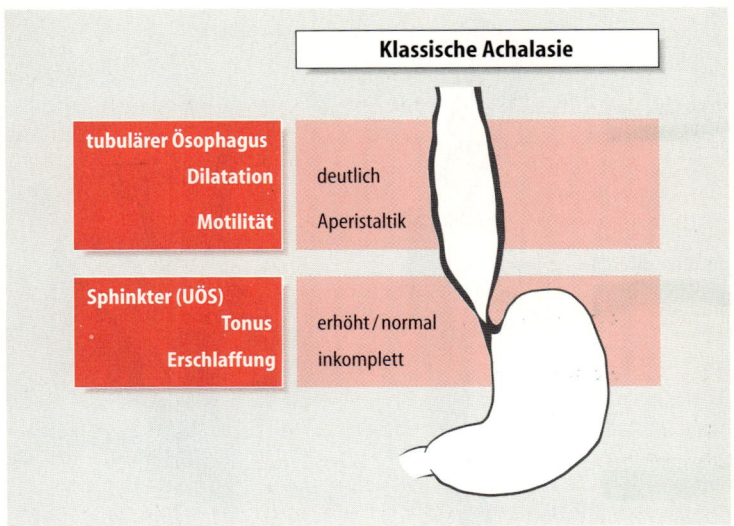

Klassische Achalasie

tubulärer Ösophagus	
Dilatation	deutlich
Motilität	Aperistaltik

Sphinkter (UÖS)	
Tonus	erhöht / normal
Erschlaffung	inkomplett

Abb. 8.4. Achalasie (Aus: Siewert, Speiseröhre 1998)

8.4.2 Ösophagusdivertikel (Abb. 8.5)

Zervikales Divertikel/Zenker-Divertikel
(2/3 aller Ösophagusdivertikel)

Pathophysiologie. Bei muskulärer Wandschwäche im Bereich einer anatomischen Muskellücke proximal des M. cricopharyngeus (Kilian-Dreieck) und einer Koordinationsstörung des oberen Ösophagussphinkters kommt es zur Ausstülpung von Mukosa und Submukosa (Pulsionsdivertikel, Pseudodivertikel).

Symptome. Verschlucken, Hustenreiz, Regurgitation von Speisen (nicht sauer), Foetor ex ore.

Diagnostik. Röntgenologischer Nachweis (wasserlösliches Kontrastmittel).

Therapie. Freilegung und Abtragung des Divertikels, Myotomie des Ösophagussphinkters.

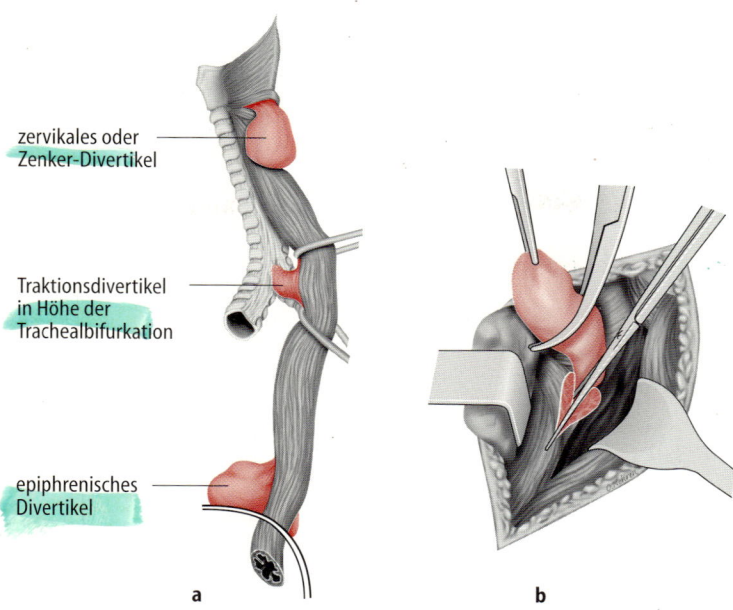

zervikales oder
Zenker-Divertikel

Traktionsdivertikel
in Höhe der
Trachealbifurkation

epiphrenisches
Divertikel

a

b

Abb. 8.5. a Typische Ösophagusdivertikel, **b** Abtragung des Divertikels und Myotomie (Aus: Siewert, Speiseröhre 1998)

Traktionsdivertikel

Pathophysiologie. Traktionsdivertikel bestehen aus einer Ausstülpung der gesamten Wand (echte Divertikel). Sie werden durch persistierende ösophago-bronchiale Gewebebrücken oder durch Narbenzug bei Lymphknotenveränderungen in Höhe der Trachealbifurkation verursacht und liegen bevorzugt im mittleren Ösophagusdrittel.

Klinik. Die Symptomatik ist eher gering, eine Operationsindikation besteht selten.

Epiphrenisches Divertikel (Pulsionsdivertikel)

Pathophysiologie. Das (seltene) epiphrenische Divertikel ist wie das Zenker-Divertikel ein falsches Divertikel (da nur Mukosa und Submukosa durch eine Muskellücke ausgestülpt sind bei

gleichzeitiger Koordinationsstörung des unteren Ösophagussphinkters). Die Diagnose ist meist ein Zufallsbefund, die operative Therapie besteht in der Freilegung und Abtragung sowie Myotomie.

8.4.3 Refluxkrankheit

Pathophysiologie. Die Refluxkrankheit ist Folge eines (pathologi
schen) gastroösophagealen Refluxes (Abb. 8.6). Durch den unphy
siologischen Kontakt zwischen Mageninhalt und Ösophagus-
schleimhaut kommt es zu Beschwerden, zu Funktionsstörungen
und zur Refluxösophagitis unterschiedlicher Schwere – Einteilung
in 4 Stadien, s. Abb. 8.7 (Stadium IV = narbige Stenose).

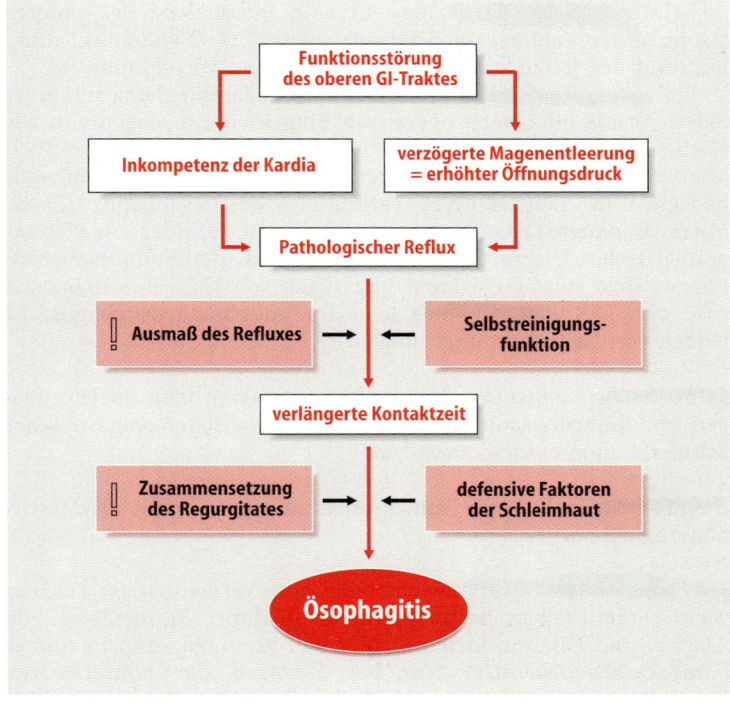

Abb. 8.6. Pathophysiologie der Refluxösophagitis (Aus: Siewert, Speiseröhre
1998)

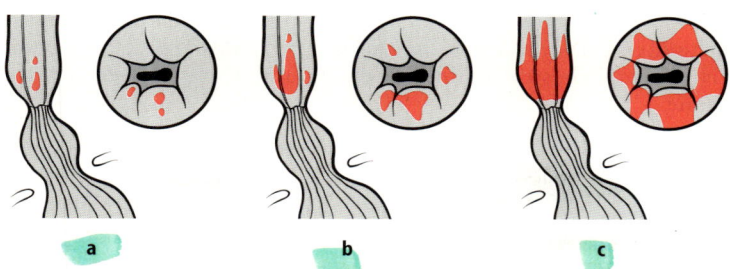

Abb. 8.7 a-c: Refluxösophagitis in verschiedenen Schweregraden: **a** Erosive nicht konfluierende Veränderungen (Stadium I), **b** längskonfluierende Läsionen (Stadium II), **c** zirkulär konfluierende Läsionen (Stadium III) (Aus: Siewert, Speiseröhre 1998)

Beim *primären Reflux* besteht eine Insuffizienz des unteren Ösophagussphinkters, eine Hiatushernie (s. 8.15.7) kann das Krankheitsbild der Refluxkrankheit richtunggebend verschlimmern.

Ein *sekundärer Reflux* kommt z. B. in Zusammenhang mit einer Sklerodermie oder nach operativen Eingriffen am Magen vor. Die Narben nach Refluxösophagitis (bestehend aus Zylinderepithel) können die gesamte Zirkumferenz des körperfernen Ösophagus bedecken mit konsekutiver Verkürzung des Ösophagus *(Endobrachyösophagus)*. An dessen Übergang von Zylinder- zu Plattenepithel treten Ulzera (Übergangsulzera) auf, der Endobrachyösophagus stellt mit einem Entartungsrisiko von 15 % eine Präkanzerose dar. Das *Barrett-Ulkus* liegt im Endobrachyösophagus, ist jedoch von Zylinderepithel umgeben.

Symptome. Ösophagitis: Sodbrennen (verstärkt beim Bücken, Liegen und Nahrungsaufnahme), uncharakteristischer epigastrischer Schmerz, „non-cardiac chest pain".

Diagnostik. Endoskopie mit Probeexzision, Langzeit-pH-Metrie, Manometrie.

Therapie. *Konservativ:* Gewichtsreduktion, Vermeiden der Flachlagerung unmittelbar nach Nahrungsaufnahme, Vermeidung von Alkohol und Nikotin, kleine Mahlzeiten, Protonenpumpenhemmer (Omeprazol). *Operativ:* Nur bei Versagen der konservativen Behandlung. Prinzip: Wiederherstellen des Mageneingangs, Bilden eines Ventils am Mageneingang ➡ *(3)* (Abb. 8.8).

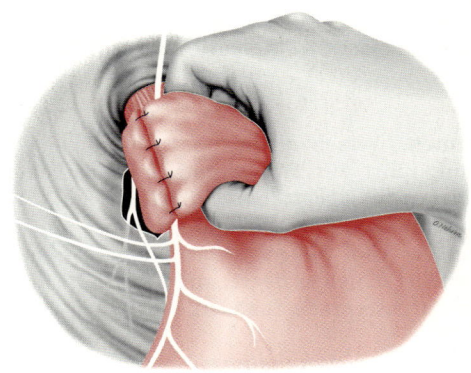

Abb. 8.8. Fundo-
plikatio: Eine
Manschette des
Magenfundus
umgreift den
distalen Ösophagus
(Aus: Siewert,
Speiseröhre 1998)

Operationen bei der Refluxkrankheit (3)

Wiederherstellung des Mageneingangs:
• Rekonstruktion des gastroösophagealen Winkels
• Fixieren des Magens an der vorderen Bauchwand (Gastropexie, bei
  paraösophagealer Hernie)

**Bildung eines Ventils zur Verbesserung der Sphinkterfunktion am
Übergang Ösophagus – Magen (Fundoplicatio):**
• Bildung einer Falte aus der Wand des Magenfundus, welche um den
  distalen Ösophagus gelegt und dort fixiert wird. Die gewählte
  Variation dieser Technik (z. B. inkomplette oder komplette Umschlie-
  ßung des Ösophagus) hängt vom Ausmaß des Refluxes bzw. der
  Hiatushernie sowie von den Druckverhältnissen und der
  Ösophagusperistaltik ab. Der Eingriff kann auch endoskopisch
  durchgeführt werden

!

Die Behandlung der Refluxkrankheit ist gleichzeitig
Prävention eines Ösophaguskarzinoms.

8.4.4 Ösophagusverletzungen

Verätzung

Formen. Versehentlich oder in suizidaler Absicht geschluckte Säure führt zur *Säureverätzung* mit *Koagulationsnekrose.* Diese bildet eine eigenständige Barriere am Übergang vom gesunden zum kranken Gewebe und ist meist auf das Epithel beschränkt. Trinken von *Lauge* erzeugt eine *Kolliquationsnekrose:* Durch zunächst fehlende Begrenzung tiefgreifende, evtl. alle Wandschichten durchsetzende Schäden.

Therapie. *Erstbehandlung:* Absaugen aus Speiseröhre und Magen, Analgetika, Kortison. *Frühbehandlung:* Endoskopie zur Feststellung der Verätzungsschwere, parenterale Ernährung, Schockbehandlung, evtl. Anlage einer Ausleitung des körpernahen Ösophagus am Hals (kollare Fistel), evtl. Mediastinaldrainage, Antibiotika. Bougierung etwa ab dem 8. Tag. *Spätbehandlung:* Bei eingetretenen Strikturen ist eine oft monatelange Bougierungsbehandlung erforderlich. Evtl. operativer Speiseröhrenersatz (s. 8.4.5).

Fremdkörper

Fremdkörper bleiben meist in einer der drei physiologischen Engen stecken. Sie äußern sich durch plötzliche spastische Dysphagie (Schluckschmerzen). Weiche, kleine Fremdkörper können auch symptomlos bleiben. Die Diagnose wird durch Endoskopie gesichert, gleichzeitig wird der Fremdkörper endoskopisch entfernt.

Perforation

Ursachen einer Ösophagusperforation sind Nekrosen (bei Ösophagitis, Verätzung oder Tumor), Fremdkörper oder iatrogene Maßnahmen (Bougie, Endoskop, Sonde), Hauptlokalisationen sind die drei physiologischen Engen bzw. Strikturen. *Klinisch* äußert sich die Perforation in retrosternalen Schmerzen und Schock, später Zeichen der Mediastinitis (s. 6.4). Die *Diagnose* wird endoskopisch oder röntgenologisch (Darstellung der Perforation mittels wasserlöslichem Kontrastmittel) gestellt. Die *Behandlung* besteht vorrangig in der Ableitung des Magensekrets (Magensonde) und Antibiose, evtl. Mediastinaldrainage; die Perforation soll spontan abheilen.

Nach explosionsartigem Erbrechen (evtl. in Zusammenhang mit Alkoholkonsum) kommt es zu heftigem Schmerz (Vernichtungsschmerz) und Mediastinalemphysem wegen einer spontanen Wandzerreißung aller Schichten des Ösophagus meist unmittelbar oberhalb des Zwerchfells (***Boerhaave-Syndrom***). Die Diagnose wird radiologisch gestellt (wasserlösliches Kontrastmittel), die Therapie besteht in der operativen Freilegung und Übernähung der Ruptur. Beim ***Mallory-Weiss-Syndrom*** kommt es (ebenfalls nach starkem Erbrechen) nur zu Schleimhauteinrissen, hierdurch zur Blutung mit Bluterbrechen. Die Diagnose wird endoskopisch gestellt, die Behandlung ist bevorzugt konservativ.

8.4.5 Ösophaguskarzinom

Epidemiologie. Zusammenhang mit Alkoholabusus und männlichem Geschlecht, Altersgipfel 50 bis 60 Jahre.

Formen. Meist handelt es sich um Plattenepithelkarzinome, seltener um entdifferenziertere Karzinome (selten Sarkome). Adenomkarzinome im gastroösophagealen Übergang. Die Hälfte der Tumoren ist im mittleren Drittel, ein Drittel im unteren Abschnitt der Speiseröhre lokalisiert.

Wachstum. Ringförmig ausgeprägte Wandinfiltration, Obstruktionssymptomatik, Invasion des umgebenden Gewebes, submuköse Längsinfiltration der gesamten Wand, Infiltration der benachbarten Lymphknoten. Hämatogene Aussaat: Leber, Lunge, Knochen, Gehirn ➡ *(4)*.

(4) TNM-Klassifizierung des Ösophaguskarzinoms

T is	Carcinoma in situ
T 1	Tumor infiltriert die Lamina propria oder Submukosa
T 2	Tumor infiltriert die Muscularis propria
T 3	Tumor infiltriert die Adventitia
T 4	Tumor infiltriert Nachbarstrukturen
N 0	Keine regionäre LK-Metastasen
N 1	Regionäre LK-Metastasen:
	• Zervikaler Ösophagus: zervikale, supraklavikulare LK
	• Thorakaler Ösophagus: mediastinale, perigastrische LK
N 2	Andere LK Metastasen
M 0	Keine Fernmetastasen
M 1	Fernmetastasen

Anamnese. Schmerzlose Dysphagie: Zunächst für feste, später für flüssige Speisen (DD: Achalasie). Alkoholanamnese, schlechter Allgemeinzustand.

Diagnostik. Röntgen-Kontrastuntersuchung (Füllungsdefekt, Längenausdehnung). Endoskopie (histologischer Nachweis, Tumortyp). CT Thorax (intramurale Ausdehnung, transmurale Ausdehnung, Infiltration der Nachbarorgane), ggf. Bronchoskopie bzw. Mediastinoskopie. CT Abdomen. Intraluminale Endosonographie (transluminale und extraluminale Ausdehnung, Lymphknoten, Trachealwandinfiltration).

Operative Therapie. Resektion: Ziel ist eine R 0-Resektion. Bei Tumoren im mittleren und distalen Drittel und vor allem, wenn gleichzeitig eine Lymphknotenausräumung erfolgen soll, wird ein Zweihöhleneingriff (abdominothorakal) durchgeführt mit subtotaler Entfernung des Ösophagus und Anlage einer intrathorakalen Anastomose. Bei kleinen Tumoren im mittleren Drittel oder Tumoren im distalen Drittel ist auch ein rein abdominaler Zugang mit abdominozervikalem Durchzug und Anlage einer Anastomose am Hals (kollare Anastomose) möglich. Zur Rekonstruktion des Ösophagus stehen Magen, Dünndarm und Dickdarm zur Verfügung ▶ (5). Die Resektion soll nach proximal und distal den sichtbaren Tumor um 10 cm überschreiten, dies bedeutet häufig proximal ein Absetzen unmittelbar unterhalb des Pharynx und distal oft eine Mitnahme der Kardia und der kleinen Kurvatur [s. Rekonstruktion ▶ (5)]. Die Frage, ob ein Ösophaguskarzinom resektabel

ist *(6)*, kann manchmal erst intraoperativ entschieden werden. Beim hochsitzenden Plattenepithelkarzinom wird eine präoperative (neoadjuvante) Radiochemotherapie durchgeführt.

<table>
<tr><td colspan="2">**Rekonstruktion des Ösophagus (Abb. 8.9)** *(5)*</td></tr>
<tr><td>**Erste Wahl:**</td><td>Magenhochzug: Ösophagus und kleine Kurvatur des Magens werden entfernt, die große Kurvatur wird (unter Erhalt der Aa. gastroepiploica sinistra et dextra) zu einem Schlauch umgeformt und hochgezogen. Unter günstigen Bedingungen reicht dieser Ersatz-Ösophagus bis zu einer kollaren Anastomose. Wegen des Verlusts des Speisereservoirs (Magen) müssen sich die Patienten auf kleinere Mahlzeiten einstellen. Die Entfernung der Kardia ist auch aus operationstechnischen Gründen erforderlich (Bildung des Schlauchmagens)</td></tr>
<tr><td>**Zweite Wahl:**</td><td>Koloninterposition: Das Colon transversum wird unter Erhalt seiner Blutversorgung mobilisiert und hochgezogen</td></tr>
<tr><td>**Dritte Wahl:**</td><td>Dünndarm: Ein gestieltes Dünndarmsegment dient als Ösophagusersatz, wobei ein Hochzug bis zum Hals wegen des zu kurzen Mesenterialstiels meist nicht möglich ist</td></tr>
</table>

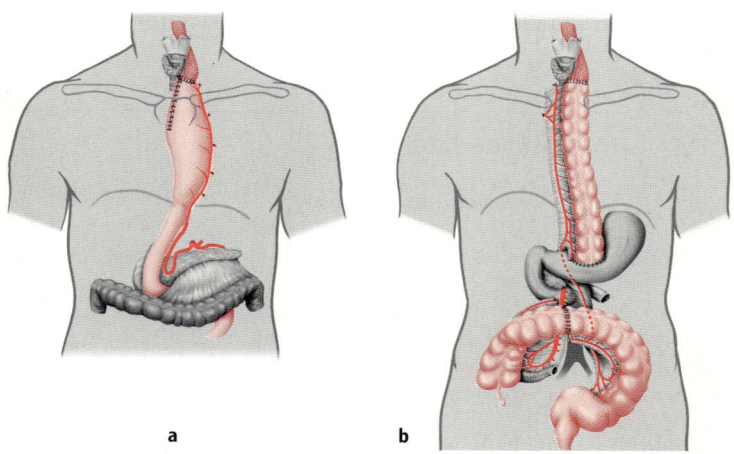

a   **b**

Abb. 8.9 a,b. Rekonstruktion nach Ösophagus-Resektion: **a** durch Magen-hochzug, **b** durch Kolon-Interposition (Aus: Siewert, Speiseröhre 1998)

(6) Zeichen der Inoperabilität eines Ösophaguskarzinoms

- Fernmetastasierung
- Linksseitige Rekurrensparese (Zeichen fortgeschrittener Lymphknotenmetastasierung)
- Tumoreinbruch in das Tracheo-Bronchialsystem
- Länge des Tumors über 8 cm
- Ausgedehnter mediastinaler Lymphknotenbefall (Mediastinoskopie, CT)

Perioperative Risiken. Rekurrensparese, Anastomoseninsuffizienz, Chylothorax. Perioperative Letalität ca. 10 %.

Palliative Maßnahmen. Einlage eines Tubus – bevorzugt endoskopisch (häufig Probleme mit Dislokation, Perforation und ähnlichem), Tumorverkleinerung durch Laserbehandlung [nachfolgend evtl. intraluminale Bestrahlung (Afterloading)], Stent-Einlage. Nur noch als Ausnahme chirurgischer Bypass (Magen oder Kolon) unter Belassen des Tumors. Perkutane Bestrahlung (Kobalt 60) bei inoperablem Tumor oder hohem Lebensalter. Primär inoperable T 3-/T 4-Tumoren können u. U. über eine neoadjuvante Radiochemotherapie einer Operabilität zugeführt werden (down staging).

Prognose. 5-Jahres-Überlebensrate 10 bis 15 %. Die Prognose ist bei Tumoren im unteren Drittel besser als bei Tumoren im oberen Drittel.

8.5 Magen/Duodenum

8.5.1 Ulcus ventriculi et duodeni

Epidemiologie. 5 bis 10 % unserer Bevölkerung entwickeln mindestens einmal im Leben ein peptisches Ulkus. Inzidenz (Neuerkrankungen) 15 bis 30/1000 Einwohner – wobei in den vergangenen 4 Jahrzehnten sowohl die Inzidenz als auch die Notwendigkeit elektiver wie notfallmäßiger Operationen abgenommen hat (Verbesserung des Lebensstandards, Einführung der H_2 -Blocker).

Pathophysiologie. Pathogenetisches Prinzip der Ulkusentstehung ist ein gestörtes Gleichgewicht zwischen protektiven Faktoren (Schleim, Durchblutung) und aggressiven Faktoren (z. B. Säure)

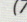 *(7)*. Eine ***Helicobacter-pylori-Infektion*** ist neben der Einnahme von nicht-steroidalen Antiphlogistika der wichtigste eigenständige Risikofaktor für das Entstehen einer Ulkus-Krankheit. Andere Einflußfaktoren sind offenbar eher nachrangig. Möglicherweise geht der Einfluß der familiären Häufung und der sozioökonomischen Schicht auch über die Heliobacter-pylori-Infektion. Im übrigen gilt H. pylori auch als karzinogener Keim.

Pathogenetische Faktoren für die Entstehung *(7)*
eines Ulcus ventriculi oder duodeni

- Säureeinwirkung, proteolytische Aktivität der Magensaftes
- Magenentleerungsstörungen
- Duodenogastraler Reflux/Gallereflux
- Fettsäuren, Galle, Alkohol, Azetylsalizylsäure
- Helicobacter pylori
- Mikrozirkulationsstörungen (Vasokonstriktion? Histamineinfluß?)
- Chronische Gastritis
- Nicht-steroidale Antiphlogistika erhöhen das Ulkusrisiko auf das Vierfache

Spezielle Co-Faktoren für das Ulcus duodeni:
- Verminderte Resistenz der Duodenalschleimhaut
- Beschleunigte Speise- und Säureentleerung aus dem Magen
- Gestörte Säureneutralisation im Bulbus
- Hypergastrinämie
- Zollinger-Ellison-Syndrom

Klinik. Epigastrischer Schmerz, Inappetenz, postprandiales Völlegefühl (Ulcus ventriculi) bzw. Nüchternschmerz (Ulcus duodeni), Übelkeit, eventuell Erbrechen, Gewichtsabnahme. Beim Ulcus duodeni Häufung der Beschwerden in Frühjahr und Herbst, Zunahme unter Streß, Kaffee- und Nikotingenuß.

Diagnose und Differentialdiagnose. Endoskopie: Mehrfachbiopsie aus Ulkusgrund und Ulkusrand, Kontrollendoskopie. Röntgenuntersuchung nur als Zusatzinformation (z. B. zum Ausschluß einer sog. Linitis plastica). Säuresekretionsanalyse. Differentialdiagnostisch sind Magenkarzinom, Cholezystitis, Refluxösophagitis, Pankreatitis und Stenokardien auszuschließen.

Ulcus ventriculi

Vorkommen und Formen. Das Ulcus ventriculi ist vor allem im Bereich der kleinen Kurvatur, meist an der Antrum-Korpus-

Grenze lokalisiert. Je nach Lokalisation und Säuresekretion werden 3 Formen unterschieden *(8)*.

Therapie. Das Ulcus ventriculi wird vorrangig konservativ behandelt – Ziel ist die Abheilung und die Beschwerdefreiheit. Therapeutisches Prinzip ist die Hemmung der Säuresekretion durch H_2-Rezeptorenblocker oder Protonenpumpenhemmer (Omeprazol) sowie die Eradikation einer Helicobacter-pylori-Infektion. Wichtigste Indikationen zur Operation sind das Versagen der konservativen Therapie, der Malignomverdacht und die Ulkuskomplikation (s. unten).

---

(8) Ulcus ventriculi – Formen nach Johnson

Typ I   Sitz an der kleinen Kurvatur, bevorzugt an der Korpus-Antrum-Grenze, reduzierte Säuresekretion, ca. 60 % der Ulcera ventriculi

Typ II   Kombination eines Ulcus duodeni und eines Ulcus ventriculi. Möglicherweise entsteht das Ulcus ventriculi erst sekundär durch eine Stase und vermehrte Gastrinfreisetzung auf dem Boden des vorbestehenden Ulcus duodeni. Säuresekretion normal oder erhöht, ca. 20 %

Typ III   Prä- bis intrapylorisches Ulkus, Hypersekretion und Entleerungsstörung, ca. 20 %

Ulcus duodeni

Pathogenese. Mehr noch als beim Ulcus ventriculi steht beim Ulcus duodeni die Imbalance zwischen aggressiven und defensiven Faktoren im Vordergrund. Streß, schlechte Lebens- und Eßgewohnheiten können die Krankheit verstärken. Der Altersgipfel der Erkrankung liegt im 4. und 5. Lebensjahrzehnt, Männer sind wesentlich häufiger betroffen als Frauen. Das Ulkus liegt in der Regel im Bulbus duodeni.

Therapie. Vorwiegend *konservativ:* Verzicht auf Rauchen, H_2-Rezeptorenblocker, Protonenpumpenblocker (Omeprazol), Antazida, Eradikation einer Helicobacter-pylori-Infektion: Tripel-Therapie: Omeprazol + Amoxicillin + Clarithromycin (OAC-Schema) oder Omeprazol + Metronidazol + Clarithromycin (OMC-Schema), jeweils über 7 Tage. Erfolgskontrolle durch Endoskopie bzw. Nachweis von H. pylori über einen 13 C-Urease-Atemtest.

Chirurgische Indikation, chirurgische Techniken. Die Indikationsstellung zur chirurgischen Behandlung eines Ulcus ventriculi oder duodeni hat in den vergangenen Jahren immer mehr abgenommen (9), außerdem haben sich (innerhalb der operativen Maßnahmen) zunehmend nicht resezierende Verfahren durchgesetzt (10).

Operationsindikation bei der Ulkuskrankheit *(9)*

Unkompliziertes Ulkus:
- Konservative Therapie, endoskopische Kontrolle des Therapieerfolgs

Persistierendes Ulcus ventriculi:
- Bei Persistenz über 6 oder mehr Wochen unter guter konservativer Therapie: Resektion

Rezidivierendes Ulcus duodeni:
- Häufige (z. B. jährliche) Rezidive unter guter konservativer Therapie: OP-Indikation (Vagotomie)
- Narbenbulbus mit Störung der Magenentleerung: OP-Indikation (Resektion)

Helicobacter-Eradikation nicht möglich:
- OP-Indikation

Ulkusperforation:
- OP-Indikation

Ulkusblutung:
- Bevorzugt endoskopische Blutstillung, evtl. offene OP

Ulkuspenetration:
- Bevorzugt konservative Behandlung, OP u.U. jedoch unvermeidlich

Malignomverdacht:
- OP-Indikation

[handschriftliche Notiz:] Komplikation
- Stenose
- Blutung
- Perforation
- Penetration
- maligne Entartung

Geläufige Operationstechniken und ihre Anwendung *(10)*

Selektiv proximale Vagotomie (SPV) (Abb. 8.10):
- Denervierung des proximalen Magenabschnitts (belegzellentragende Fundus- und Korpusareale), um die Säureproduktion zu reduzieren. Die Antrummotilität wird hierdurch nicht beeinträchtigt. Durch die SPV kann die Säureproduktion um ca. 2/3 reduziert werden. Wichtigstes Operationsverfahren beim Ulcus duodeni. Die Operation wird zunehmend in endoskopischer Technik durchgeführt

Selektiv gastrische Vagotomie:
- Durchtrennung der zum Magen führenden Äste des N. vagus. Hierdurch erhebliche Beeinträchtigung der Magenentleerung, deswegen Kombination mit einer Pyloroplastik

[handschriftliche Notiz:] Totale gastrische Vagotomie

Totale

Trunkuläre Vagotomie:
- Durchtrennung aller Vagusfasern (auch der nicht zum Magen ziehenden!) transthorakal oder subdiaphragmal. Führt zur erheblichen Verzögerung der Magenentleerung, Diarrhöe oder exokrinen Pankreasinsuffizienz. Wegen sekundärer Engstellung des Pylorus mit einer Pyloroplastik zu kombinieren. Heute überwiegend nur noch angewandt zur Behandlung des Anastomosenulkus nach Magenresektion

Distale Zweidrittel-Resektion des Magens mit Rekonstruktion nach Billroth I (B I) (Abb. 8.11):
- Resektion des Antrums mit den gastrinproduzierenden Zellen sowie Teilen des Korpus mit Reduktion der Belegzellmasse. Rekonstruktion der Passage durch direkte Anastomose zwischen Magenrest und Duodenum. Wichtigste Operation beim Ulcus ventriculi. Passage physiologischer als nach B II-Rekonstruktion

Distale Zweidrittel-Resektion des Magens mit Rekonstruktion nach Billroth II (B II) (Abb. 8.12):
- Resektion und Ziel wie beim Verfahren nach B I. Zur Rekonstruktion der Passage wird jedoch eine hochgezogene Jejunumschlinge verwendet, deren tiefster Punkt durch eine sog. Fußpunktanastomose kurzgeschlossen werden kann; der Duodenalstumpf wird blind verschlossen. Indikation wie beim Verfahren nach B I; kommt als Alternative zur Anwendung (z. B. wenn wegen Verwachsungen eine direkte Anastomose zwischen Magenrest und Duodenum nicht möglich ist)

Distale Zweidrittel-Resektion des Magens mit Rekonstruktion nach Y-Roux:
- Indikation und Ziel wie bei den B I- und B II-Verfahren. Zur Rekonstruktion wird eine ausgeschaltete Dünndarmschlinge verwendet mit Y-förmiger Anastomose

Antrumresektion:
- Ausschließliche Entfernung des Antrums (gastrinproduzierende Zellen), Rekonstruktion z. B. nach B I. Anwendung beim rezidivierenden Ulcus duodeni bzw. beim Ulcus ventriculi Typ III nach Johnson. Kombination mit SPV bzw. selektiv gastraler Vagotomie

Umstechung, Übernähung:
- Zur Therapie der Ulkusblutung bzw. Ulkusperforation. Sehr selten Ausweichen zur Resektion. Postoperativ Helicobacter-Eradikation

Pyloroplastik:
- Plastische Erweiterung des Pylorus durch längsverlaufende Inzision von Serosa und Muskularis (ohne Schleimhaut) und quere Vernähung

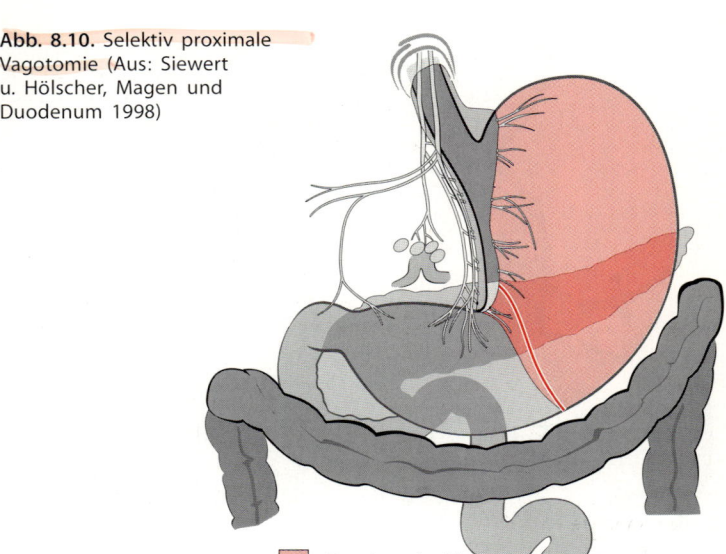

Abb. 8.10. Selektiv proximale Vagotomie (Aus: Siewert u. Hölscher, Magen und Duodenum 1998)

☐ = Denervierungsbereich

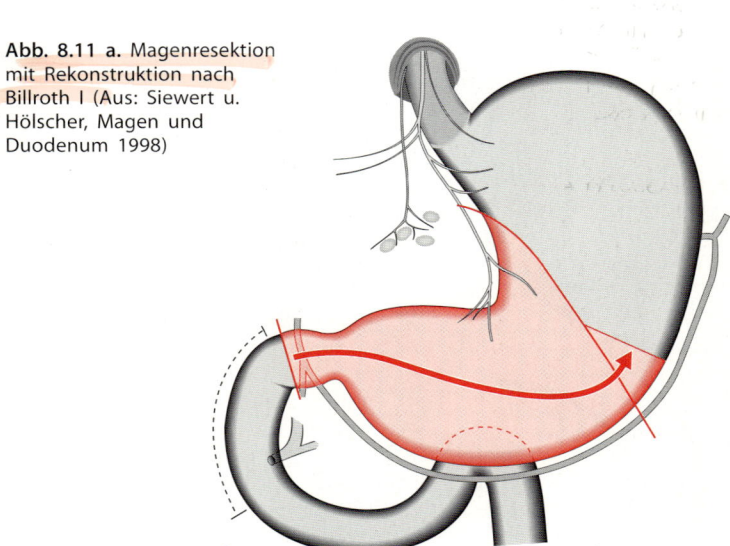

Abb. 8.11 a. Magenresektion mit Rekonstruktion nach Billroth I (Aus: Siewert u. Hölscher, Magen und Duodenum 1998)

a

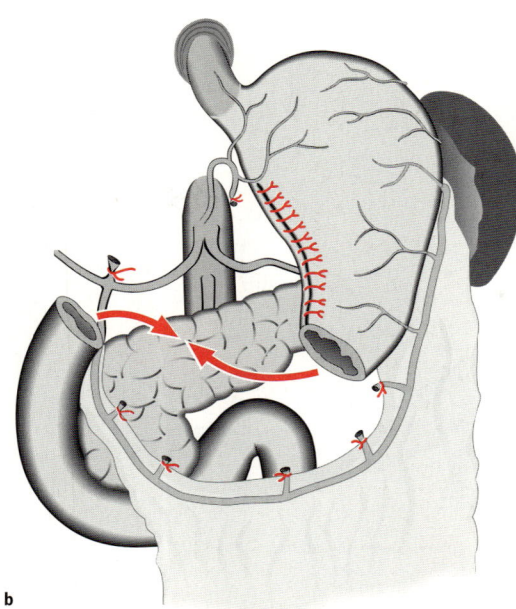

Abb. 8.11 b, c.
Magenresektion mit
Rekonstruktion nach
Billroth I (Aus:
Siewert u. Hölscher,
Magen und
Duodenum 1998)

b

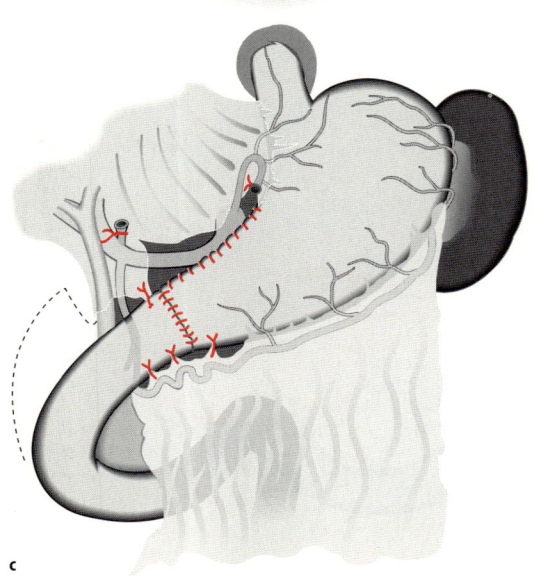

c

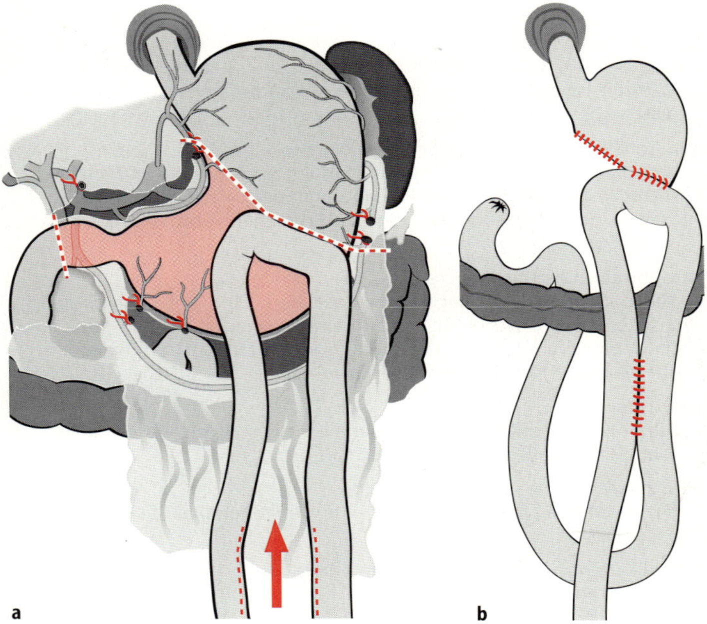

Abb. 8.12 a,b. Magenresektion mit Rekonstruktion nach Billroth II
(Aus: Siewert u. Hölscher, Magen und Duodenum 1998)

Unerwünschte Operationsfolgen   (11)

Nach Resektionen:

Rezidivulzera:
- Neuauftreten des Ulkus im Restmagen oder im Duodenum – meist in
  Form von Anastomosenulzera. Das Rezidivulkus kann zur gastrokoli-
  schen Fistel führen. Manchmal liegen dem Rezidivulkus operations-
  technische Ursachen zugrunde (großer Restmagen, Anastomosen-
  probleme), gelegentlich Magenschleimhautreste im Duodenalstumpf.
  Therapie: operative Korrektur

Früh-Dumping-Syndrom:
- Abdominales Syndrom 15 bis 30 Minuten nach der Mahlzeit mit
  Schwindel, Völlegefühl, Kollapsneigung. Ursache ist eine beschleu-
  nigte Passage mit starkem Flüssigkeitseinstrom ins Darmlumen,
  hierdurch Überdehnung des Darmes und Hypovolämie. Therapie:
  Diätetische Maßnahmen, Resorptionsverzögerer, evtl. operative
  Korrektur

Spät-Dumping-Syndrom:
- Eine vergleichbare Symptomatik ein bis zwei Stunden nach der Mahlzeit ist durch eine reaktive Hypoglykämie bedingt. Therapie: diätetische Maßnahmen

Syndrom der zuführenden Schlinge:
- Nach B II-Resektion kann es zur Stauung von Gallesekret/Pankreassekret in der zuführenden Schlinge kommen, welches sich schwallartig in den Magen entleert und zu Erbrechen führt. Therapie: operative Korrektur

Atrophische Gastritis:
- Als Spätkomplikation nach Magenresektion. Geht mit uncharakteristischen epigastrischen Schmerzen einher. Ursache ist der Reflux von Darmsekret in den Restmagen. Kann in ein Magenstumpfkarzinom übergehen. Therapie: operative Korrektur

Gewichtsverlust:
- Durch inadäquate Nahrungsaufnahme bzw. gestörte Resorption. Therapie: diätetische Maßnahmen

Perniziöse Anämie:
- Unzureichender Intrinsic-Faktor bei atrophischer Gastritis bzw. nach Gastrektomie

Komplikationen nach resezierenden Operationen insgesamt:
- Postoperative Komplikationen · 10–20 %
- Dumping · bis 5 %
- Rezidive (10 Jahre postoperativ und später) · bis 5 %

Nach Vagotomie:
- Postoperative Komplikationen · bis 5 %
- Dumping · bis 5 %
- Diarrhöen · bis 2 %
- Rezidive 10 Jahre postoperativ und später · 20–40 % (häufig konservativ gut zu behandeln)

Ulkuskomplikationen

Die wesentlichen Ulkuskomplikationen sind Blutung, Perforation/Penetration, Magenausgangsstenose und (beim Ulcus ventriculi) maligne Entartung.

Blutung. *Symptome:* Bluterbrechen, Teerstuhl, eventuell hämorrhagischer Schock. Bei der Exulceratio simplex Dieulafoy kommt es zur Arrosion eines früheren submukösen arteriellen Gefäßes und (trotz nur flacher Erosion) zur starken Blutung. ***Diagnostik:*** Not-

fallendoskopie, evtl. Angiographie, Stadieneinteilung nach Forrest
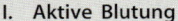 *(12)*. ***Therapie:*** Bevorzugt endoskopische Unterspritzung (hier-
durch in über 80 % Blutstillung möglich). Falls keine Blutstillung
möglich: Offene Operation: Umstechung, ggf. Magenteilresektion.
Evtl. frühelektive sekundäre Operation zur Vermeidung der Rezi-
divblutung.

Stadieneinteilung der Ulkusblutung nach Forrest	*(12)*

I. Aktive Blutung
    I a   Spritzende arterielle Blutung
    I b   Sickerblutung

II. Keine aktive Blutung
    II a Gefäßstumpf sichtbar
    II b Koagel

III. Ulkus ohne sichtbare Blutung

Perforation. *Symptome:* Heftigster messerstichartiger epigastrischer Schmerz, rasch zunehmende Zeichen der Peritonitis; evtl.
kurzes freies Intervall. Schmerzausstrahlung z. B. in die linke
Schulter. ***Klinik und Diagnostik:*** Bretthart gespannter Bauch,
Schock. Freie Luft in der Röntgen-Abdomenübersicht. *Therapie:*
Indikation zur sofortigen Operation: *Ulcus duodeni:* Übernähung.
Die Operation dient im wesentlichen der Therapie der Komplikation; die Behandlung der Grundkrankheit (Ulkus) folgt und ist
vorwiegend konservativ (s. oben). *Ulcus ventriculi:* Exzision des
Ulkus zur histologischen Untersuchung und Übernähung. Nur
selten definitive chirurgische Therapie durch Magenresektion
(s. oben).

Penetration. Die Penetration erfolgt zum Beispiel ins Pankreas
(mit nachfolgendem entzündlichem Konglomerattumor) oder ins
Colon transversum (mit nachfolgender gastrokolischer Fistel).
Die *Klinik* zeigt epigastrische zunehmende Ulkusschmerzen, weniger dramatisch als bei der freien Perforation. Das operative Vorgehen hängt von der Ulkuslokalisation, vor allem jedoch vom Ausmaß des Befalls anderer Organe ab.

8.5.2 Magenkarzinom

Epidemiologie und Einteilung. Das Magenkarzinom ist unter den malignen Tumoren in Deutschland die vierthäufigste Ursache. Männer sind häufiger betroffen als Frauen, der Altersgipfel liegt in der 5. bis 6. Dekade. Risikoerkrankungen sind: Chronisch atrophische Gastritis, chronisches Ulcus ventriculi, perniziöse Anämie, Refluxkrankheit nach Magenresektion, benigne Magentumoren (Adenom). Die Einteilung erfolgt nach dem TNM-Schema ➡ *(13)*, nach dem histologischen Typ ➡ *(14)*, nach der makroskopischen Wachstumsform [Borrmann ➡ *(15)*], nach der Art des intramuralen Wachstums [Lauren ➡ *(16)*] und nach der Art der Ausbreitung ➡ *(17)*. Abzugrenzen ist das Magenfrühkarzinom ➡ *(18)*. Wichtigste gebräuchliche Einteilungen sind die TNM- und die Lauren-Klassifikation.

(13) TNM-Klassifikation des Magenkarzinoms

T is	Carcinoma in situ
T 1	Tumor infiltriert Lamina propria oder Submukosa
T 2	Tumor infiltriert Muscularis propria oder Subserosa
T 3	Tumor infiltriert Serosa
T 4	Tumor infiltriert benachbarte Strukturen
N 0	Keine regionären LK-Metastasen
N 1	Perigastrische LK (innerhalb 3 cm Abstand vom Primärtumor)
N 2	LK weiter entfernt
M 0	Keine Fernmetastasen nachweisbar
M 1	Fernmetastasen nachweisbar

(14) Wichtige histologische Formen des Magenkarzinoms

- Adenokarzinom
- Tubuläres Karzinom
- Siegelringkarzinom

(15) Makroskopische Wachstumsformen nach Borrmann (Abb. 8.13)

• Ulzerös-polypös	30–40 %	Typ I
• Ulzeriert	40 %	Typ II
• Flächig infiltriert	10–20 %	Typ III
• Zirrhös	10–20 %	Typ IV

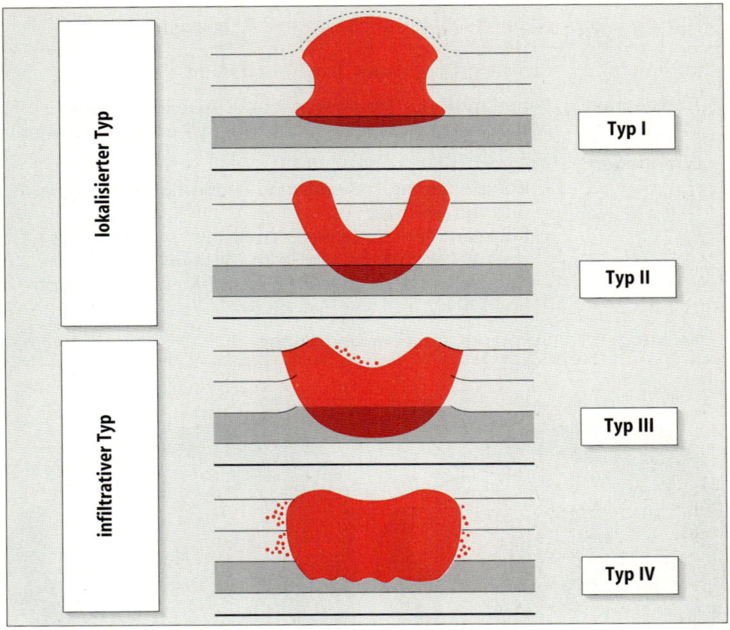

Abb. 8.13. Klassifikation des Magenkarzinoms (makroskopische Form) nach Borrmann (Aus: Siewert u. Hölscher, Magen und Duodenum 1998)

Formen des intramuralen Wachstumsmusters (Lauren)	(16)
Intestinaler Typ:	Expansiv, scharfe makroskopische Begrenzung, ältere Patienten
Diffuser Typ:	Infiltrativ, unscharfe Begrenzung, jüngere Patienten, schlechte Prognose

Intramural:	Richtung Ösophagus bzw. Duodenum
Transmural:	Penetration der Magenwand und Ausbildung einer Peritonealkarzinose (evtl. Krukenberg-Tumor der Ovarien)
Lymphogen:	3 Kompartimente (Abb. 8.14) • Kompartiment 1: Kleine und große Kurvatur, supra- und infrapylorisch • Kompartiment 2: Truncus coeliacus und seine Äste bis zur Leberpforte und zum Milzhilus • Kompartiment 3: Paraaortale und Mesenteriallymphknoten
Hämatogen:	Bevorzugt in Leber und Lunge

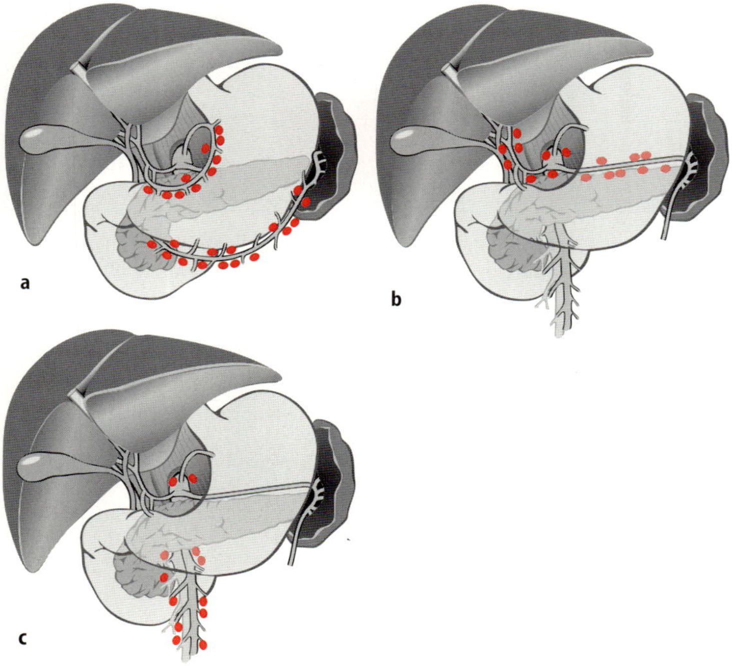

a

b

c

Abb. 8.14 a-c. Lymphabflußwege des Magens. **a** Kompartiment I, **b** Kompartiment II, **c** Kompartiment III (Nach: Siewert et al. 1989)

> Der Tumor ist auf die Mukosa bzw. Submukosa beschränkt (entspricht einem T 1-Karzinom). Das Magenfrühkarzinom kann großflächig oder multifokal auftreten und kann lymphogen metastasieren. Endoskopisch-makroskopische Formen des Frühkarzinoms: Flache Vorwölbung oder ulzerierender Defekt

Anamnese. Uncharakteristische Oberbauchschmerzen, „typische Ulkusbeschwerden", Gewichtsverlust, Teerstuhl, Inappetenz, Abneigung gegen Fleisch.

Diagnostik. Anamnese, Endoskopie mit Mehrfachbiopsie, Röntgenuntersuchung [Ausschluß eines submukös wachsenden Karzinoms (Linitis plastica)], Endosonographie, Tumormarker (CEA, CA19/9, CA 72/4). Röntgen Thorax, Sonographie von Abdomen und kleinem Becken, CT Abdomen (bei unklarem sonographischem Befund), CT Thorax (bei unklarem röntgenologischem Befund und Verdacht auf Lungenmetastasen), Laparoskopie (bei Verdacht auf Peritonealkarzinose). Präoperative histologische Diagnostik (aus der Probeexzision).

Operative Therapie. In der Regel Gastrektomie ➡ *(19)*. Rekonstruktion durch hochgezogene Dünndarmschlinge mit oder ohne Bildung eines Reservoirs (Abb. 8.15). In Ausnahmefällen distale 4/5 Resektion (nur beim intestinalen Typ). Zusätzlich stets Lymphadenektomie (Kompartimente 1 und 2) einschließlich Entfernung des großen und kleinen Netzes, eventuell Entfernung der Milz, eventuell Pankreasteilresektion.

Adjuvante Therapie. Eine *präoperative (neoadjuvante)* Chemotherapie ist nur bei fortgeschrittenen, nicht resektablen Tumoren indiziert, um eine sekundäre Resektabilität zu erreichen (down staging). Der Wert einer *intraoperativen* Chemo- oder Strahlentherapie kann noch nicht beurteilt werden. Eine *postoperative* adjuvante Chemotherapie ist bei einer R 0-Resektion (1.5.4) nicht von Vorteil und damit nicht indiziert (unabhängig von der Tumorform).

Palliativmaßnahmen. Bei einer R 1-Resektion sollte eine Nachresektion angestrebt werden. Nach einer R 2-Resektion kommen sowohl Chemotherapie als auch Radiotherapie in Frage. Als Palliativoperationen bieten sich an: Lasertherapie, Tubuseinlage, eventuell Umgehungsanastomose (Gastroenterostomie).

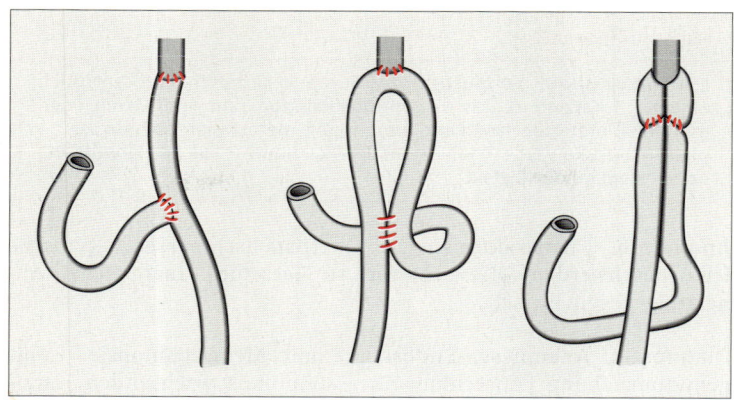

Abb. 8.15. Magenersatz mittels Ösophagojejunostomie (verschiedene Modifikationen) (Aus: Siewert u. Hölscher, Magen und Duodenum 1998)

Prognose. Abhängig vom TNM-Stadium und vom Ausmaß der operativen Radikalität (s. 1.5.4). Wichtigster Prognosefaktor ist das Ausmaß des Lymphknotenbefalls. 5-Jahres-Überlebensrate beim Frühkarzinom 75 % oder höher, beim fortgeschrittenen Magenkarzinom je nach Stadium etwa 10 %.

Unerwünschte Folgen nach Gastrektomie. Mangelernährung durch unzureichende Nahrungsaufnahme. Malabsorption durch beschleunigte Passage, bakterielle Fehlbesiedlung, Dumpingsyndrom, Refluxösophagitis, Anämie. Störung der Pankreasfunktion (Substitution von Pankreasenzymen erforderlich).

(19) **Stadiengerechte operative Therapie des Magenkarzinoms**

Resektionsausmaß:	Sicherheitsabstand 5 cm (intestinaler Typ) bzw. 8 cm (diffuser Typ), jeweils in situ gemessen
Lymphknoten:	Lymphadenektomie (Kompartiment 1 und 2), Resektion des großen und kleinen Netzes
Gastrektomie:	Diffuser Typ
Subtotale Resektion (distale vier Fünftel):	Intestinaler Typ im mittleren und distalen Magendrittel (sofern Sicherheitsabstand eingehalten)
Splenektomie:	Nur bei fortgeschrittenen Tumoren im proximalen Drittel, großkurvaturseitig

8.6 Dünndarm (Abb. 8.16)

8.6.1 Morbus Crohn (Ileitis terminalis)

Pathophysiologie und Epidemiologie. Unspezifische Entzündung unbekannter Herkunft mit akutem oder chronischem Verlauf. Bevorzugte Lokalisation ist das terminale Ileum, Prädilektionsalter das 3. Dezennium. Erhebliche Rezidivneigung. Typisch für Morbus Crohn sind epitheloidzellige Granulome sowie der Wechsel gesunder und akut bzw. chronisch kranker Darmabschnitte (Diskontinuität) und die Fistel- und Abszeßbildung (transmurale Ausbreitung). Es besteht eine familiäre Häufung, erhöhtes Risiko bei Männern, Koinzidenz mit Morbus Bechterew. Bislang kein sicherer Nachweis einer infektiösen Ursache. Der M. Crohn kann (im Gegensatz zur Colitis ulcerosa) den ganzen Intestinaltrakt (von der Lippe bis zum Anus) befallen.

Symptome. Abdominelle Schmerzen, Durchfall, Gewichtsverlust, febrile Temperaturen. Anorektale Fistelbildungen. Phasischer Verlauf. Zwischenzeitlich Zeichen eines akuten Abdomens mit Subileus oder Ileus, ggf. Perforation des Ileums, Darmblutung. Zeichen einer *extraintestinalen Beteiligung* können sein: Arthritiden, Spondylitiden, Erythema nodosum, Harnsteine, Gallenblasensteine.

Diagnostik. Röntgendoppelkontrast, Darstellung des Endileums. Dort Nachweis von segmentalen Stenosen, Pseudodivertikeln, Ulzerationen mit Spiculae, Pflastersteinrelief. Eventuell histologischer Nachweis in einer PE aus dem Darm. *Differentialdiagnose:* Perithyphlitischer Abszeß, Tuberkulose, Colitis ulcerosa.

Therapie. Überwiegend konservativ: Sulfasalazin, Kortison, voll resorbierbare Nahrung, Immunsuppressiva. *Operative Therapie:* Nur bei Komplikationen (z. B. langstreckiger Stenose, Perforation, Blutung, Fistelbildung oder entzündlichem Konglomerattumor) Durchführung einer Dünndarmteilresektion (Abb. 8.16a) (evtl. Ileozökalresektion). Prinzip ist das „darmsparende Operieren", d. h. eine Resektion knapp im makroskopisch gesunden Abschnitt mit End-zu-End-Anastomosen, ohne Anlage von Blindsäcken. Der M. Crohn kann chirurgisch nicht geheilt werden, mit Rezidiven ist stets zu rechnen.

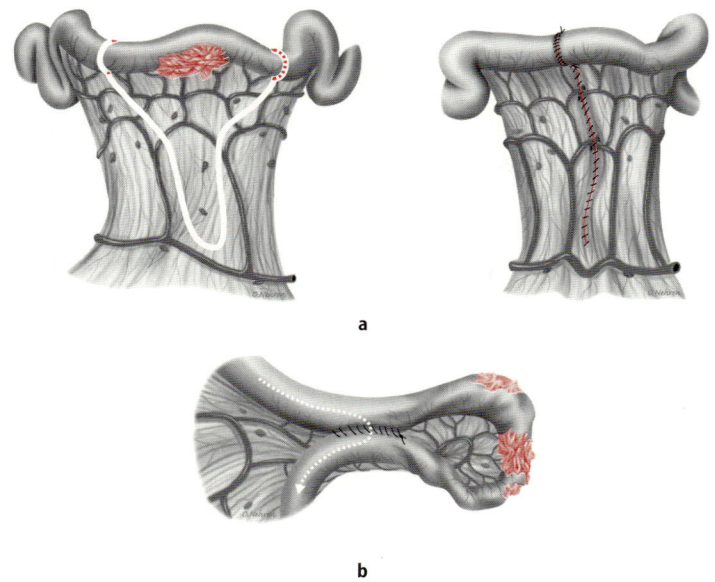

a

b

Abb. 8.16. a Prinzip einer Dünndarmsegmentresektion, **b** Prinzip einer Entero-Enterostomie zur Umgehung einer Engstelle (Nach: Berchtold et al. 1987)

8.6.2 Malabsorptionssyndrome

Pathophysiologie. Malabsorptionssyndrome treten postoperativ vor allem bei Bildung von Blindsäcken nach latero-lateraler oder termino-lateraler Anastomose auf. Im Blindsack kommt es zur pathologischen bakteriellen Besiedlung mit Gärungsprozeß, Hyperperistaltik, Anämie und Resorptionsstörungen, sowie erhöhtem Stuhlfettgehalt.

Therapie. Korrigierender operativer Eingriff.

8.6.3 Durchblutungsstörungen

Angina intestinalis

Pathophysiologie. Bedingt durch Stenosen bzw. Verschlüsse einer oder mehrerer der drei Viszeralarterien kommt es nach der Nahrungsaufnahme (welche eine Steigerung der Durchblutung auf das 10- bis 20fache notwendig macht) zur relativen Ischämie mit Schmerzsyndrom, evtl. auch zur Malabsorption und Gewichtsabnahme. Normalerweise stehen die drei arteriellen Versorgungsgebiete im Bauchraum durch gute Kollateralen untereinander in Verbindung ➡ *(20)*, so daß langsam zunehmende Verschlüsse kompensiert werden können (evtl. auch mit Strömungsumkehr oder Steal-Effekt).

Klinik und Diagnostik. Nahrungsabhängige Schmerzen, Gewichtsabnahme (evtl. Kachexie), abdominelles Strömungsgeräusch, Angiographie (hierbei ist auf die Durchflußrichtung sowie auf Kollateralen zu achten). Die arterielle intestinale Durchblutungsstörung verläuft in 4 Stadien ➡ *(21)*.

Operative Therapie. Thrombendarteriektomie der betroffenen Arterie, meist Venenbypass, evtl. Replantation der oberen Darmarterien in die lumbale Aorta. Alternativ bei kurzstreckigen Stenosen perkutane transluminale Angioplastie.

Physiologische Anastomosen der drei arteriellen intestinalen Versorgungsgebiete   *(20)*

- Truncus coeliacus – A. mesenterica superior
  (pankreatikoduodenale Arkade)
- A. colica media – A. colica sinistra (Riolan-Arkade)
- A. rectalis superior- A. rectalis inferior (Sudeck-Arkade)
  (Stammgefäße: A. mesenterica inferior – A. iliaca interna)

Stadien der Viszeralarterieninsuffizienz   *(21)*

I	Asymptomatisch, hämodynamisch kompensiert
II	Postprandiale Schmerzen, Malabsorptionssyndrom, Gefäßgeräusch
III	Dauerschmerz, Gewichtsabnahme, Enteritis
IV	Darmgangrän, paralytischer Ileus, Durchwanderungsperitonitis

Akute Mesenterialarterienembolie

Pathogenese und Klinik. Eine akute Mesenterialarterienembolie tritt bevorzugt bei Patienten im höheren Lebensalter auf. Ursache ist z. B. ein Embolus aus dem linken Vorhof bei Vorhofflimmern. Die *Symptomatik* verläuft typischerweise in 3 Stadien *(22)*.

Diagnostik. Bei entsprechender Symptomatik (betagter Patient, nicht anderweitig erklärbare akute Schmerzen im Abdomen, ggf. Vorhofflimmern), erhöhtes Serumlaktat, Durchführung einer Angiographie.

Therapie. Im Stadium 1 ist prinzipiell eine Embolektomie möglich, im Stadium 2 kann gelegentlich noch eine partielle Darmresektion erfolgreich sein, im Stadium 3 ist in der Regel keine Therapie mehr möglich, es sei denn, es handelt sich lediglich um eine segmentale Gangrän. Hier wird eine Laparotomie meist als diagnostische Laparotomie beendet.

---

(22) Stadien der akuten Mesenterialarterienembolie

Stadium 1 – Initialstadium:
- Plötzlich einsetzender heftiger Bauchschmerz (kolikartige Schmerzen), welcher auf starke Analgetika kaum reagiert. Deutlich reduzierter Allgemeinzustand, uncharakteristischer Lokalbefund ohne Abwehrspannung, Übelkeit, Brechreiz, Durchfälle, weiches Abdomen

Stadium 2 – Stilles Intervall:
- Nachlassende Schmerzen. Allmählich rückläufige Peristaltik, zunehmende Exsikkose, zunehmende Darmparalyse, „fauler Frieden". Grundlage ist eine Gewebeischämie, welche zum Versiegen der Peristaltik führt

Stadium 3 – Endstadium:
- Ischämischer Darm mit Durchwanderungsperitonitis und paralytischem Ileus, Patient schwer krank, präfinal

---

Akute Mesenterialarterienthrombose

Die akute Mesenterialarterienthrombose (bei vorgeschädigtem mesenterial-arteriellem Gefäß) beginnt und verläuft langsamer als die arterielle Embolie. Wegen der Vorschädigung liegen evtl. Kollateralen vor, die den Erhalt eines Teils des Darmes möglich machen können (Gefäßrekonstruktion, Endarteriektomie, Bypass zusammen mit einer Resektion irreversibel geschädigter Darmabschnitte).

Akute Mesenterialvenenthrombose

Die akute Mesenterialvenenthrombose verläuft langsamer und weniger dramatisch als die arterielle Embolie – die Symptomatik geht oft über Tage oder sogar Wochen. Die operative Therapie besteht in der Resektion des mangeldurchbluteten Darmabschnitts; gefäßrekonstruierende Eingriffe sind nicht möglich.

Non-okklusiver Mesenterialinfarkt (Non-occlusive disease, NOD)

Es handelt sich um eine Mikroperfusionsstörung, meist nach stattgehabtem kardiogenem Schock, nach Herzinfarkt oder Herzoperation. Durch die Mikroperfusionsstörung kommt es zu ausgedehnten Nekrosen des mesenterialen Stromgebiets. Die Therapie besteht in der Gabe vasoaktiver Substanzen, in Kombination mit der Resektion ischämischer Darmabschnitte. Die Prognose ist bei einer Letalität von ca. 90 % schlecht.

8.6.4   Karzinoide

Maligne Tumoren aus argentaffinen Mukosazellen (APUD-Zellen), meist multipel, bevorzugt in Dünndarm und Appendix; Metastasierung in Lymphknoten und Leber. Das *Karzinoidsyndrom* (Flush, Diarrhöe, Bronchuskonstriktion) entsteht durch Einschwemmung von Serotonin in den Kreislauf.

Diagnose. Nachweis von 5-Hydroxyindolessigsäure im Urin.

Therapie. Möglichst weitgehende Entfernung von Primärtumor und Metastasen.

8.6.5   Fehlbildungen

Meckel-Divertikel

Pathogenese und Epidemiologie. Rest des Dottergangs, Vorkommen bei 2 bis 4 % der Menschen, 20 bis 120 cm oral vom ileozökalen Übergang. Das Meckel-Divertikel ist bis zu 10 cm lang, in der Regel mit Ileumschleimhaut ausgekleidet, gelegentlich finden sich Inseln von Magenschleimhaut oder Pankreasgewebe. Ein vor-

liegendes Meckel-Divertikel kann lange Zeit symptomlos bleiben; es kann sich unter dem Bild einer akuten Appendizitis äußern. Es kann darüber hinaus zur Perforation oder zur Ileusbildung führen.

Therapie. Operative Divertikelabtragung.

Dünndarmatresie siehe 10.2.7.

Malrotation siehe 10.2.8.

8.7 Appendizitis

Epidemiologie. Die akute Appendizitis ist eine der häufigsten chirurgisch zu behandelnden Erkrankungen. Häufigkeitsgipfel zwischen dem 5. und 30. Lebensjahr. Inzidenz 5/1000 Einwohner.

Ätiologie. Zum Beispiel mechanische Obstruktion durch Sekret oder Kotsteine.

Anamnese. Beginn mit uncharakteristischen epigastrischen Schmerzen, Wandern der Schmerzen, Fokussierung der Schmerzen im rechten Unterbauch (in der Regel innerhalb von Stunden). Übelkeit und Erbrechen, evtl. Wind- und Stuhlverhalt.

Diagnostik. Die Diagnose wird vorwiegend klinisch gestellt ➡ *(23)*, Zusatzuntersuchungen haben nur eine unterstützende Bedeutung. *Differentialdiagnose:* Akute Gastroenteritis, Morbus Crohn, Mesenterialinfarkt, Adnexitis, Pyelitis/Zystitis, akute Cholezystitis, Extrauteringravidität.

Therapie. Appendektomie, bislang überwiegend als offener Eingriff. Eine endoskopische Appendektomie macht beim geübten Operateur keine höhere Komplikationsrate; allerdings muß auch hier im Zweifel vom geschlossenen zum offenen Verfahren übergegangen werden.

Komplikationsmöglichkeiten. Perforation mit lokaler eitriger/kotiger Peritonitis, Douglasabszeß, perityphlitischer Abszeß. *Postope-*

rative Komplikationen: Insuffizienz des Appendixstumpfes, lokale Abszeßbildung, Brideileus. Bei gleichzeitig vorliegendem Morbus Crohn: Fistelbildung.

Histologie. Histologisch läßt sich nur in einer begrenzten Fallzahl (in manchen Studien um 50 %) eine phlegmonöse akute Appendizitis nachweisen.

Zeichen der akuten Appendizitis	*(23)*

Druckschmerz:
• Im rechten Unterbauch (Mc Burney-Punkt, Lanz-Punkt)

Loslaßschmerz:
• Schmerzen beim plötzlichen Loslassen nach tiefem Eindrücken

Gekreuzter Loslaßschmerz:
• Rechtsseitiger Unterbauchschmerz nach Eindrücken und plötzlichem Loslassen im linken Unterbauch

Perkussionsschmerz:
• Schmerzen im rechten Unterbauch bei Beklopfen der Bauchdecke

Rovsing-Zeichen:
• Schmerzen im rechten Unterbauch beim retrograden Ausstreichen des Dickdarmes

Psoasschmerz:
• Schmerzen beim Anspannen des M. psoas (Heben des gestreckten Beines im Liegen) – vor allem bei retrozökal gelegener Appendix

Douglasschiebeschmerz:
• Schmerzen bei der rektalen Untersuchung

Abwehrspannung

Auskultatorisch nur spärliche Darmgeräusche

Zusatzbefunde:
Leukozytose
rektal-axilläre Temperaturdifferenz über 0,5° C
Sonographie:
• Lokale Flüssigkeitsansammlung
• Eventuell perityphlitischer Abszeß
• Eventuell sichtbare aufgetriebene Appendix

8.8   Kolon und Rektum

8.8.1   Gutartige Kolon- und Rektumtumoren

Adenome

Pathophysiologie. Adenome gehen von der Schleimhaut aus. Sie
können gestielt sein oder breitbasig aufsitzen. Histologisch handelt es sich um tubuläre Adenome (in 3/4 der Fälle) bzw. villöse
Adenome oder tubulovillöse Adenome. Adenome neigen zur
malignen Entartung [Adenom-Karzinom-Sequenz ➡ *(24)*].

Symptome und Diagnostik. Klinisch fallen Adenome vor allem
durch rektalen Blutabgang in Form von Blutbeimengungen beim
Stuhl auf. Die Diagnose wird endoskopisch gestellt. Hierbei ist
(wegen der möglichen Multilokularität) stets das gesamte Kolon
zu untersuchen.

Therapie. Adenome werden in der Regel nicht biopsiert, sondern
vollständig abgetragen – vorwiegend endoskopisch. Nur wenn
eine endoskopische Abtragung nicht möglich ist, wird eine basisnahe Biopsie gemacht; anschließend wird das Adenom offen in
toto entfernt.

(24) Wahrscheinlichkeit der malignen Entartung von
       Kolon-Adenomen

Tubuläre Adenome < 1 cm:	< 1 %
Tubuläre Adenome > 2 cm:	> 10 %
Villöse Adenome:	> 30 %

Familiäre Polyposis (Adenomatose, Gardner-Syndrom)

Autosomal-dominant vererbtes Leiden (Lokalisation auf dem Chromosom 5), mehr als 100 Polypen im gesamten Dickdarm, obligate
Präkanzerose, wobei die maligne Entartung bereits im 2. Dezennium beginnen kann. Ohne Therapie erkranken Patienten bis
zum 40. Lebensjahr zu 50 % und jenseits des 50. Lebensjahres zu
100 % an einem Kolonkarzinom.

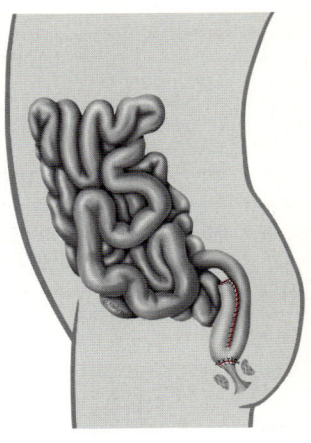

Abb. 8.17. Operation bei familiärer Polyposis coli: Proktokolektomie. Schaffung eines Dünndarm-Stuhlreservoirs (Ileumpouch) und ileo-anale Anastomose (Nach: Berchtold et al. 1987)

Therapie. Frühzeitige Proktokolektomie mit ileoanalem Pouch: Ileoanale Anastomose mit erhaltener Kontinenz (Abb. 8.17).

8.8.2 Kolon- und Rektumkarzinom

Epidemiologie und Lokalisation. Inzidenz in Westeuropa ca. 20/100.000 Einwohner, Männer sind häufiger befallen als Frauen, die Inzidenz des kolorektalen Karzinoms ist mit dem Alter steigend, der Altersgipfel liegt bei etwa 65 Jahren. Es besteht eine positive Korrelation zu Fett- und Fleischkonsum, eine negative Korrelation zu ballastreicher Ernährung. *Besondere Risiken sind:* Adenome (Adenom-Karzinom-Sequenz), die familiäre Polyposis coli. Familienanamnese: Ein „Non-Polyposis-Cancer-Syndrom" (hereditär) verursacht bis zu 10 % aller Kolonkarzinome. Adenokarzinome des Dickdarms treten in 5 bis 7 % als Doppeltumoren auf. Etwa die Hälfte aller Karzinome sind in den letzten 60 cm des Rektums bzw. Sigmas lokalisiert. Stadieneinteilungen, histopathologische Differenzierung und Tumorausbreitung siehe *(25)-(28)*.

(25) TNM-Klassifikation kolorektaler Karzinome

T is   Carcinoma in situ
T 1   Invasion der Submukosa
T 2   Invasion der Muscularis propria
T 3   Befall der Subserosa oder Serosa
T 4   Serosa durchbrochen, Befall von Nachbarorganen

N 1   1 bis 3 befallene LK
N 2   Mehr als 3 befallene LK
N 3   Befall von LK entlang einem Gefäßstrang bis zu dessen Abgang

M 0   Keine Fernmetastasen
M 1   Fernmetastasen

(26) Dukes-Klassifikation kolorektaler Karzinome

Stadium A: Tumor auf Kolon- bzw. Rektumwand begrenzt
Stadium B: Tumor infiltrierend ins umgebende Gewebe eingebrochen
Stadium C: Lymphknotenmetastasierung
Stadium D: Fernmetastasen

(27) Histopathologische Typisierung und Häufigkeit kolorektaler Karzinome

Adenokarzinom	85–90 %
Muzinöses Adenokarzinom	5–10 %
Siegelringzellkarzinom, Plattenepithelkarzinom, kleinzelliges Karzinom, undifferenziertes Karzinom	je etwa 1 %

(28) Tumorausbreitung kolorektaler Karzinome

Lymphogen:	Entlang der A. colica dextra, media und sinistra, der A. mesenterica inferior, der A. rectalis superior und inferior
Fernmetastasen:	Vor allem in Leber und Lunge, seltener in Skelett, Nebennieren und Gehirn

Anamnese. Uncharakteristisches Druckgefühl, Wechsel der Stuhlgewohnheiten, paradoxe Diarrhöe, okkultes Blut im Stuhl (Vorsorgeuntersuchung!). Beim distal gelegenen Karzinom stehen eher sichtbare Blut- und Schleimabgänge und Stuhlunregelmäßigkeiten

im Vordergrund, beim proximal gelegenen Karzinom (Aszendens) eine hypochrome Anämie durch lang anhaltende okkulte Blutabgänge. Manchmal wird das Aszendens- oder Zökumkarzinom erst durch eine langsam zunehmende Stenosierung auffällig.

Diagnostik. Die Diagnostik dient zur Diagnosestellung, zur Operationsvorbereitung (Operabilität), zur Stadieneinteilung und als Grundlage zur Nachsorge ➡ *(29)*.

Diagnostik beim kolorektalen Karzinom *(29)*

Obligat:
- Digitale Untersuchung
- Endoskopie mit Histologiegewinnung
- Abklärung des gesamten Kolons durch totale Koloskopie oder Kolon-Kontrastuntersuchung
- Röntgen Thorax in 2 Ebenen
- Abdomensonographie
- CEA, CA 19–9 (als Grundlage für die Nachsorge)
- Urinsediment

Fakultativ:
- CT des Abdomens

Beim Rektumkarzinom zusätzlich:
- Endosonographie oder CT des Beckens (transmurale Ausdehnung)
- i.v.-Pyologaphie (Beeinträchtigung der ableitenden Harnwege)
- evtl. Zystoskopie, gynäkologische Untersuchung

Therapie. *Resektion* des tumortragenden Kolonabschnittes unter Mitnahme der Lymphabflußwege ➡ *(30)* als kurative Therapie. Beim T 1-Rektumkarzinom (G 1) sind lokale (sphinktererhaltende) Verfahren möglich (endoskopisch-mikrochirurgische Tumorentfernung, peranale Tumorabtragung). Eine *adjuvante Chemo- oder Radiochemotherapie* kommt bei Tumoren im Stadium T 3 oder 4 bzw. N + in Frage ➡ *(30)*. Beim operablen kolorektalen Karzinom mit resektablen Lebermetastasen werden diese gleichzeitig oder um wenige Wochen zeitversetzt entfernt. Bei anderen Formen der Fernmetastasierung wird eine systemische Chemotherapie und eine lokale (palliative) Tumorentfernung durchgeführt ➡ *(30)*. Eine *lokale chirurgische Tumor-Resektion (Vollwandexzision)* unter kurativer Zielsetzung ist beim Rektumkarzinom pT1, G 1-2, N 0 möglich.

Typische Resektionsverfahren (Abb. 8.18):
- Hemikolektomie rechts mit Ileotransversostomie bei Tumoren des Zökums, des Aszendens und der rechten Flexur
- Erweiterte Transversumresektion mit Ileosigmoidostomie bei Karzinomen des Transversum
- Hemikolektomie links mit Transversorektostomie bei Tumoren der linken Flexur und des Deszendens
- Sigmaresektion mit Sigmorektostomie bei Sigmakarzinomen
- Anteriore Rektumresektion mit tiefer Anastomose beim Karzinom am rektosigmoidalen Übergang
- Abdomino-perineale Rektumexstirpation mit Ausleitung eines endständigen Anus praeter bei tiefsitzendem Rektumkarzinom

Palliative Operationen:
- Weniger ausgedehnte Segmentresektionen
- Umgehungsanastomosen

Adjuvante Therapie:

• T 1–2, N 0	Keine
• Kolon T 3–4, N 0	Keine
• Kolon T x, N +	Chemotherapie (5-Fluorouracil/Folinsäure)
• Rektum T 3–4, N 0, bzw. T x, N +	Radiochemotherapie (5-Fluorouracil + 50 Gy)

8.8.3   Colitis ulcerosa

Epidemiologie. Es handelt sich am ehesten um eine Autoimmunkrankheit. Sie beginnt in der Regel im frühen Erwachsenenalter, meist im Rektum, mit kontinuierlicher Ausbreitung nach proximal, später das ganze Kolon umfassend. Im Gegensatz zum M. Crohn beschränkt sich die Colitis ulcerosa auf das Kolon (evtl. allenfalls mit einer Backwash-Ileitis im terminalen Ileum). Die Krankheit kann akut und chronisch rezidivierend verlaufen. Im Gegensatz zum M. Crohn handelt es sich um eine nicht transmurale Erkrankung, die in der Regel auf Mukosa und Submukosa beschränkt ist.

Symptome. Schmerzhafte Durchfälle mit Schleim- und Blutbeimengungen, zunehmende Malnutrition, Gewichtsverlust, freie oder gedeckte Kolonperforation oder Kolonstenosen, sehr selten Fistelbildungen.

Abb. 8.18. Hemikolektomie rechts
(Nach: Harder 1992)

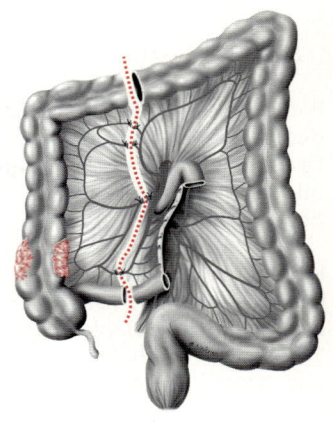

Diagnose. Rektoskopisch/koloskopisch mit Histologie. Im Röntgenbild: Fehlende Haustrierung, Pseudopolypen.

Extraintestinale Begleiterkrankungen. Arthritis, Uveitis, Thrombophlebitis migrans und andere.

Therapie. Vorwiegend konservativ: Azufildine, Kortikosteroide, Metronidazol, Immunsuppressiva.

Chirurgische Indikation. Dringliche bzw. absolute Indikation: Bei Perforation oder massiver Blutung.

Relative Indikation: Bei Rezidiven oder schubweiser Verschlimmerung. Je nach Ausmaß der Erkrankung ist eine Kolonresektion oder auch ggf. eine Proktokolektomie mit ileoanaler Pouchanlage notwendig.

Prognose. Malignitätsrisiko 7 bis 25 % je nach Anamnesedauer.

8.8.4 Morbus Crohn des Kolons

In der Regel mit einem Befall des Dünndarms kombiniert (s. 8.6.1).

8.8.5   Divertikulose/Divertikulitis

Pathogenese und Epidemiologie. Im Bereich der Gefäßdurchtritte durch die Muscularis propria kommt es durch eine intraluminale Druckerhöhung zur Ausstülpung der Schleimhaut und damit zur Bildung von Pseudodivertikeln (Abb. 8.19). Kolondivertikel sind im höheren Lebensalter bei 3/4 aller Menschen im Prinzip nachweisbar.

Klinik. *Die Divertikulose* bleibt in der Regel symptomlos, es sei denn, es kommt zu Komplikationen (Divertikulitis, Blutung). *Divertikulitis:* „Links-Appendizitis": Akute oder chronische Schmerzen im linken Unterbauch, Leukozytose, Druckschmerz und Klopfschmerz, ggf. kann ein walzenförmiger Tumor getastet werden, ggf. Zeichen einer lokalen oder diffusen Peritonitis mit Abwehrspannung, ggf. peranaler Blutabgang. Bei Divertikel-Perforation Nachweis von freier Luft (Röntgen Abdomen im Stehen). Eine Röntgen-Kontrastuntersuchung wird im Verdachtsfalle nur mit wasserlöslichem Kontrastmittel durchgeführt.

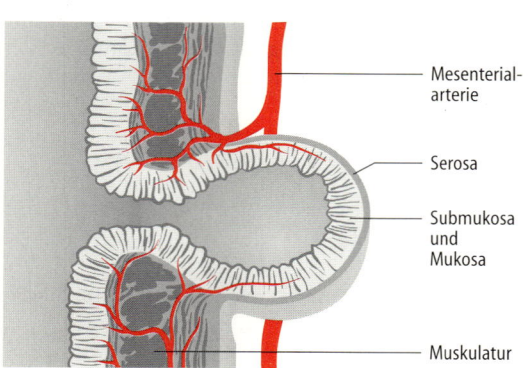

Mesenterial-
arterie

Serosa

Submukosa
und
Mukosa

Muskulatur

Abb. 8.19. Kolondivertikel, Austritt an einer Muskelschwachstelle (Nach: Berchtold et al. 1987)

Therapie. *Asymptomatische Divertikulose:* Außer Nahrungsregulierung (schlackenreiche Kost und geregelter Stuhlgang) keine Therapie. *Akute Divertikulitis:* Konservative Behandlung: Bettruhe, Kälteapplikation, Nahrungskarenz, Antibiotika.

Chirurgische Indikation. Bei Zeichen *akuter Komplikationen* (gedeckte oder freie Perforation bzw. chirurgisch relevante Blutung): Laparotomie mit Entfernung des befallenen Darmsegments. Primäre Wiederherstellung der Darmkontinuität (z.B. Sigmo-Sigmoidostomie) bei gutem lokalem und allgemeinem Zustand, insbesondere, wenn keine wesentliche Peritonitis vorliegt. Anderenfalls (vor allem bei einer diffusen Peritonitis) sogenannte Hartmann-Operation: Resektion des erkrankten Abschnitts, temporäres Ausleiten des proximalen Darmabschnitts, Blindverschluß des Rektumstumpfes und sekundäre Wiederherstellung der Darmkontinuität bei gutem lokalem und allgemeinem Befinden (s. Kap. 8.17). *Elektive Resektion:* Nach stattgehabter Divertikulitis (nach dem ersten oder zweiten Schub) außerhalb des akuten Stadiums. Ein *parakolischer Abszeß* kann auch CT-gesteuert drainiert werden (Pigtail-Katheter) – nachfolgend elektive Resektion des befallenen Darmabschnitts.

8.8.6   Hämorrhoidalleiden (Abb. 8.20)

Pathogenese. Hyperplasie des Corpus carvernosum recti. Hier handelt es sich um einen arteriell gespeisten Gefäßplexus, der unzureichend venös drainiert wird und hyperplasiert. Es kommt zu prall gespannten Knoten knapp oberhalb oder in Höhe der Linea anocutanea, welche zur akuten Blutung führen können.

Anamnese. Abgang von hellroten Blutauflagerungen auf dem Stuhl, evtl. in Zusammenhang mit harten Stühlen.

Diagnostik. Inspektion und digitale Untersuchung, Proktoskopie. Hämorrhoiden 1. Grades können nicht getastet, nur (bei der Proktoskopie) gesehen werden. Wichtig ist der Ausschluß anderer Dickdarmerkrankungen (Karzinome!), deswegen obligat bei der Erstuntersuchung Rektoproktoskopie. Die typische Lokalisation der Hämorrhoidalknoten ist (in Steinschnittlage) bei 3, 7 und 11 Uhr. Nach Ausprägung der Hämorrhoiden werden 3 Schweregrade unterschieden ➡ *(31)*.

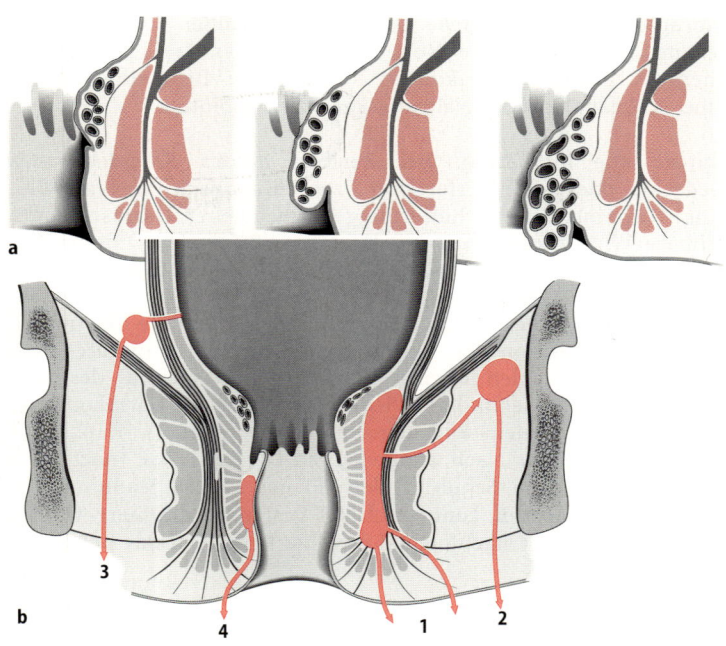

Abb. 8.20. a Die drei Stadien des Hämorrhoidalleidens (s. Text); **b** Lage und Ausbreitung anorektaler Abszesse und Fisteln: (*1*) intersphinktär, (*2*) ischiorektal, (*3*) extrasphinktär, (*4*) submukös (Aus: Harder, Rektum und Anus 1998)

Therapie. Die Therapie ist stadienabhängig ⇒ *(31)*. Außerdem konservative Behandlung der Begleitproktitis mit Externa bzw. Sitzbädern. Gegebenenfalls Sanierung einer Fissurkrankheit durch Sphinkterdehnung oder Sphinkterotomie.

I	Blutung, nur endoskopisch sichtbare Knoten, Schmerz, Pruritus. Therapie: Sklerosierungsinjektion
II	Hämorrhoidalknoten, die bei der Defäkation prolabieren und anschließend spontan reponieren. Blutung bei der Defäkation. Therapie: Gummibandligatur
III	Spontan prolabierende Hämorrhoidalknoten. Inkarzerationsgefahr. Therapie: Abtragung nach Milligan-Morgan

8.8.7 Analfissur

Pathogenese. Mitursächlich sind z. B. harter Stuhl, chronische Diarrhöe, Spasmus des M. sphincter ani internus. Circulus vitiosus aus Schmerz, Sphinkter-Hypertonus, Mangeldurchblutung (hierdurch Heilungsstörung) und chronischer Infektion, besonders an hinterer Kommissur lokalisiert.

Therapie. *Akute Fissur:* Konservativ, z. B. durch Dehnung (Analdilatator oder manuelle Sphinkterdehnung in Narkose). *Chronische Fissur:* Lokale Fissurektomie.

8.8.8 Analfistel, Analabszeß (Abb. 8.20)

Pathogenese. Ausgehend von einer Infektion der Proktodealdrüsen. Die *submuköse* Fistel liegt innerhalb des M. spincter ani internus und drainiert durch die Schleimhaut ins Darmlumen bzw. zum Damm. Die *intersphinktäre* Fistel liegt zwischen M. sphincter ani internus und externus und drainiert nach perineal. Die *transsphinktäre* Fistel durchbricht den M. spincter ani externus und drainiert über die fossa ischiorectalis zur perianalen Haut. Die *extrasphinktäre* Fistel durchbricht den M. spincter ani externus und den M. levator ani. Stets muß beim Vorliegen von Analfisteln an einen M. Crohn gedacht werden.

Therapie. Großzügige Eröffnung und Drainage (Abszeß) bzw. Fistelspaltung (Fistel), ggf. in mehreren Etappen, wobei durch entsprechende OP-Technik der Sphinkter-Apparat geschont werden muß.

8.9 Leber

8.9.1 Adenom bzw. fokale noduläre Hyperplasie (FNH)

Pathophysiologie. Ein Zusammenhang mit der Einnahme von Kontrazeptiva wird diskutiert. Es handelt sich um einen mehrknotig aufgebauten Tumor ohne Gallengänge (Adenom) bzw. einen soliden Tumor mit Leberzellnestern und Bindegewebssepten, mit sternförmiger Narbe und zentralem Gallengang (FNH).

Diagnose und Differentialdiagnose. Sonographie, kontrastmittelverstärktes CT, Szintigraphie (Anreicherung, in DD zu Tumor und Metastase). Differentialdiagnostisch abzugrenzen sind ein multilokulärer maligner Tumor bzw. eine Leberzirrhose. Beide Tumoren neigen zu spontanen Einblutungen, das Adenom kann maligne entarten.

Therapie. *Adenom:* atypische Leberresektion. *FNH:* In der Regel keine Operation, es sei denn, die präoperative Abgrenzung vom Adenom ist nicht ausreichend sicher möglich.

8.9.2 Karvernöses Hämangiom

Klinik. Zufallsbefund. Symptomatik durch freie Ruptur mit Blutung, bei großen Tumoren auch Schmerzen. Nachweis durch Kontrast-CT, MRT.

Therapie. Operation bei großen Hämangiomen (über ca. 6 cm) oder bei mechanischen Beschwerden: Leberteilresektion.

8.9.3 Hepatozelluläres Karzinom

Epidemiologie. Zusammenhang mit Hepatitis-B-Durchseuchung, Hepatitis C, sowie zirrhotisch vorgeschädigter Leber, Hämochromatose, Thorotrastanwendung.

Anamnese. Unspezifische Symptomatik: Völlegefühl, Anämie, Gewichtsverlust, Verdrängungserscheinungen, Aszites und Ödeme. Ikterus eher als Spätsymptom.

Diagnostik. Ultraschall, Kontrast-CT, MRT, Angiographie, erhöhtes Alpha-Fetoprotein. Thorax-CT zum Ausschluß von Lungenmetastasen.

Therapie. Bevorzugt Hemihepatektomie. Sofern dies wegen einer vorbestehenden Zirrhose nicht möglich ist: Leberteilresektion entsprechend der Lebersegmenteinteilung (z. B. Segmentresektion, Zweisegmentresektion). Entsprechende Resektionen sind bei weniger als einem Drittel der erkrankten Patienten möglich. Bei kleinen Karzinomen auch Lebertransplantation (s. 8.9.8).

Alternativen. Lokale Chemotherapie (intraarteriell über A.-hepatica-Katheter oder Tumorembolisation), systemische Chemotherapie, Alkoholinjektion in kleinere Tumorknoten.

Prognose. Unbehandelt beträgt die mittlere Überlebenszeit weniger als ein halbes Jahr; nach chirurgisch-kurativer Resektion etwa 3 Jahre.

8.9.4 Cholangiozelluläres Karzinom

Das cholangiozelluläre Karzinom geht von den kleinen intrahepatischen Gallengängen aus. Es verhält sich ähnlich wie das hepatozelluläre Karzinom, ist in der Prognose schlechter als dieses. Es ist vermehrt mit einer primär sklerosierenden Cholangitis assoziiert.

8.9.5 Lebermetastasen maligner Tumoren

Herkunft. Zum Beispiel aus Kolon, Magen, Mamma, Schilddrüse, Skelettsystem und Lunge.

Therapie. Abhängig von Art und Stadium des Grundleidens. Lebermetastasen kurativ behandelter kolorektaler Karzinome können reseziert werden (bei bis zu 4 derartigen Metastasen mit guter Prognose). Auch Lebermetastasen anderer maligner Tumoren werden zunehmend in kurativer Absicht entfernt. Bei multiplen Lebermetastasen kann eine intraarterielle Zytostatikabehandlung oder eine Chemoembolisation durchgeführt werden.

Prognose. Bei kurativer Resektion von Lebermetastasen kolorektaler Karzinome beträgt die 5-Jahres-Überlebensrate etwa 30 %.

8.9.6 Echinokokkus

Epidemiologie. Der Echinococcus cysticus ist die Finne des Echinococcus granulosus (Hundebandwurm), der ubiquitär vorkommt. Der Echinococcus alveolaris ist die Finne des Echinococcus multilocularis (Fuchsbandwurm), der nur in wenigen Gebieten (Schweizer Jura, Schwäbische Alb) endemisch ist. Für beide Echinokokkusformen ist der Mensch Zwischenwirt. Die Zysten (Hydatiden) entwickeln sich bevorzugt in der Leber – beim E. cysticus als solitäre, oft verkalkte Zyste, beim E. alveolaris evtl. zahlreiche Zysten.

Diagnostik. Sie erfolgt serologisch (Komplementbindungsreaktion, Intrakutantest) und röntgenologisch (CT).

Therapie. Beim E. cysticus Entfernung der Zyste (Zystektomie ohne Entfernung der Wirtskapsel), beim E. alveolaris Leberresektion wie bei einem malignen Tumor. Die intraoperative Eröffnung der Zysten (mit Aussaat der Scolices) muß vermieden werden.

8.9.7 Prinzip der Leberresektion (Abb. 8.21)

Leberresektionen sollten entlang der Segmentgrenzen durchgeführt werden: Parenchymdurchtrennung digital, mittels Ultraschall (CUSA) oder Klemmentechnik. Eine Verminderung der Blutzufuhr während der Parenchymdurchtrennung durch Abklemmung des Ligamentum hepatoduodenale (Pringle-Manöver) ist möglich. Möglichst weit zentral gelegene Ligatur der entsprechenden Äste der A. hepatica, V. hepatica, V. porta und Ductus choledochus.

Mögliche Komplikationen. Gallelecks treten nicht selten auf und verschließen sich meist spontan. Nekrotische Anteile im Restparenchym können sich infizieren. Nach ausgedehnten Resektionen kann sich eine Leberinsuffizienz entwickeln mit einer Operationsletalität von bis zu 50 %.

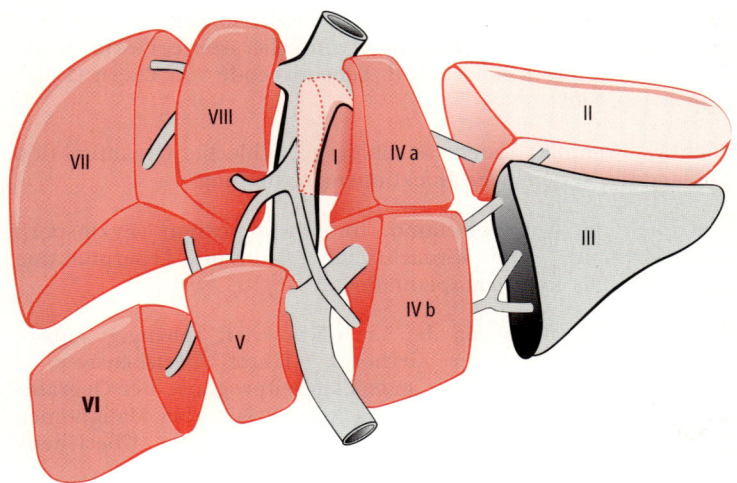

Abb. 8.21. Lebersegmente und Technik der Leberresektion: z.B. Hemihepatektomie rechts = V, VI, VII, VIII (Aus: Herfarth, Leber 1998)

8.9.8 Lebertransplantation

Indikation. Im Prinzip alle Formen der Leberzirrhose mit Leberinsuffizienz und akutes/subakutes Leberversagen. Wichtige Indikationen sind z. B.: posthepatische Zirrhose, primär biliäre Zirrhose, Wilson-Krankheit und andere Stoffwechselkrankheiten, postalkoholische Zirrhose (mit mindestens sechsmonatiger Abstinenz). Kleine hepatozelluläre Karzinome (< 5 cm) innerhalb einer Zirrhoseleber sind ebenfalls eine gute Indikation mit einer Prognose, die der der reinen Zirrhoseleber entspricht.

Voraussetzungen. Günstiger Zeitpunkt (noch guter Allgemeinzustand, keine schweren Komplikationen).

Spenderorgan. Uneingeschränkte Funktion, Blutgruppen-Übereinstimmung, richtige Organgröße. HLA-Kompatibilität nicht notwendig.

Technik (Prinzip). Orthotope Transplantation: zwei Anastomosen der großen Hohlvene, Anastomose von Leberarterie, Pfortader und Choledochus. Bei Kindern: Evtl. Lebendspende von Eltern (Leberlappen); s. 1.9.2.

Wichtige Komplikationen. Nachblutung, schlechte Organfunktion, Cholangitis, systemische Infektionen, Abstoßung.

Prinzipien der Nachbetreuung. Immunsuppression (Zyklosporin und Kortikoide). Bei Verdacht auf Abstoßung Leberpunktion. Gegebenenfalls Zweittransplantation.

Prognose. Vor allem von der Grundkrankheit abhängig: günstig z. B. bei primär biliärer Zirrhose. 1-Jahres-Überlebensrate ca. 80 %; nach dem ersten Jahr gute Langzeitprognose bei Operationen ohne malignen Tumor. Hohes Rezidivrisiko bei Malignomen, Reinfektionsrisiko bei posthepatitischen Zuständen. Überlebenszeiten von über 10 Jahren sind bekannt.

Temporärer extrakorporaler Leberersatz (Zellkulturen, Bioreaktor, Leberdialyse). Vielversprechend aber z. Zt. klinisch noch nicht einsetzbar.

8.10 Gallenblase/Gallenwege

8.10.1 Akute Cholezystitis

Pathophysiologie. Akute Entzündung der Gallenblase mit schmerzhafter Überdehnung derselben, überwiegend auf dem Boden eines Steinleidens.

Klinik. Rechtsseitige Oberbauchschmerzen, Fieber, druckschmerzhafter rechter Oberbauch mit oder ohne Abwehrspannung, evtl. tastbarer Gallenblasenhydrops (Murphy-Zeichen). Leukozytose, evtl. leichte Bilirubinerhöhung. Sonographisch Nachweis einer vergrößerten, wandverdickten Gallenblase mit perifokalem Ödem und evtl. Gallengangserweiterung.

Therapie. *Sofortoperation:* Cholezystektomie; Indikation nur bei Perforationsverdacht. *Frühoperation:* Antibiotische Behandlung, Nulldiät, Infusionen. Cholezystektomie innerhalb von 24 bis 48

Stunden; heute zunehmend die Therapie der Wahl. *Intervall-operation:* Länger dauernde konservative Behandlung, Cholezyst-ektomie im symptomfreien Intervall (früher überwiegend üblich, heute zunehmend verlassen).

Prinzip der Cholezystektomie. *Offenes Verfahren:* Zugang zum Bauchraum durch einen Rippenbogenrandschnitt oder Pararektal-schnitt. Darstellen und Auslösen der Gallenblase vom Fundus zum Ductus cysticus hin. Darstellen der A. cystica, Ligatur und Durch-trennen. Darstellen des Ductus cysticus und seiner Einmündung in den Ductus choledochus; Ligieren und Absetzen des Ductus cysticus. Definitive Entfernung der Gallenblase. Zum Ausschluß von Choledochussteinen intraoperative Cholangiographie, evtl. Choledochoskopie, evtl. Choledochusrevision.

Laparoskopische Cholezystektomie: Gut geeignet bei elektivem Eingriff, wenn keine wesentlichen anatomischen Veränderungen (insbesondere Vernarbungen oder Verwachsungen) erwartet wer-den. Heute Therapie bei 70 % aller Patienten. Wesentliche Kompli-kation dort: Gallengangsläsion (in 1–2 %). Dafür sind andere Komplikationen (Wundinfektion, postoperative Pneumonie, Bek-kenbeinvenenthrombose) seltener. Intraoperativ muß rechtzeitig zum offenen Verfahren umgestiegen werden (in etwa 5 % erforder-lich). Die Letalität *beider Verfahren* liegt bei etwa 1 ‰.

Alternative Verfahren: Medikamentöse Steinauflösung (nur bei klei-nen Cholesterinsteinen in einer sonst gesunden Gallenblase, hohes Rezidivrisiko). Andere alternative Verfahren (extrakorporale Stoß-wellenlithotripsie, direkte Lithotripsieverfahren) sind heute zugun-sten der laparoskopischen Cholezystektomie weitgehend verlassen.

8.10.2 Chronische Cholezystitis

Pathogenese. Die chronische Cholezystitis entsteht oft auf dem Boden rezidivierender akuter Cholezystitiden. Es bildet sich oft eine Schrumpfgallenblase aus, z. B. bei großen Solitärsteinen.

Klinik. Rezidivierende Gallenkoliken, postprandiale rechtsseitige Oberbauchschmerzen, Unwohlsein.

Diagnostik. Sonographie, ergänzend Cholezysto-Cholangiographie.

Therapie. Cholezystektomie.

8.10.3 Cholezystolithiasis

Epidemiologie. Die Erkrankung hat ihren Gipfel im 3. bis 4. Lebensjahrzehnt. Sie tritt überwiegend bei Frauen auf: „5-F-Regel": fat, female, forty, fertile, fair. In der Regel besteht lediglich eine Cholezystolithiasis, seltener eine Choledocholithiasis. Bevorzugt handelt es sich um zusammengesetzte Steine (Cholesterin, Pigment, Kalk).

Anamnese. Entweder fehlende Beschwerden („stummer Stein") oder Koliken oder akute Cholezystitis bzw. rezidivierende Entzündungen. Häufig über Jahre uncharakteristische Beschwerden, vor allem nach fetten Mahlzeiten. Häufig nur geringe Druckschmerzhaftigkeit im rechten Oberbauch.

Klinik. Koliken sind Ausdruck spastischer Kontraktionen der Gallengangsmuskulatur (vor allem bei Steineinklemmung). Eventuell zusätzlich Fieberanstieg, Schweißausbrüche, ausstrahlende Schmerzen in Rücken und rechte Schulter. Eventuell Verschlußikterus.

Komplikationen des Steinleidens. Verschlußikterus (Verschluß des Ductus choledochus oder Choledochuskompression), Hydrops, akute Cholezystitis (meist bakterielle Infektion), Empyem, Perforation, Gallensteinileus. Ein vermehrter Übergang der Cholezystitis in ein Gallenblasenkarzinom wird angenommen.

Diagnostik. Klinische Untersuchung, Sonographie, ERCP, ggf. Kontrastuntersuchung (intravenöse Cholangiographie): Ein negatives Cholezystogramm spricht für einen Steinverschluß des Ductus cysticus. Gegebenenfalls ergänzend Tomographie.
Weitere Untersuchungstechniken: Computertomographie, Szintigraphie. Beim Verschlußikterus und nicht durchführbarer ERCP: perkutane transhepatische Cholangiographie.

Chirurgische Indikation. Der alleinige Nachweis von Gallensteinen (Zufallsbefund) ohne Symptome (kein Gallenstein-**Leiden!**) stellt keine Operationsindikation dar. Hinzutretende Beschwerden, rezidivierende Entzündungen, abgelaufene Koliken oder eine Schrumpfgallenblase ergeben die Indikation zur Cholezystektomie. Alternative bei der Choledocholithiasis: Extrakorporale Stoßwellenlithotripsie.

8.10.4 Karzinom der Gallenwege

Lokalisation. Gallenblase, Gallenwege. Sonderform: Klatskin-Tumor (Hepatikus-Gabel).

Anamnese. Schmerzloser Ikterus, Juckreiz, Gewichtsverlust, Allgemeinsymptome.

Diagnose. Cholangiographie (Endoskopisch retrograd oder perkutan transhepatisch) und CT.

Therapie. Interne Schienung und interne Ableitung (auch perkutan). Nur unter günstigen Bedingungen Resektion möglich (technisch anspruchsvoller Eingriff); ggf. Lebertransplantation.

8.11 Pankreas

8.11.1 Akute Pankreatitis

Pathogenese. Mitursächliche Faktoren für eine akute Pankreatitis sind z. B. eine Erkrankung der Gallenwege (insbesondere eine Cholezystitis), chronischer Alkoholabusus, Hyperparathyreoidismus oder fettreiche Mahlzeiten.

Klinik. Rascher Beginn, starke Oberbauchschmerzen, gürtelförmig nach rechts und links, Übelkeit, Erbrechen, prallelastischer Bauch (Gummibauch), Ileus bis Subileus, Fieber, schlechter Allgemeinzustand, Volumenmangelschock.

Diagnostik. Anamnese, klinischer Befund, Erhöhung von Serumamylase und Lipase, Sonographie, Computertomographie. Diese ist insbesondere in der Lage, die Einordnung der Krankheitsschwere ▬ (32) vorzunehmen. Die ERCP dient insbesondere zur Diagnostik einer biliären Pankreatitis (Choleduchussteine). Alternativ: Magnetresonanz-Cholangiopankratikographie. *Differentialdiagnose:* Herzinfarkt, Mesenterialinfarkt, akute Cholezystitis, perforiertes Gastro-Duodenalulkus, Nierenkolik, symptomatisches Bauchaortenaneurysma.

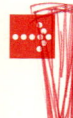

(32) Stadien der akuten Pankreatitis

Stadium 1   Pankreasödem
Stadium 2   partielle Pankreasnekrose
Stadium 3   totale Pankreasnekrose

Therapie. Die Therapie der akuten Pankreatitis ist überwiegend konservativ ➡ *(33)*. Eine *chirurgische Indikation* ergibt sich beim Nachweis infizierter Pankreasnekrosen. Die *operative Therapie* besteht dann aus der Nekrektomie, Drainage und Spülbehandlung sowie geplanten Etappenlavagen. Insgesamt wird die Indikation zur operativen Therapie zunehmend zurückhaltend gestellt.

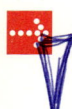

(33) Konservative Therapie der akuten Pankreatitis

- Nulldiät
- Magensonde
- Reichlich Volumenzufuhr (Infusion, parenteral Ern.)
- Schockbehandlung: kristalline Lösungen, Albumin
- Schmerzbehandlung (Cave: Opiate – Sphinkterspasmus)
- ggf. Antibiotikatherapie
- ggf. Insulinsubstitution
- ggf. intensivmedizinische Behandlung
- ggf. Beatmung
- ggf. Peritonealdialyse

Komplikationen. Arrosionsblutung großer Gefäße, Streßulzera, Pseudozysten, chronische Pankreatitis.

Nach operativer Behandlung vor allem Diabetes mellitus (bei etwa einem Drittel der Patienten).

Prognose. Die ödematöse Pankreatitis hat eine Letalität von deutlich unter 5 %, die nekrotisierende Pankreatitis von 20 % oder mehr. Prognostisch ungünstige klinische Zeichen sind blau-rote/bräunliche Verfärbungen der Haut, subkutanes Ödem im Nabelbereich (Collen-Zeichen) oder in den Flanken (Grey-Turner-Zeichen) in den ersten Krankheitstagen sowie ein Serum-Kalzium von unter 2,2 mmol/l.

8.11.2 Chronische Pankreatitis

Pathogenese. Alkoholabusus, Gallenwegserkrankung, Hyperparathyreoidismus. *Pathologisch-anatomisch* findet sich eine vergrößerte, verhärtete, derbe Drüse, erweiterte Gänge, eine langstreckige Stenose des Ductus choledochus, ggf. eine Milzvenenthrombose.

Klinik. Zunehmende Verdauungsinsuffizienz, Steatorrhöe, Gewichtsverlust, anhaltende rezidivierende Schmerzen (nahrungsabhängig oder nahrungsunabhängig). Diabetes mellitus.

Diagnostik. Eine Erhöhung der Pankreasenzyme liegt nur im akuten Schub vor, im übrigen Nachweis über einen pathologischen Sekretin-Pankreozymintest, Fettausscheidung im Stuhl und ERCP.

Therapie. Alkoholkarenz, Spasmolytika, Analgesie, Enzymsubstitution.

Chirurgische Indikation. Bei therapieresistenten Schmerzen, Cholelithiasis, lokalen Komplikationen oder Verdacht auf Malignität. Bei einer Magenausgangsstenose bzw. Choledochusstenose werden Umgehungsoperationen durchgeführt (Gastroenterostomie bzw. Choledochojejunostomie). Bei Malignitätsverdacht und starken Schmerzen besteht die Indikation zur Resektion, z.B. als Pankreasschwanzresektion oder Pankreaskopfresektion (mit oder ohne Mitnahme des Duodenums)

8.11.3 Pankreaskarzinom

Pathogenese und Histologie. Das Pankreaskarzinom geht meist vom Gangepithel, gelegentlich von den Azini aus. Es ist meist ein bindegewebsreiches duktales Adenokarzinom. Etwa zwei Drittel der Pankreaskarzinome sind im Pankreaskopf lokalisiert. Eine Symptomatik wie ein Pankreaskopfkarzinom können im übrigen auch andere sog. periampulläre Karzinome verursachen (Papillenkarzinom, Karzinom des distalen Choledochus).

Anamnese. Die Beschwerden sind in der Regel lange Zeit uncharakteristisch: Appetitlosigkeit, Oberbauchschmerzen, Gewichtsver-

Urs.: Alkoholabusus

lust, schmerzloser Ikterus. Klare Symptome treten oft erst im Stadium der Inoperabilität auf. Lediglich auf das Pankreaskopfkarzinom weist ein schmerzloser Ikterus frühzeitig hin. Ein Diabetes mellitus ist selten.

Diagnostik. Oberbauchsonographie, Computertomographie des Abdomens, Röntgen Thorax, Tumormarker (CA 19-9, CEA). Ergänzend evtl. ERCP, Gastroduodenoskopie, Endosonographie, Angiographie, Laparoskopie, MRT. Diagnosesicherung durch intraoperativen Schnellschnitt oder z. B. durch präoperative CT-gesteuerte Punktion.

Therapie. *Kurativ/Kopf und Korpus:* Partielle Duodenopankreatektomie (Whipple, Abb. 8.22), mit Resektion von Pankreaskopf, Duodenum, Gallenblase, Ductus choledochus und eines Teils des Magens samt Lymphknoten. Lokale Operabilität besteht nur bei ca. 20 % der Tumoren. Bei hohen Bilirubinwerten evtl. präoperative Galleableitung durch endoskopische Stenteinlage. *Kurativ/Pankreasschwanz:* Hemipankreatektomie links. *Nicht chirurgische adjuvante Behandlung:* Bei potentiell kurativ behandelten fortgeschrittenen Tumoren (pT 3/4, N 1, R 0) wird eine kombinierte Radiochemotherapie empfohlen (externe Bestrahlung und 5-Fluorouracil). *Palliativ:* Das lokal inoperable Pankreaskarzinom kann mittels Radiochemotherapie behandelt werden, ebenso evtl. der Zustand nach R 1- oder R 2-Resektion. Behandlung des Verschlußikterus durch Choledochojejunostomie oder endoskopische Gallengangsdrainage. Behandlung des Erbrechens durch Gastrojejunostomie. Zur palliativen Schmerztherapie eventuell gezielte Verödung des Ganglion coeliacum mit Alkohol.

Prognose. Operationsletalität ca. 5 %, mittlere Überlebenszeit nach resezierenden Operationen unter 2 Jahren. 5-Jahres-Überleben nach resezierenden Operationen ca. 10 %. Wichtigste Prognosekriterien sind das Tumorgrading, die Tumorgröße und das erreichte Radikalitätsausmaß.

8.11.4 Zollinger-Ellison-Syndrom

Pathophysiologie. Dem Syndrom liegt ein gastrinproduzierender Tumor im Pankreas (selten im Magen oder im Duodenum) zugrunde. Der Tumor ist häufig multilokulär. Das Syndrom ist durch die Trias Magenhypersekretion, rezidivierende Ulzera und nicht-insulinproduzierender Pankreastumor definiert.

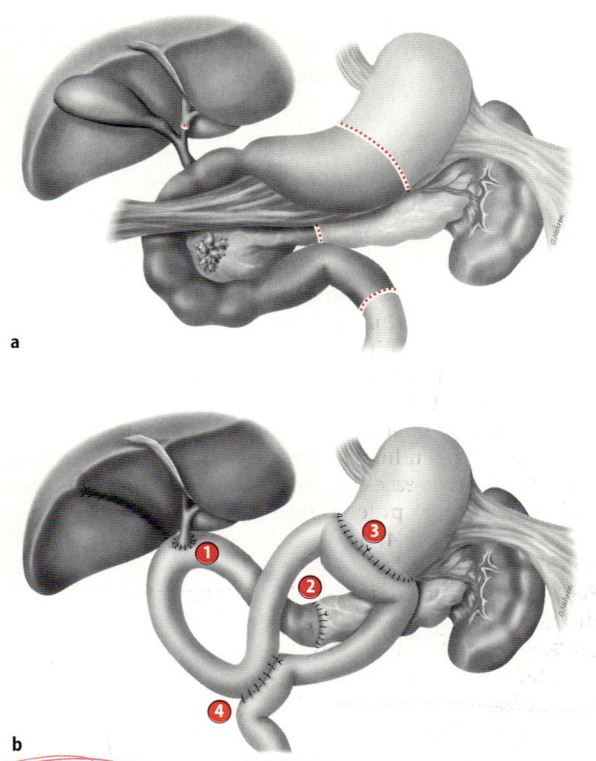

a

b

Abb. 8.22 a, b Whipple-Operation (Aus: Schwall u. Trede 1998) **a** Resektionsausmaß **b** Rekonstruktion: *1* Hepatikojejunostomie, *2* Pankreatikojejunostomie, *3* Gastrojejunostomie, *4* Jejunojejunostomie

Symptome. Häufig rezidivierende Ulcera duodeni, evtl. multipel oder an atypischer Stelle (postbulbär), Diarrhöen, Steatorrhöe, Kachexie.

Diagnostik. Magensekretionsanalyse: erhöhte Basalsekretion, erhöhte Maximalsekretion nach Pentagastrinstimulation. Erhöhter Serumgastrinwert (Bestimmung an drei aufeinanderfolgenden Tagen ohne sekretionshemmende Medikation).

Therapie. Behandlung mit Omeprazol. Operativ durch Adenomexstirpation oder Pankreasteilresektion. Eine Gastrektomie (zur Entfernung des „Erfolgsorgans") ist kaum mehr notwendig.

8.11.5 Pankreastransplantation

Indikation. Substitution der Insulin-Produktion – v.a. zur Vermeidung diabetesassoziierter Komplikationen. Meist kombiniert mit Nierentransplantation bei diabetischer Nephropathie und terminaler Niereninsuffizienz. ***Kontraindikationen*** sind z. B. maligne Erkrankungen oder schwere Infektionen.

Technik. Meist Pankreas mit Duodenal-Manschette heterotop an die Blase.

Prognose. Problematischer Eingriff, welcher von zahlreichen Komplikationen gefolgt sein kann (Fisteln, Blutungskomplikationen). Transplantatüberlebensraten nach 1 Jahr ca. 70 %.

8.12 Milz

8.12.1 Traumatische Milzruptur

Epidemiologie. Die Milzruptur ist die häufigste Ursache einer intraabdominellen Blutung nach einem Trauma.

Pathogenese. Stumpfes Trauma, oft zusammen mit Frakturen der kaudalen Rippen links.

Klinik. Blutungsschock, lokale Schmerzen linker Oberbauch mit Abwehrspannung, Schmerzen in der linken Schulter, äußere Kontusionsmarken an der linken unteren Thoraxseite, ggf. Rippenfrakturen dort. Sicherung der Diagnose durch Ultraschall, ersatzweise Peritoneallavage. *Cave: Zweizeitige Milzruptur:* Verzögerte Ruptur der Milz in die freie Bauchhöhle, Stunden bis Tage nach einem Abdominaltrauma (bei ca. 1 % der Milzrupturen).

Therapie. Klebung, Übernähung, falls erforderlich Splenektomie.

Unerwünschte Folgen nach Splenektomie. Erhöhte Blutviskosität, Thrombozytose (passager), Verminderung des IgM, Postsplenektomiesepsis (Opsi-Syndrom). Zur Prophylaxe bei jüngeren Patienten Impfung mit Pneumokokkenvakzine.

8.12.2 Milzzysten

Über die Hälfte der Milzzysten sind Echinokokkuszysten. Bei den übrigen handelt es sich um primäre Zysten (anlagebedingt, mit Endothel ausgekleidet) oder um sekundäre Zysten (falsche Zysten). Diese entstehen z. B. posttraumatisch oder auf dem Boden eines Milzinfarkts.

Therapie. Die Echinokokkuszyste wird vollständig entfernt. Andere Zysten werden nur operiert (Enukleation, Entdeckelung oder Milz-Teilresektion), wenn sie Beschwerden verursachen.

8.13 Nebenniere

8.13.1 Nebennierenrindenadenom

Ein Nebennierenrindenadenom ist die häufigste Ursache eines primären Hyperaldosteronismus (Conn-Syndrom). Bei etwa einem Drittel der Patienten liegt eine doppelseitige Hyperplasie vor.

Diagnostik. Bestimmung von Kalium (niedrig), Aldosteron (hoch) und Renin (niedrig) im Plasma. CT und MRT können den Tumor darstellen.

Einem M. Cushing liegt in etwa 10–20 % der Fälle ein Nebennierenrindenadenom zugrunde. Beweisend hierfür sind hohe Kortisol- und niedrige ACTH-Werte; der ACTH-Spiegel läßt sich durch Gabe von CRH erhöhen.

Therapie. Einseitige Nebennierenentfernung oder Adenomausschälung, bei der beidseitigen Hyperplasie bevorzugt konservative Behandlung.

8.13.2 Phäochromozytom

Das Phäochromozytom geht vom Nebennierenmark oder den sympathischen Ganglien aus. Es schüttet große Mengen Adrenalin bzw. Noradrenalin aus. 10 % der Phäochromozytome sind doppelseitig, maligne, extraadrenal gelegen und familiär.

Klinik. Wichtigstes Symptom ist eine ausgeprägte und auf normale Antihypertonika nicht ansprechende Hypertonie (bis 300 mm Hg).

Diagnostik. Sie besteht aus der Bestimmung der Vanillinmandelsäure im Sammelurin und der Plasmakatecholamine sowie der Tumordarstellung mit CT oder MRT.

Therapie. Präoperativ muß eine gute α-Blockade erfolgen; anschließend Tumorentfernung bzw. Adrenalektomie.

8.14   Portale Hypertension

Definition und Folgen. Bei der portalen Hypertension besteht eine Druckerhöhung im Pfortaderbereich bei Abstrombehinderung. Das Abstromhindernis kann prä-, intra- oder posthepatisch liegen ➡ *(34)*. Folgen sind zum einen die Umgehungskreisläufe, welche einen eigenen Krankheitswert gewinnen können und zum anderen eine Minderperfusion der Leber mit entsprechend verminderter Entgiftungsfunktion ➡ *(35)*.

(34) Ursachen und Formen der portalen Hypertension

Posthepatischer Block (Budd-Chiari-Syndrom):
- Verschluß der posthepatischen Venen (große Lebervenen oder untere Hohlvene), z. B. als Folge einer Thrombose

Intrahepatischer Block:
- In der Regel auf dem Boden einer Leberzirrhose – hier vor allem als Folge der alkoholischen Zirrhose oder einer primär biliären Leberzirrhose

Prähepatischer Block:
- Pfortaderthrombose oder Milzvenenthrombose, z. B. bei angeborenen Mißbildungen

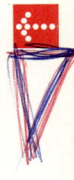

Kollateralkreisläufe:
- Gastroösophagealer Umgehungskreislauf: Ösophagusvarizen
- Umbilikaler Umgehungskreislauf: Caput medusae
- Gastrophrenosuprarenaler Umgehungskreislauf
- Mesenteriko-hämorrhoidaler Umgehungskreislauf

Splenomegalie mit Anämie und Thrombozytopenie

Aszites

Zerebrale Beteiligung/Leberkoma

Von 100 Patienten mit Leberzirrhose
- entwickeln 50   Ösophagusvarizen
- entwickeln 15   eine Blutung hieraus
- versterben 10   hieran

Diagnostik der portalen Hypertension bzw. von Ösophagusvarizen. Gastroösophagoskopie, Röntgenkontrastdarstellung (rundliche Kontrastmittelaussparungen), indirekte Splenoportographie, Messung des Pfortaderhochdrucks (direkt perkutan transhepatisch oder anläßlich einer Laparotomie oder in Form des Lebervenenverschlußdrucks). *Differentialdiagnose* der Ösophagusvarizenblutung: blutendes Magen-Duodenalulkus, Ösophagitis. Die Schwere der Leberzirrhose wird nach der *Child-Klassifikation* abgeschätzt (Child A, B, C). In diese gehen ein: Ernährungszustand, Aszites, Enzephalopathie, Serumalbumin, Serumbilirubin, Quick-Wert.

Therapie. Die *Notfallbehandlung* der Ösophagusvarizenblutung besteht in der Behandlung des Volumenmangelschocks (Bluttransfusionen, FFP), der Endoskopie zur Diagnosesicherung und zur Sklerosierung sowie evtl. der Ballonkompression zur Blutstillung. Wegen der Gefahr der Ösophaguswandnekrose darf die Ballonkompression maximal ca. 8 Stunden ununterbrochen und maximal 48 Stunden insgesamt aufrecht erhalten werden. Dann muß die Blutstillung auf andere Weise erfolgen, z. B. durch einen notfallmäßig angelegten portsystemischen Shunt. Dieser hat ein wesentlich höheres Risiko als eine im Intervall durchgeführte Shuntoperation; es soll deswegen möglichst früh nach der ersten akuten Blutung im Intervall ein portosystemischer Shunt angelegt werden. *(36).*

Nachteilige *Folgen* der portokavalen Anastomose sind die Enzephalopathie (Stupor, Leberausschaltungskoma) sowie ggf. Leberfunktionsstörungen durch Reduktion der Leberdurchblutung. Die

Operationsletalität der portosystemischen Anastomose liegt beim Eingriff im blutungsfreien Intervall bei ca. 5 % (je nach Child-Stadium), bei Notfallshunt (unter fortbestehender Blutung) bei ca. 50 %.

Alternativ ergibt sich die Möglichkeit einer „Devaskularisation" am gastroösophagealen Übergang. Weitere Ausnahmetherapie: Lebertransplantation.

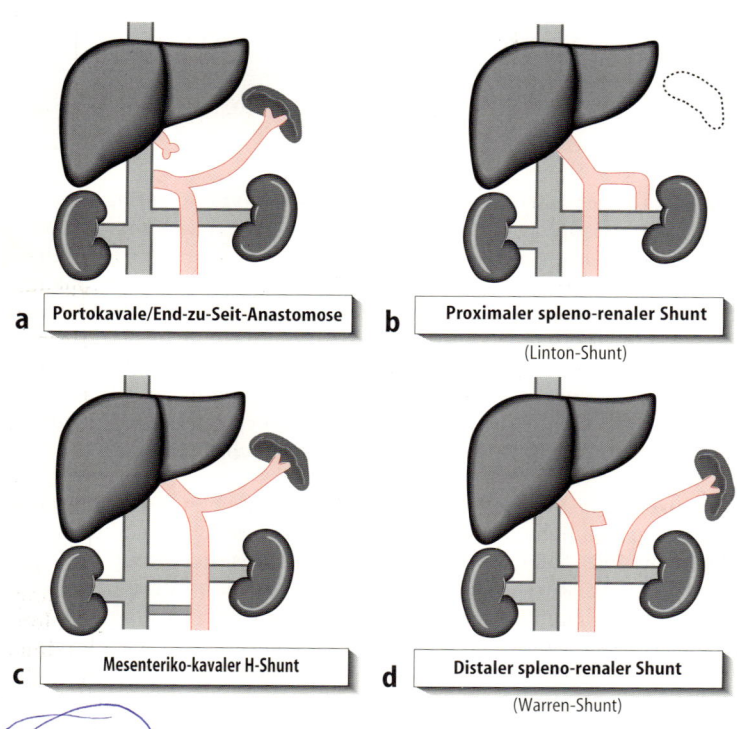

a Portokavale/End-zu-Seit-Anastomose

b Proximaler spleno-renaler Shunt
(Linton-Shunt)

c Mesenteriko-kavaler H-Shunt

d Distaler spleno-renaler Shunt
(Warren-Shunt)

Abb. 8.23 a-d. Formen portosystemischer Anastomosen. (Aus: Herfarth, Leber 1998)

- Portokavale End-zu-Seit-Anastomose
- Portokavale Seit-zu-Seit-Anastomose
- Splenorenale Anastomose
- Mesenterikokavale Anastomose
- Transjugulärer Stent-Shunt (TIPS): Intrahepatische Verbindung zwischen rechtem Pfortaderast (meist) und rechter Lebervene. Vorteil: Keine offene Operation nötig, Nachteil: Häufig Re-Interventionen erforderlich. Der TIPS entspricht funktionell einem portokavalen Seit-zu-Seit-Shunt

8.15 Hernien

8.15.1 Allgemeines

Definitionen. Eine Hernie ist definiert durch das Austreten von Eingeweideteilen in eine Ausstülpung des parietalen Peritoneums ➡️ *(37)*; dies entweder an der Bauchdecke (äußere Hernie) oder innerhalb des Bauchraums bzw. am Zwerchfell (innere Hernie) ➡️ *(37)*. Hernien sind entweder angeboren (Rückbildungsstörung einer Bauchfellausstülpung) oder erworben (durch Erhöhung des intraabdominellen Drucks bzw. sekundäre Bauchwandschwäche) ➡️ *(37)*. Hernien treten mit einer Inzidenz von 3 bis 5 % und zu rund 90 % bei Knaben bzw. Männern auf. Mögliche *Komplikationen von Hernien* sind Irreponibilität, Einklemmung (Inkarzeration), mechanischer Ileus, paralytischer Ileus und Peritonitis (z. B. als Durchwanderungsperitonitis bei Einklemmung).

Therapieprinzip. Darstellen des Bruchringes und Bruchsackes, wenn möglich Reposition des Bruchsackinhaltes in die Bauchhöhle (dessen Intaktheit vorausgesetzt), Abtragung des Bruchsackes, Verschluß der Bruchlücke.

(37) Definitionen, Bestandteile von Hernien, Formen von Hernien (Abb. 8.24)

Bruchpforte:	• Ort der Ausstülpung
Bruchsack:	• Peritoneale Ausstülpung selbst
Bruchsackinhalt:	• z. B. Netz, Dünndarm, Dickdarm oder andere Eingeweideteile
Äußere Hernie:	• Der Bruchsack wölbt sich durch die äußere Bauchwand vor, z. B. Leistenhernie, Nabelhernie, Schenkelhernie, Narbenhernie
Innere Hernie:	• Der Bruchsack wölbt sich innerhalb der Bauchhöhle oder in den Thorax vor, z. B. Treitz-Hernie, Hiatushernie
Angeborene Hernie:	• Kongenitale, nicht rückgebildete äußere Bauchfellausstülpung: Leistenhernie • Kongenitale, innere Bauchfelltasche: Treitz-Hernie, Ileozökalhernie
Erworbene Hernie:	• Erhöhter Bauchinnendruck (Gravidität, Obstipation, Aszites, Tumoren) Bauchwandschwäche (z. B. Kachexie, Alter), z. B. Leistenhernie, Schenkelhernie • Operationsnarbe • Traumatisch äußerst selten
Sonderformen:	• Gleithernie: Bruchsack, welcher nicht vollständig durch parietales Peritoneum, sondern teilweise durch den Bruchinhalt selbst gebildet wird. • Darmwandhernie (Richter): Hier kommt es nicht zur Einklemmung eines gesamten Darmanteiles, sondern lediglich eines Darmwandanteiles (Folge: nicht mechanischer, sondern primär paralytischer Ileus, ggf. Darmwandnekrose) • Reposition en bloc: Hier wird bei manueller Reposition der Bruchsack samt inkarzerierter Darmschlinge reponiert; auf diese Weise besteht die Einklemmung präperitoneal fort.

Eine eingeklemmte Hernie stellt eine dringliche Operationsindikation dar.

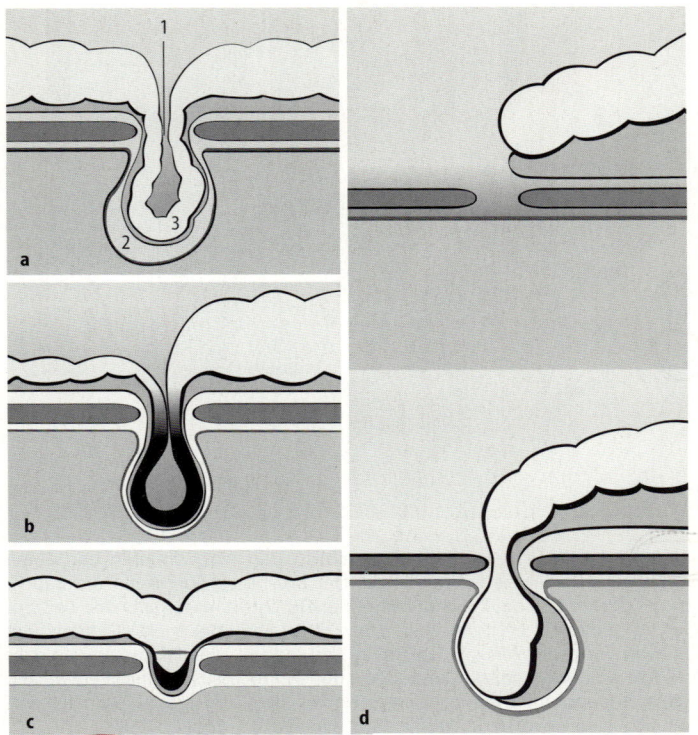

Abb. 8.24 a-d. Hernien: **a** Nomenklatur: (*1*) Bruchpforte, (*2*) Bruchsack, (*3*) Bruchsackinhalt. **b** Inkarzerierte Hernie, **c** inkarzerierte Darmwandhernie (Richter), **d** Gleithernie: Der Bruchsack wird teilweise durch den Bruchinhalt gebildet (Aus: Herzog u. Tondelli 1998)

8.15.2 Leistenhernie (Abb. 8.25)

Indirekte Leistenhernie (Hernia inguinalis indirecta, Hernia inguinalis lateralis)

Anatomie. Die indirekte Leistenhernie ist überwiegend angeboren (bei persistierendem Processus vaginalis testis). Der Bruchsack tritt durch den inneren Leistenring (lateral der epigastrischen Gefäße) und den äußeren Leistenring (medial der epigastrischen

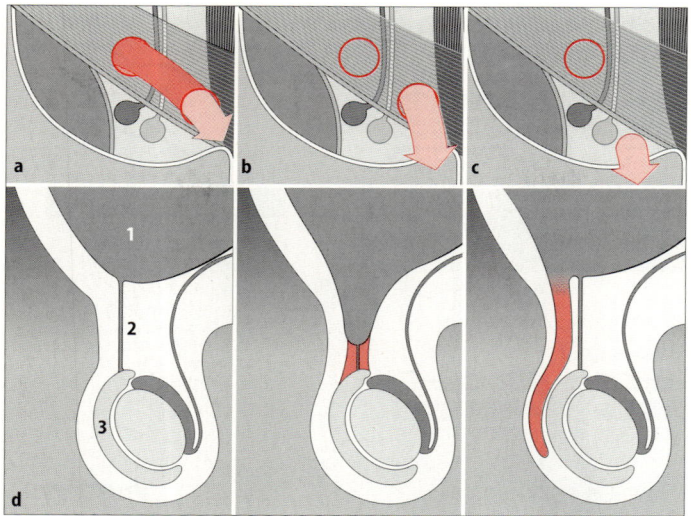

Abb. 8.25. a Indirekte Leistenhernie: Durchtritt durch den inneren und äußeren Leistenring; b direkte Leistenhernie: Der Bruchsack durchsetzt die Bauchwand auf direktem Weg; c Schenkelhernie: Durchtritt unterhalb des Leistenbandes; d indirekte Leistenhernie: *Links:* Der Peritonealsack (*1*) steht mit dem Cavum serosum testis (*3*) nicht in Verbindung, der Processus vaginalis testis (*2*) ist obliteriert. *Mitte:* Durch den offenen Processus vaginalis entwickelt sich eine angeborene Hernie. *Rechts:* Neben dem Processus vaginalis entwickelt sich eine erworbene Hernie (Aus: Herzog u. Tondelli 1998)

Gefäße). Beim erworbenen indirekten Leistenbruch bildet sich entlang des Samenstrangs und des obliterierten Processus vaginalis eine Bauchfellausstülpung.

Klinik. Die Patienten klagen über ziehende Schmerzen; beim Säugling fällt oft der Mutter eine passagere sichtbare Vorwölbung in der Leiste beim Schreien auf (s. 10.1.11). Bei der Untersuchung findet sich eine sichtbare und tastbare Vorwölbung inguinal unmittelbar neben dem Pecten ossis pubis. Die digitale Untersuchung im Stehen läßt die Hernie tasten, vor allem beim Hust- und Preßversuch. Zur Untersuchung stülpt der tastende Finger das Skrotum in den äußeren Leistenring bzw. den Leistenkanal ein (Abb. 8.26).

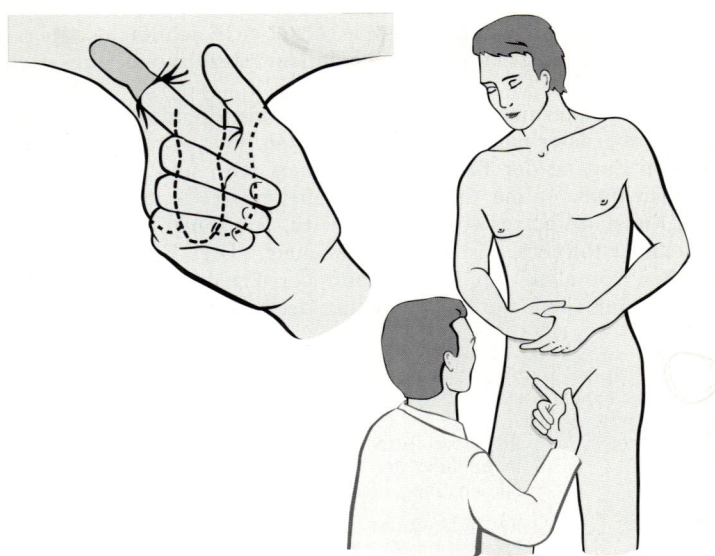

Abb. 8.26. Klinische Untersuchung bei der indirekten Leistenhernie
(Aus: Herzog u. Tondelli 1998)

Direkte Leistenhernie (Hernia inguinalis directa, Hernia inguinalis medialis)

Anatomie. Bei der direkten Leistenhernie liegen innerer und äußerer Bruchring medial der epigastrischen Gefäße; der Bruchsack durchsetzt die Bauchwand auf direktem Weg ohne Beziehung zum Samenstrang. Ursache ist meist eine Bauchwandschwäche zusammen mit einer intraabdominellen Druckerhöhung (Obstipation oder chronischer Husten im Alter). Der innere und äußere Bruchring sind meist weit, eine Einklemmung deswegen selten.

Klinik. Die Palpation von Bruchring und Bruchsack ist meist leicht möglich.

Therapie. Das Prinzip der Operation besteht in der Darstellung und Identifizierung des Bruchsacks, Reposition des Bruchinhaltes und Sicherung der Bauchwand durch eine mehrschichtige plastische Rekonstruktion, vor allem der Fascia transversalis. In der

Rekonstruktion der Bauchwand ergeben sich zahlreiche Operationsvarianten, die eine unterschiedliche Rezidivrate aufweisen (38).

Die Leistenhernien werden heute zunehmend endoskopisch versorgt, wobei über einen transabdominellen oder primär extraperitonealen Zugang der Bruchsack reponiert wird und anschließend die Bruchlücke ohne Spannung („tension free") durch Einlage eines Kunststoffnetzes verschlossen wird. Die Dauerverträglichkeit der Kunststoffnetze ist nicht gesichert. Die **Komplikationen** bestehen vor allem im Rezidiv und der Ernährungsstörung des Hodens (vor allem durch Drosselung der V. testicularis).

(38) Prinzipien gängiger Verfahren zur offenen Operation der Leistenhernie	
Shouldice:	Verstärkung der Hinterwand des Leistenkanals durch Doppelung der Fascia transversalis hinter dem Samenstrang (Rezidivrate 1–2 %)
Bassini:	Verstärkung der Hinterwand des Leistenkanals durch Fixation des M. obliquus internus und M. transversus abdominis an das Leistenband (Rezidivrate ca. 5 %)
Lichtenstein:	Einengung des Leistenrings durch Einlage eines Kunststoffnetzes (Rezidivrate unter 1 %)
Kindliche Leistenhernie:	Die Hinterwand des Leistenkanals muß nicht verstärkt werden. Lediglich Abtragung des Bruchsacks

8.15.3 Schenkelhernie (Hernia femoralis, Abb. 8.25)

Die Schenkelhernie tritt unterhalb des Leistenbandes durch die Lacuna vasorum aus. Sie tritt vor allem bei Frauen ab dem 6. Dezennium auf. Der Bruchring ist meist recht eng, der Bruchsack klein, als Bruchinhalt finden sich Netzzipfel oder Darmanteile, evtl. die Blasenwand (Gleitbruch).

Diagnostik. Die Schenkelhernie wird klinisch diagnostiziert. Man tastet Bruchlücke und Bruchsack *medial und unterhalb* des äußeren Leistenrings. Klinische *Differentialdiagnosen* sind: Leistenbruch, Varixknoten, Lipome, Lymphknotenvergrößerung.

Therapie. Wegen der Einklemmungsgefahr soll der Bruch operiert werden. Dies kann von femoral geschehen (Freilegung des Bruchsacks und Bruchrings von unten, Bruchlückenverschluß) oder von inguinal (Eröffnung des Leistenkanals, Hochziehen des Bruchsacks und Verschluß der Bruchpforte).

8.15.4 Nabelhernie

Der Nabelbruch kann angeboren oder erworben sein. Man sieht und tastet im Nabel eine Vorwölbung und einen Bruchring. Der Nabelbruch des Säuglings (s. 10.1.3) schließt sich meist spontan und braucht keine besondere Behandlung. Bei älteren Personen sollte der Nabelbruch wegen der Einklemmungsgefahr operiert werden.

8.15.5 Epigastrische Hernie

Durch eine oder mehrere Lücken in der Linea alba stülpt sich präperitoneales Fett aus (Abb. 8.27), dem eventuell parietales Peritoneum folgt; in Wirklichkeit handelt es sich damit in der Regel dort nicht um eine eigentliche Hernie (oft keine Ausstülpung des parietalen Peritoneums). Die Patienten klagen über örtliche Schmerzen; kleine Lücken können evtl. bei fettreichen Bauchdecken nicht getastet werden. Die *Therapie* besteht in der Freilegung und Reposition der Vorwölbung und dem Verschluß der Linea alba.

8.15.6 Narbenhernie

Jede Narbe an der Bauchwand kann zur Hernie führen – auf dem Boden einer narbenbedingten Schwäche der Faszie. Die Diagnose ist meist leicht möglich; die Therapie kann schwer sein, weil oft nicht genug biologisch gutes, solides Fasziengewebe zum sicheren Verschluß vorhanden ist. Die Rezidivrate nach Operationen ist hoch.

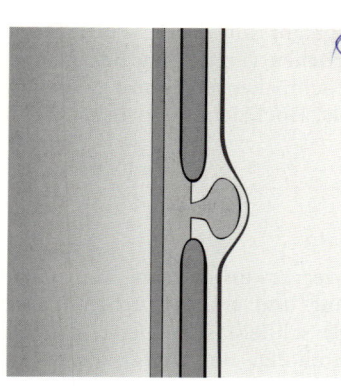

Abb. 8.27. Epigastrische Hernie: Austritt von präperitonealem Fett durch die Linea alba (Aus: Herzog u. Tondelli 1998)

8.15.7 Hiatushernien

Unter einer Hiatushernie versteht man eine erworbene bleibende oder vorübergehende Verlagerung von Teilen des Magens in das Mediastinum. Die Hiatushernie ist häufig; Schätzungen gehen von einer Inzidenz von 30 % aus. Je nach Lage von Hernie und Ösophagus zueinander unterscheidet man 3 Formen, die auch in der klinischen Symptomatik und der Therapie unterschiedlich sind ➡ *(39)* (Abb. 8.28). Vor allem die axiale Gleithernie geht oft mit einer Refluxkrankheit einher (s. 8.4.3).

Diagnostik. Die Diagnose einer Hiatushernie erfolgt endoskopisch oder röntgenologisch: Nachweis der Hernie in der Kontrastmitteluntersuchung von Ösophagus und Magen (ggf. in Kopftieflage). Bei der axialen Gleithernie zeigt sich hier eine ringförmige Stenose am Übergang vom Ösophagus zum Magen (Schatzki-Ring).

Therapie. Die asymptomatische Gleithernie ist nicht spezifisch behandlungsbedürftig; Verhaltensmaßnahmen wie bei Refluxösophagitis. Die paraösophageale Hernie soll wegen Inkarzerationsgefahr operiert werden: Gastropexie (endoskopisch oder offen).

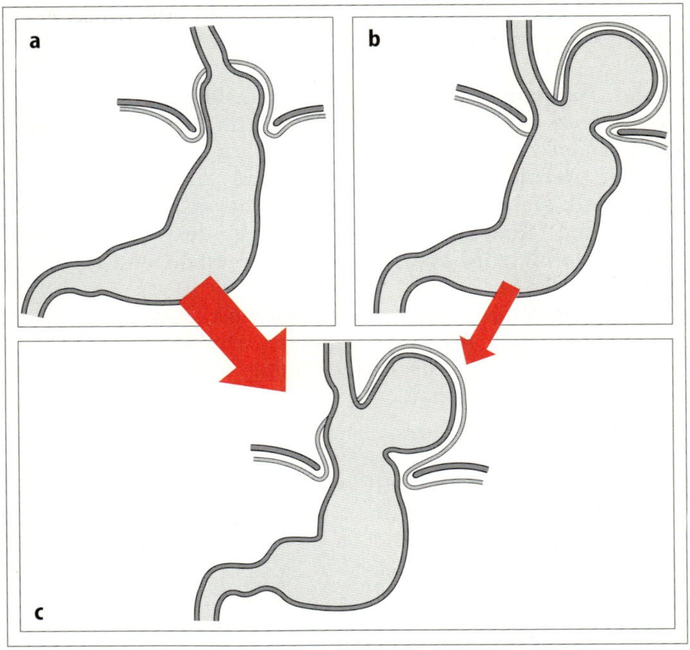

Abb. 8.28 a–c. Hiatushernien: **a** Gleithernie, **b** paraösophageale Hernie, **c** gemischte Hernie (Aus: Siewert, Zwerchfell 1998)

Hiatushernien: Formen und Symptome	(39)
Axiale Gleithernie:	Beschwerden einer Refluxkrankheit (s. 8.4.3), evtl. Mallory-Weiß-Syndrom (s. 8.4.4)
Paraösophageale Hernie:	Ein Teil des Magens tritt neben dem Ösophagus in das Mediastinum; die Kardia bleibt in der richtigen Position! Einklemmungserscheinungen, die wie pektanginöse Beschwerden imponieren können. Chronische Anämie durch unbemerkte Blutungen im Bereich des Bruchrings
Mischhernie:	Kombination aus Gleithernie und paraösophagealer Hernie
Upside down stomach:	Extreme paraösophageale Hernie mit kompletter Verlagerung des Magens in den Thorax

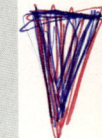

8.15.8 Zwerchfellhernien (Abb. 8.29)

Durch das **Trigonum sternocostale** (rechts: **Morgagni**, links: **Larrey**) kommt es zur Hernie vom Bauch- in den Thoraxraum. Große Hernien enthalten Netz, Dünndarm, Dickdarm oder Magen. Die Hernie kann zu Dyspnoe und Pneumonie führen. Zur Diagnostik dienen Röntgenbilder des Thorax mit Durchleuchtung, CT und Kontrastmitteluntersuchung des Magen-Darm-Kanals. Die Hernie wird von abdominal dargestellt und reponiert mit Verschluß der Lücke.

Durch das **Trigonum lubocostale (Bochdalek)** kann es zur Hernie mit meist kleinem Bruchsack kommen. Die Beschwerden sind eher uncharakteristisch. Zur Einklemmung kommt es bevorzugt während der Schwangerschaft.

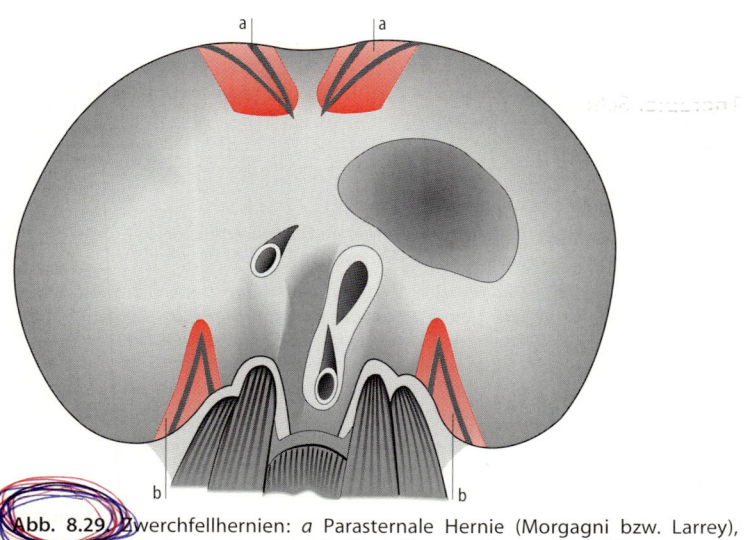

Abb. 8.29. Zwerchfellhernien: *a* Parasternale Hernie (Morgagni bzw. Larrey), *b* lumbokostale Hernie (Bochdalek) (Aus: Siewert, Zwerchfell 1998)

8.15.9 Andere innere Hernien

Treitz-Hernie. An der Flexura duodenojejunalis (am Übergang des Darms vom retroperitonealen in den intraperitonealen Abschnitt) kann in eine Tasche des parietalen Peritoneums eine Darmschlinge eintreten und inkarzerieren.

Ileozökale Hernie. Dasselbe kann am ileozökalen Übergang erfolgen. Die Diagnose kann schwer sein.

8.16 Abdominelles Trauma

8.16.1 Offene Abdominaltraumen

Ursachen. Schuß- und Stichverletzungen, Pfählungsverletzungen.

Symptomatik. Äußere Verletzung, evtl. Zeichen einer lokalen Peritonitis (Abwehrspannung), evtl. Zeichen einer Eröffnung des Magen-Darm-Kanals (Nachweis von freier Luft), evtl. Zeichen einer akuten intraabdominellen Blutung (Schock, sonographischer Nachweis).

Therapie. Schockbekämpfung. Fremdkörper, Waffen etc. werden in situ belassen und erst im OP unmittelbar mit Operationsbeginn entfernt. Örtliche Revision, Blutstillung, Versorgung von Organverletzungen.

8.16.2 Stumpfes Bauchtrauma

Ursachen. Lokale stumpfe Gewalteinwirkungen auf Bauch oder untere Thoraxseite.

Typische Verletzungsfolgen. Milzruptur, Leberruptur, Mesenterialgefäßverletzungen. Seltener kommt es zur Zwerchfellruptur, Duodenalruptur oder anderen Hohlraumverletzungen.

Diagnostik. *Klinische Untersuchung:* Suche nach Kontusionsmarken, Zeichen der Darmatonie, Abwehrspannung (als Zeichen

einer intraperitoneal liegenden Öffnung des Darmlumens), Zeichen der intraabdominellen Blutung (Schock, abdominelle Volumenzunahme, Abwehrspannung). *Apparativ:* Sonographie, ggf. Lavage, ggf. CT. *Labor:* Hb-Abfall, Leukozytose, Erhöhung der Pankreasenzyme.

> **!**
>
> Eine Dünndarmruptur geht mit den Zeichen eines akuten Abdomens und einer zunehmenden Paralyse einher, unter Umständen jedoch mit einem sonographisch unauffälligen Befund!

Therapie. Bei Zeichen einer *Hohlraumverletzung* und/oder einer größeren intraabdominellen *Blutung:* Explorative Laparotomie, Versorgung der Perforation bzw. der Blutung. Bei *wenig ausgeprägter* und nicht bedrohlicher Symptomatik Zuwarten unter sorgfältiger Kontrolle und unter folgenden Bedingungen: Kein Schockzustand, keine Zeichen einer Peritonitis, kein Blut in der Magensonde. *Überwachungsmaßnahmen:* Engmaschige Kontrolle der Kreislaufparameter, Magensonde, regelmäßige Sonographiekontrollen, Blasendauerkatheter.

8.17   Stomaanlagen

Prinzip. Ziel der Anlage eines Enterostomas ist die Gewährleistung der Darmentleerung. Ein Stoma verlagert den gesamten Darmquerschnitt in die Bauchdecke und bringt damit den gesamten Darminhalt nach außen. (Eine Stuhlfistel stellt dagegen nur eine partielle Verbindung nach außen und damit auch nur eine partielle Stuhlableitung dar). Stomata können notwendig sein bei passageren oder bleibenden Passagehindernissen, mechanischer oder funktioneller Natur ▶ *(40)*. Oraler und aboraler Darmschenkel können unmittelbar nebeneinander als *doppelläufiges Stoma*, oder in getrennter Position eingenäht werden. Beim *endständigen Stoma* ist nur der orale Darmschenkel zur Haut ausgeleitet.

Indikationen:
- Mechanischer Ileus, der nicht anders behebbar ist (inoperabler Tumor)
- Schwere septische Komplikation mit ausgeprägtem paralytischem Ileus (diffuse Peritonitis)
- Inkontinenz bei Zerstörung des Sphinkterapparats (M. Crohn)
- Rektumexstirpation bei Rektumkarzinom
- Unsichere Darmanastomosen (zu deren passagerem Schutz)

Typische Techniken:

Ileostoma: Ausleitung des Endileums im rechten Unterbauch

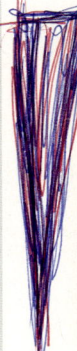

- Doppelläufig zur passageren Ableitung bei Passageproblemen im Kolon
- Endständig bei totaler Kolektomie (Familiäre Polyposis coli)
- Das endständige Ileostoma wird zur besseren Pflege entweder prominent gestaltet, oder es wird ein Stuhlreservoir mit einem ventilartigen Verschluß aus einer Darmschlinge gebildet (kontinente Ileostomie)

Transversostomie:
- Meist doppelläufige Ausleitung in Oberbauchmitte, meist passager bei Passagehindernissen im Colon descendens, Sigma oder Rektum oder bei unsicheren Anastomosen dort

Sigmakolostomie:
- Doppelläufige Ausleitung des Sigma im linken Unterbauch passager bei Passagehindernissen oder unsicheren Anastomosen am Rektum
- Endständige Ausleitung bei Rektumexstirpation

„Hartmann-Situation":
- Bei problematischen Situationen (z. B. notfallmäßiger Resektion eines größeren gangränösen Dickdarmabschnitts mit schwerer Peritonitis) werden die eventuell weit voneinander entfernt liegenden verbleibenden Darmenden nicht direkt wieder vereinigt; vielmehr werden sie am jeweiligen Ort aus der Bauchhaut ausgeleitet; es wird eine „Diskontinuitäts-Resektion" durchgeführt. Dies erlaubt einerseits einen guten Stuhl-Abtransport und vermeidet andererseits in der Akutsituation eine Verlängerung des Eingriffs. Nach Erholung des Patienten wird die Darm-Kontinuität rekonstruiert

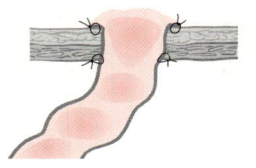 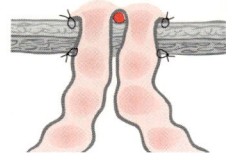

Abb. 8.30.
a Typische Stomata
(Aus: Häring u.
Zilch 1988),
b endständiges
Ileostoma mit
Reservoir
(Nach: Schumpelick
et al. 1988)

a

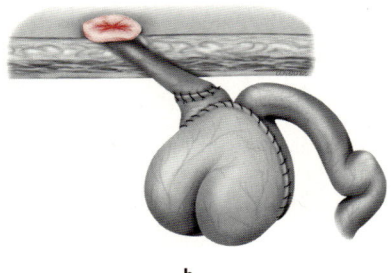

b

Komplikationen und Pflege am Enterostoma. Je weiter oral das
Stoma liegt, desto dünner und aggressiver ist der Stuhl und
desto größer sind die Stuhlportionen; um so mehr Probleme ergeben sich dort mit der umgebenden Haut. Die Region um das
Stoma muß sorgfältig gepflegt werden; Kotbeutel müssen gut kle-
ben, dürfen andererseits nicht reizen. Die Patienten müssen in der
Pflege ihres Stomas angeleitet werden. Durch disziplinierte Ernährung kann die Stuhlfrequenz und der Zeitpunkt der Stuhlentlee-
rung oft von den Patienten gut eingestellt werden.

Peristomale Abszesse müssen erkannt und revidiert werden, ein
parastomaler Darmvorfall wird operativ behoben.

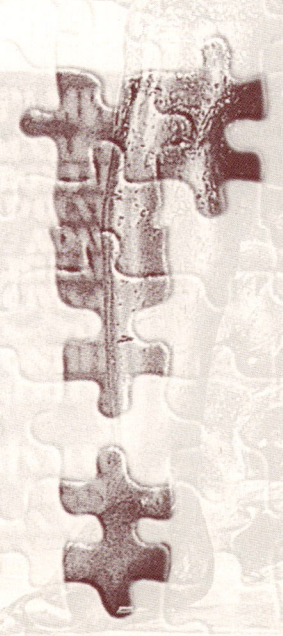

9.1 Angiologische Untersuchung (Abb. 9.1)

Anamnese. Frage nach Risikofaktoren der arteriellen Verschlußkrankheit (Rauchen, Diabetes, Hypertonie, Fettstoffwechselstörun-
gen, Gicht, Lebensweise) bzw. von thromboembolischen Erkrankungen (Varikose, Einnahme von Kontrazeptiva, Blutgerinnungs-
störungen). Motorische oder sensible Störungen, abgelaufene
Thrombosen oder Embolien, ehemalige Ulzera, Wundheilungsstörungen.

Inspektion. Hautfarbe, Hauttemperatur, vegetative Zeichen (Behaa-
rung, Nägel), trockene Nekrosen an Zehenkuppen oder Fingerkuppen, Ulzera (Größe, Umgebungsreaktion, Infektionsstatus).

Palpation. *Pulse:* Karotiden, A. axillaris, A. brachialis, A. radialis,
A. ulnaris, A. femoralis, A. poplitea, A. tibialis posterior, A. dorsa-
lis pedis.

Auskultation. A. carotis communis, A. subclavia, Aorta abdominalis, A. iliaca, A. femoralis, A. poplitea.

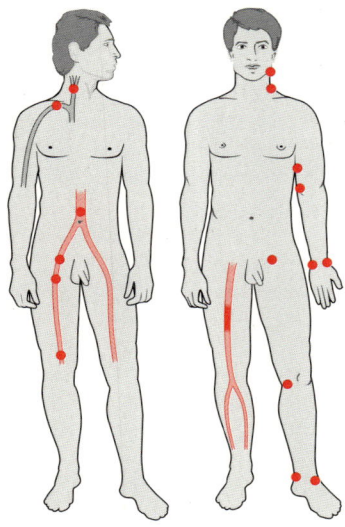

Abb. 9.1. Angiologische Untersuchung:
Typische Auskultationsorte (*links*) und
Palpationsorte (*rechts*) (Aus: Becker u.
Rudkowski 1998)

Dopplersonographie. *Arteriell:* An den Auskultationsorten und über dem gesamten Gefäßverlauf. Ziel ist der Nachweis einer Pulsation sowie die Bestimmung der Fließgeschwindigkeit und der Fließrichtung. *Venös:* Zur Erfassung venöser Thrombosen und Klappeninsuffizienzen: Bei verlegter Strombahn entfällt distal davon die Abhängigkeit der Strömungsgeschwindigkeit vom Atemrhythmus. Bei insuffizienten Klappen kommt es distal davon beim Anspannen der Bauchpresse bzw. bei manueller Kompression zu Strömungssignalen.

Farbkodierte Duplex-Sonographie. Bildliche Darstellung der Gefäße und ihrer Umgebung.

Blutdruckmessung. Im Seitvergleich sowie mit Vergleich oberer/ unterer Extremität.

Gehtest. Bestimmung der Gehstrecke bei standardisiertem Gehtempo (3,5 km/h) und einer Steigung von 12,5 %.

Klinische Zeichen der tiefen Beinvenenthrombose. Umfangsvermehrung, livide Hautverfärbung mit vermehrter Gefäßzeichnung, Schmerzen in der Wade („Muskelkater"), Fußsohlendruckschmerz (Payr-Zeichen), Schmerzen bei Dorsalflexion des Fußes (Denecke-Zeichen), Wadenkompressionsschmerz, Schmerzen beim Husten im Bein (Louvel-Zeichen) (s. auch Abb. 9.8).

Funktionelle Prüfung der oberflächlichen Venen. *Trendelenburg-Test:* Ausstreichen der Varizen (liegender Patient), Stauung am proximalen Oberschenkel, Aufstehen. Eine ausbleibende/langsame Füllung der V. saphena magna spricht für suffiziente Vv. perforantes. *Perthes-Test:* Stehender Patient, Stauung am proximalen Oberschenkel, Umhergehen. Bei suffizienten Vv. perforantes entleeren sich die oberflächlichen Varizen.

Angiographie, Phlebographie. Zur direkten Darstellung der arteriellen bzw. venösen Gefäßverhältnisse.

9.2 Möglichkeiten und Prinzipien einer Heparinbehandlung sowie Thromboseprophylaxe (s. 1.6)

9.3 Akute arterielle Embolie

Pathophysiologie und Klinik. Die akute arterielle Embolie geht in der Regel vom linken Herzen aus (z. B. bei koronarer Herzkrankheit mit Herzwandaneurysma, Mitralstenose mit absoluter Arrhythmie, Vorhofflimmern, Endokarditis, Zustand nach Herzklappenersatz). Hauptlokalisationsorte sind die Aortenbogenäste (60 %) mit nachfolgendem Schlaganfall bzw. akuter Ischämie der oberen Extremität, die Aortenbifurkation und Femoralbifurkation (20 %), seltener die A. mesenterica superior *(1)*.

(1) Klinik akuter peripherer arterieller Embolien

Extremitätenperipherie („6-P-Regel"):
- Pulslessness   Keine peripheren Pulse
- Pallor   Peripherie blaß
- Pain   zunehmende ischämische Schmerzen
- Paraesthesia   Sensibilitätsstörungen
- Paralysis   zunehmende Lähmung
- Prostration   Krankheitsgefühl

Hirnembolie:
- Zeichen des frischen Schlaganfalls: Kontralaterale Hemiparese, ggf. Bewußtseinsverlust, Sprachstörungen. Monokuläre Erblindung bei Embolie der A. ophthalmica.

Mesenterialarterienverschluß: s. 8.6.3

Nierenarterienverschluß:
- Klinisch stummer Verlauf oder Flankenschmerzen und sistierende Nierenfunktion

Diagnostik. Klinische Untersuchung, Dopplersonographie, Angiographie. Bei einem akuten Verschluß auf dem Boden einer vorbestehenden Minderdurchblutung mit bereits ausgebildetem Kollateralkreislauf kann das klinische Bild undeutlicher sein (protrahierter Verlauf).

Therapie. Alle Formen der akuten arteriellen Embolie bedürfen einer *dringlichen Behandlung:* Die Heparinisierung beugt einer Appositionsthrombose vor, die chirurgische Embolektomie, die Fibrinolysetherapie oder die interventionelle Behandlung sucht die Strombahn frei zu machen, eine Faszienspaltung soll ein Postischämiesyndrom und die postoperative Heparinisierung eine Reembolie bzw. Rethrombose vermeiden. Eine Suche nach einer vermuteten Embolus-Streuquelle schließt sich an ➡ *(2)*.

Therapieschema bei akuter arterieller Embolie *(2)*

Alle Formen:
- Beginn mit Heparin i.v. 1000 IE Heparin/ 24 h. Nach Embolektomie therapeutische Heparinisierung (zwei- bis dreifache PTT), später Marcumar®-Behandlung (s. 1.6)

Extremitätenperipherie:
- Fernembolektomie mit Fogarty-Katheter: Embolus-Entfernung mittels eines Ballonkatheters
- Lokale Thrombolyse über intraluminalen Katheter, welcher über eine Gefäßschleuse (z. B. in der Leiste oder am Oberarm) eingebracht wird. Die Streptokinase-Dosis beträgt mit etwa 5000 IE / Std. nur etwa 20 % der systemisch notwendigen Menge
- Interventionelle Katheter-Absaug-Embolektomie: Einbringen eines Katheters über eine Schleuse (s. oben) und Absaugen des frischen embolischen Materials
- Zur Vermeidung eines Reperfusionsschadens ist nach einer Revaskularisierung mit vorangehend ausgeprägter Ischämie eine Kompartmentspaltung notwendig (s. 11.2.2)

Akuter Mesenterialarterienverschluß: s. 8.6.3

Karotisinsuffizienz:
- Im akuten Stadium ist eine chirurgische Therapie bislang nicht etabliert. Möglicherweise wird sich ein Eingriff innerhalb der ersten 6 Stunden bewähren (s. 9.4.1)

Akute arterielle Thrombose:
- Bei akutem thrombotischem Verschluß auf dem Boden einer arteriellen Verschlußkrankheit mit kompletter Ischämie notfallmäßiger Revaskularisationseingriff wie beim chronischen Verschluß (s. 9.4.4)

9.4 Chronische arterielle Verschlußkrankheit (AVK)

Pathophysiologie. Die AVK ist meist Folge stenosierender oder obliterierender Veränderungen der Arterien (z. B. Atherosklerose oder entzündlich) als Makroangiopathie mit Befall größer-kalibriger Arterien, als Mikroangiopathie im Bereich der Arteriolen. Initial liegt ein hämodynamisch wirksames Strombahnhindernis vor, zunächst mit intermittierender, später mit dauerhafter Ischämie. Dies führt zunächst zum Funktionsverlust und später zum Gewebetod. Beim chronischen arteriellen Verschluß kommt es zur Ausbildung eines Kollateralkreislaufs, so daß oft eine ausreichende Ruhedurchblutung vorhanden ist. Dabei ist bei der chronischen AVK eine weniger ausgeprägte maximale Durchblutungssteigerung möglich (geringere Durchflußreserve), was sich klinisch in einer Belastungsischämie zeigt. Die Restdurchblutung ist abhängig von der Kollateralversorgung. Als Ischämietoleranz wird die Fähigkeit des Gewebes bezeichnet, eine gewisse Zeit ohne Sauerstoffzufuhr auszukommen.

9.4.1 Zerebrovaskuläre Insuffizienz (Abb. 9.2)

Pathophysiologie. Extrakranielle Arterienläsionen verursachen rund 1/3 aller ischämischen Hirninfarkte (vor allem thrombogene Plaques und Stenosen der Carotis interna an der Karotisbifurkation), im übrigen liegen die Stenosen an den intrakraniellen Gefäßen (z. B. A. cerebri media). Zur Ischämie eines Hirnareales kommt es zum Beispiel durch eine zerebrale Embolisation. Die Kompensationsmöglichkeiten sind ausgeprägt: Reversible Hirnfunktionsstörungen sind erst ab einem Abfall der Hirndurchblutung auf unter 50 %, irreversible Störungen ab 20 % zu erwarten. Das Ausmaß der Kompensation wird unter anderem durch die Ausprägung des Circulus Willisii bestimmt. Die intrazerebralen Äste der Arteria carotis interna sind nicht kollateralisierfähig.

Klinik. Die *Karotis-Insuffizienz* führt zur Ischämie im Bereich der Großhirnhemisphären mit fokalen neurologischen Ausfällen, Aphasie, sensiblen und motorischen Lähmungen, flüchtigen Sehstörungen; sie wird in 4 Stadien eingeteilt ➡ *(3)*. Die *Vertebralis-Insuffizienz* verursacht Durchblutungsstörungen in Kleinhirn, Brücke und Hirnstamm (Schwindel, Ataxie, Diplopie, Hemianop-

Abb. 9.2. Supraaortale Gefäßstenosen
(Aus: Becker u. Rudkowski 1998)

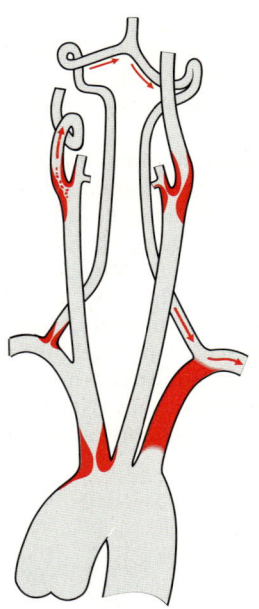

sie, Schluckstörungen). Beim *Subclavian-steal-Syndrom* kommt es
auf dem Boden einer Stenose oder eines Verschlusses einer A. subclavia zur Strömungsumkehr der A. vertebralis, so daß bei Mehr-
arbeit des Armes eine Minderdurchblutung mit den Zeichen der
Vertebralis-Insuffizienz entsteht.

Stadien der Karotisinsuffizienz		*(3)*
Stadium I	Symptomlose Stenose oder Verschluß	
Stadium II	TIA: Transitorische ischämische Attacke, Minuten bis 24 h, voll reversibel	
Stadium III	PRIND: Prolongiertes reversibles ischämisches neurologisches Defizit: Frischer Schlaganfall, meist inkomplette Hemisymptomatik, länger anhaltende Ausfälle, Dauer über 24 h	
Stadium IV	Abgeschlossener Schlaganfall, evtl. mit Reststörungen und postapoplektischem Syndrom	

Diagnostik. Anamnese, systolische Geräusche, Duplex-Sonographie, transkranielle Dopplersonographie (intrakranielle Zirkulation), transösophageale Sonographie (Aortenwurzel, Aorta descendens), intrakranielle DSA, Computertomographie.

Operative Therapie. In Abhängigkeit vom Stadium *(4)* offene Thrombendarteriektomie: Eröffnung der A. carotis communis an der Karotidengabel, Entfernung des Stenosezylinders aus der A. carotis interna, evtl. Erweiterungsplastik durch einen Patch, bei ausgeprägter Schlängelung (Kinking) evtl. plastische Kürzung und Neueinpflanzung der A. carotis interna. Zum Erhalt bzw. der Überwachung der zerebralen Durchblutung perioperativ stehen verschiedene Techniken zur Verfügung *(5)*. Beim Subclavian-steal-Syndrom wird ein Bypass (Carotido-Subclavia-Bypass) angelegt oder eine Neuimplantation der A. subclavia in die A. carotis interna vorgenommen.

(4) Operationsindikation bei der chronischen zerebrovaskulären Insuffizienz	
Stadium I	• Rasche Progredienz der Stenose • Kontralateraler Verschluß • Vor anderen großen operativen Eingriffen bei hochgradigen Stenosen (> 70 %)
Stadium II	Absolut
Stadium III	Relativ bei frischem Schlaganfall innerhalb der ersten Stunden bei fehlender Bewußtlosigkeit und unauffälligem CT
Stadium IV	Relativ bei erneuter TIA homolateral oder Verschluß kontralateral

(5) Intraoperative Protektion und Überwachung der Hirnfunktion

- Intraluminärer Stent
- Passagerer Bypass
- EEG
- Evozierte Potentiale
- Kontrollierte Hypertension
- Kontrollierte Hyperkapnie
- Transkranielle Doppleruntersuchung

9.4.2 Viszeralarterieninsuffizienz/Angina intestinalis (s. 8.6.3)

9.4.3 Renovaskuläre Hypertonie

Pathophysiologie. Auf dem Boden einer atherosklerotischen oder dysplastischen Stenose (um 70 % oder mehr) kommt es zum Druckabfall im Arteriensystem der Nieren, hierdurch zum „Goldblattmechanismus" mit Hyperthrophie der juxtaglomerulären Zellen, vermehrter Reninausschüttung und Aktivierung des Angiotensinogenmechanismus: Periphere Vasokonstriktion, vermehrte Aldosteronbildung.

Klinik und Diagnostik. Arterielle Hypertonie mit diastolischen Werten über 100 mmHg, zunehmende Niereninsuffizienz (bei doppelseitiger Stenose), Flankenschmerzen. Sonographie (Größenbestimmung der Niere), farbkodierte Duplexsonographie (zur Darstellung der Strömungsverhältnisse), Ausscheidungspyelogramm (verzögerte Ausscheidung, verkleinerte Niere), getrennte selektive Angiographie, seitengetrennte Kreatinin-Clearance.

Therapie. Bevorzugt perkutane Katheterdilatation (PTA). Bei mißlungener PTA, akutem thrombotischem oder embolischem Verschluß oder bei Kombination mit einem Nierenarterien- oder Bauchaortenaneurysma Operation: Veneninterponat (Aorto-renaler Bypass) oder Resektion der Stenose mit Neueinpflanzung der A. renalis in die Aorta abdominalis.

Prognose (nach Operation). Normalisierung des Hochdrucks in etwa 70 % bis zu 5 Jahre postoperativ.

9.4.4 Chronische AVK der unteren Extremität

Epidemiologie, Pathophysiologie und Formen. Inzidenz bei über 60jährigen 10 %. Männer sind viermal häufiger betroffen als Frauen. Neben der Myokardischämie ist die chronische AVK der unteren Extremität die häufigste Lokalisation der AVK. Risikofaktoren s. 9.1. Je nach Anzahl der Risikofaktoren steigt das Erkrankungsrisiko bis auf das Sechsfache. Ursache ist meist eine obliterierende Arteriosklerose – selten Gefäßanomalien, alte Ver-

schlüsse oder ein Morbus Winiwarter-Buerger. Der Schweregrad wird nach Fontaine und Ratschow in 4 Stadien eingeteilt (6), je nach Hauptlokalisation unterscheidet man 3 Typen (7).

(6) Stadieneinteilung (nach Fontaine/Ratschow) der AVK

Stadium I	Nachweisbare Stenosen bzw. Verschlüsse ohne Symptome
Stadium II II a II b	Claudicatio intermittens Über 100 m freie Gehstrecke Unter 100 m freie Gehstrecke
Stadium III	Ruheschmerz – manchmal nur krampfartig, manchmal nur nachts
Stadium IV	Nekrosen

(7) Lokalisation: Drei Typen der AVK

Beckentyp:	Infrarenale Aorta, A. iliaca. Schmerzen zunächst in Oberschenkel und Hüfte
Oberschenkeltyp:	A. femoralis (meist A. femoralis superficialis). Schmerzen zunächst in der Wade
Unterschenkeltyp:	A. poplitea, Unterschenkelarterien. Schmerzen im Fuß

Diagnostik. Anamnese, Angabe der Gehstrecke. Pulspalpation, Suche nach Zeichen trophischer Störungen, Prüfung von Sensibilität und Motorik, Hauttemperatur, Ödeme. Gehtest auf Laufbandergometer, Messungen des Knöchelarteriendrucks, Ultraschall-Doppler-Untersuchung, Angiographie.

Therapie. *Stadium I/II a: konservativ:* Ausschaltung der Risikofaktoren soweit möglich, Gehtraining, Hämodilution, rheologisch wirksame Medikamente, ASS (8). Beim Beckentyp großzügige Indikationsstellung zur Operation (Gehstrecke unter 500 m).
   Stadium II b/III: kurzstreckiger Verschluß: Ausschälplastik (Abb. 9.3), transluminale Angioplastik (Dotterung/Aufdehnung oder Laser). *Längerstreckiger Verschluß:* Bypass-Operation (9). Je weiter peripher der Bypassanschluß erfolgt, um so ungünstiger ist die Prognose: Dünne Kaliber und schlechter Abstrom beeinträchtigen gleichermaßen den Einstrom und den Ausstrom am Bypass. Beim *Mehretagenverschluß* z. B. Kombination von Desobli-

Abb. 9.3. Endarterio-
ektomie (Aus: Gratzl
1998)

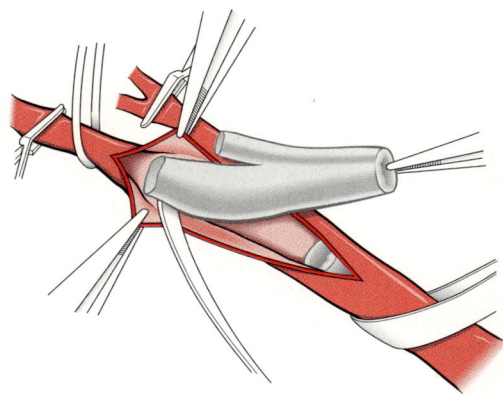

teration der Beckenetage, Profundaplastik (a. femoris profunda)
und Sympathektomie (s. unten) zur Verbesserung des Outflows.
   Stadium IV: Dreischrittige Behandlung aus Infektsanierung,
Rekonstruktion (Verbesserung des arteriellen Angebots durch
Bypass bzw. Desobliteration soweit möglich) und Amputation.
➡ *(10)*. **Mikroangiopathie:** Sympathektomie ➡ *(11)*, durchblutungs-
verbessernde konservative Maßnahmen ➡ *(8)*.

Konservative Behandlungsverfahren bei der AVK   *(8)*

Wichtigstes Prinzip:
• Stop smoking and keep walking: Gehübungen (vor allem als Inter-
  valltraining) verbessern die Gehstrecke um ca. 30 %

**Hämodilution, Thrombolyse (Streptokinase, Urokinase – systemisch
oder regional):**
• Vor allem bei peripheren thrombotischen Verschlüssen

Dextran oder Hydroxyäthylstärke:
• Bei peripheren Verschlüssen zur Verbesserung der Fließeigenschaften

Heparinisierung:
• Zur Prophylaxe weiterer Thrombosen (z. B. Appositionsthrombosen)

Durchblutungsfördernde Medikamente:
• Prostaglandinderivate (z. B. Prostavasin®) in intermittierender intra-
  arterieller Gabe haben zwar einen guten Effekt (Stadium IV), führen
  aber zur Flüssigkeitsextravasation (Lungenödem) und sind deswegen
  bei kardial vorerkrankten Patienten problematisch.

- Nikotinate, Benzyclan (z. B. Fludilat®), Naftidrofuryl (z. B. Dusodril®) und andere haben zum Teil einen gefäßerweiternden Effekt, können jedoch zum Steal-Phänomen führen (Verschlechterung der örtlichen Durchblutung bei bereits vorbestehender maximaler Vasodilatation)

(9) Bypass-Operationen bei AVK

Lokalisation	z. B. aorto-bifemoraler B. (Y-Bypass), iliako-femoraler B., femoro-poplitealer B. (Abb. 9.4), popliteo-cruraler B.
Lage	Anatomisch (beim eigentlichen Gefäß) oder extra-anatomisch (z. B. axillo-femoraler B. z. B. zur Umgehung lokaler Infektionsherde)
Material	• Homolog: z. B. V. saphena magna • Xenogen: z. B. Goretex, Dacron
Probleme	Alle: Rethrombose, schlechter Outflow, Anastomosen-insuffizienz, Neointimabildung • Homologe: Transplantatmenge begrenzt, OP-Dauer länger, Kaliber evtl. ungenügend (A. iliaca !) • Xenogene: Höhere Infektionsgefahr, höheres Thromboserisiko
Antikoagulation	Lebenslänglich notwendig
Prognose	Offener femoro-poplitealer B. nach 5 Jahren: • Homologe: 60–70% • Xenogene: 40–60%

(10) Chirurgische Maßnahmen im Stadium IV

Nekrektomie, plastische Deckung bzw. sekundäre Heilung:
Bei lokalen Nekrosen und verbesserungsfähiger Gesamtdurchblutung (Bypass)

Arterielle Rekonstruktion:
s. oben

Grenzzonenamputation:
Bei kompletter peripherer Zerstörung (z. B. Vorfußnekrose) und verbesserungsfähiger Gesamtdurchblutung (Bypass)

Amputation im Gesunden:
Bei ausgeprägten (auch lebensbedrohlichen) Nekrosen und nicht verbesserungsfähiger Gesamtdurchblutung

Abb. 9.4. Femoro-poplitealer Bypass
(Aus: Becker u. Rudkowski 1998)

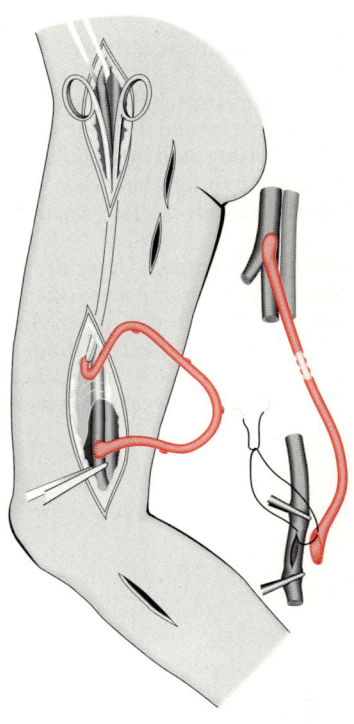

Lumbale Sympathektomie	*(11)*

Ziel: Gefäßweitstellung bei peripher liegenden Verschlüssen oder Kombinationsverschlüssen (proximal und distal) Anwendung nur bei intakter oder rekonstruierter Beckenetage

Technik: Offene Resektion von etwa 4 Grenzstrangganglien zwischen L 2 und L 5 oder CT-gesteuerte Verödung (Alkohol); ggf. zuvor Testung des Effekts durch Anlage eines Periduralkatheters mit Carbostesin®

9.5   Aneurysmen

Definition. Umschriebene Arterienerweiterung, die aus der gesamten Arterienwand besteht (Aneurysma verum) oder bei der zwischen Intima und Adventitia ein Falschkanal besteht (Aneurysma dissecans) oder bei der die Erweiterung durch umgebendes Gewebe abgedeckt ist (Aneurysma spurium) (Abb. 9.5).

Pathophysiologie. Ursache ist eine Arterienwandschwäche auf dem Boden einer Atherosklerose (über 90 %), seltener angeboren bzw. auf dem Boden einer Bindegewebserkrankung (Marfan-Syndrom, Erdheim-Gsell-Medianekrose), einer Infektion (Lues, örtliche Infektion nach septischer Embolie) oder einer Verletzung (Aneurysma dissecans nach Punktion oder nach Dezelerationstrauma).

Klinik. Die Diagnose wird oft zufällig oder wegen aneurysmabedingter Komplikationen gestellt ■▶ *(12)*.

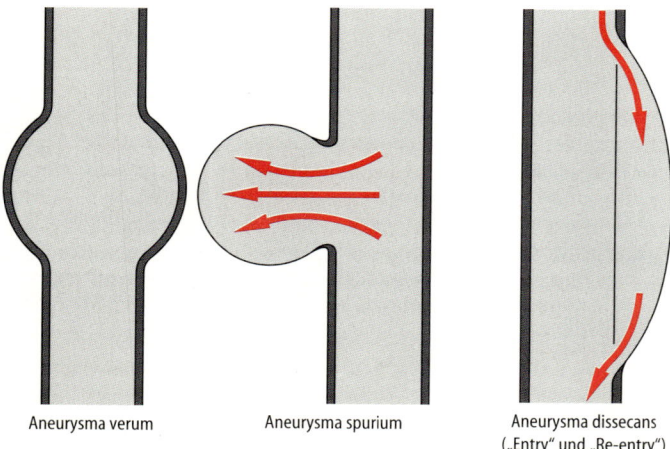

Aneurysma verum   Aneurysma spurium   Aneurysma dissecans
("Entry" und "Re-entry")

Abb. 9.5. Aneurysmaformen (Aus: Becker u. Rudkowski 1998)

Wandständige Thromben:
Nachfolgend örtlicher Verschluß, Thrombenverschleppung, periphere Embolie

Zunehmende Ausweitung:
Nachfolgend gedeckte oder freie Perforation, lokale Kompression umgebender Strukturen

Aneurysma-Ruptur

9.5.1 Thorakales bzw. thorakoabdominales Aorten-Aneurysma (Abb. 9.6)

Pathophysiologie und Formen. Meist atherosklerotisch, seltener posttraumatisch (nach einem sog. Dezelerationstrauma, s. 6.6), in über 50 % an der Aorta ascendens, meist als Aneurysma dissecans. Einteilung je nach Ausmaß in 3 Formen [de Bakey ■➡ *(13)* u. *(14)*].

Klinik und Diagnostik. Thorakale Schmerzen, ausstrahlend in Rükken bzw. Bauch (DD: Herzinfarkt). Eventuell periphere Ischämie. Bei Perforation der Aorta ascendens: Herzbeuteltamponade. Röntgen Thorax (Mediastinalverbreiterung), transösophageale Echokardiographie, CT.

Therapie. Kleine symptomfreie Aneurysmen der thorakalen Aorta descendens können (unter Blutdrucknormalisierung) beobachtet werden. Dies gilt auch für das traumatische Aneurysma dissecans de Bakey 3 im Segment 3 nach einem Dezelerationstrauma. Im übrigen erfolgt die Aneurysma-Ausschaltung mit Protheseninterposition – bei herznahen Aneurysmen unter extrakorporaler Zirkulation. Thorakoabdominale Aneurysmen werden über eine laterale Thorakotomie und mediane Laparotomie (Zweihöhleneingriff) angegangen.

Komplikationen. Rückenmarksischämie mit Paraplegie in ca. 10 % (wegen der intraoperativen Unterbrechung der Durchblutung), Verschluß der Lumbalarterie Th 12, Operationsletalität ca. 10 %.

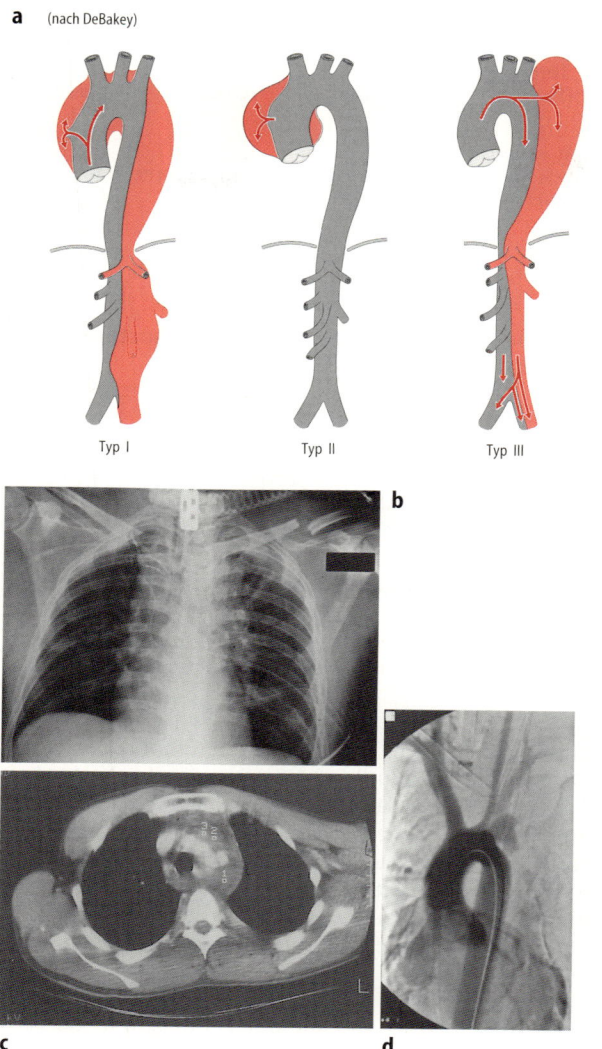

Typ I   Typ II   Typ III

b

c   d

Abb. 9.6. a Aneurysmaformen der thorakalen Aorta nach de Bakey (Aus: Becker u. Rudkowski 1998); **b-d.** Thorakale traumatische Aortenruptur: **b** „breites Mediastinum", **c** Angio-CT, **d** Angiogramm (Aus: Sunder-Plassmann 1998)

Segmente der Aorta	*(13)*

1	Aorta ascendens
2	Aortenbogen (Höhe Truncus brachiocephalicus und A. carotis communis sinistra)
3	Aorta descendens thoracalis (A. subclavia sinistra bis Zwerchfell)
4	Obere Aorta abdominalis (Zwerchfell bis unterhalb A. renalis)
5	Untere Aorta abdominalis (unterhalb A. renalis bis zur Bifurcatio aortae)

Ausmaß thorakaler bzw. thorakoabdominaler Aortenaneurysmen nach de Bakey	*(14)*

Typ 1	Beginn an der Aorta ascendens (Segment 1), Ausdehnung bis zur A. femoralis möglich (Segment 5)
Typ 2	Ausschließlich an der Aorta ascendens (Segment 1)
Typ 3	Beginn an der Aorta descendens (Segment 3), Ausdehnung bis zum Segment 5 möglich

9.5.2 Bauchaorten-Aneurysma (BAA, infrarenales Aneurysma)

Epidemiologie. Das BAA macht über 80 % aller Aortenaneurysmen aus. Männer sind viermal so häufig betroffen wie Frauen, der Altersgipfel liegt bei 60–70 Jahren, die Prävalenz (für Männer über 50 Jahren) bei 5 %. 100 Todesfälle pro 100 000 Einwohner (bei über 70jährigen).

Anamnese. Diffuse Bauch- oder Rückenschmerzen (evtl. pulsabhängig), gastrointestinale Beschwerden, periphere Ischämien (Blue-toe-Syndrom).

Diagnostik. Evtl. tastbarer pulsierender Tumor, Abdomen-Leer-Aufnahme (evtl. Verkalkung), Sonographie, Kontrastmittel-CT. Angiographie: Fehlende Lumbalarterien. *Differentialdiagnose:* Lumbago, Nierenkolik, Harnwegsinfekt.

Komplikationen. Ruptur: retroperitoneal, zur Wirbelsäule, in die freie Bauchhöhle, in die V. cava als aortokavale Fistel, ins Duodenum als aortoduodenale Fistel.

Chirurgische Indikation. *Asymptomatisches Aneurysma:* Grundsätzlich ist bei der Diagnose eines BAA die Indikation zur Operation gegeben *(15)*, vor allem da das perioperative Risiko beim elektiven Eingriff deutlich geringer ist als beim Notfalleingriff (s. unten). OP-Risiko (Allgemeinzustand, sonstige Erkrankungen) und Rupturrisiko (bei einem Aneurysma unter 5 cm Durchmesser ca. 10 %) müssen gegeneinander abgewogen werden. *Symptomatisches Aneurysma (drohende Ruptur):* Alsbaldige OP nach kurzer Vorbereitung *(16)*.

---

(15) **Operative Behandlung des BAA**

Ausschaltung und Überbrückung des Aneurysmas: Laparotomie, Darstellung der Aorta. Eröffnen des Aneurysmasacks, Überbrückung durch eine intraluminal eingebrachte Prothese im Sinne eines aorto-aortalen Interponats oder eines aorto-biiliakalen Interponats, Verschluß des Aneurysmasacks über der Prothese; ggf. Reinsertion der A. renalis und/oder der A. mesenterica inferior. In 30 % auch durch intraluminale Stents zu versorgen

---

(16) **Vorgehen im Notfall (symptomatisches Aneurysma, Patient im Schock)**

- Diagnostik: Sonographie Abdomen, sonst keine! Patient unmittelbar in den OP
- Intubation erst im OP-Saal in OP-Bereitschaft unmittelbar vor OP-Beginn
- Bereitstellung von Erythrozytenkonzentraten, evtl. Blutgruppe 0/Rh neg. bzw. ungekreuzten Konserven (nicht auf die Konserven warten!). Cell saver (s. 1.7.6)
- Nach Laparotomie Blutstillung, evtl. Abklemmung der Aorta abdominalis kurzfristig oberhalb der A. renalis, anschließend Ausklemmen des Aneurysmas und Versorgung wie oben angegeben

---

Prognose. Ruptur aller Aorten-Aneurysmen ohne Therapie innerhalb von 10 Jahren in 50 %, von symptomatischen Aneurysmen innerhalb 2 Jahren in 90 %. Letalität des Elektiveingriffs etwa 5 %, des Notfalleingriffs um 30 %. 5-Jahres-Überlebensrate nach Notfalleingriff etwa $^1/_3$, nach elektivem Eingriff etwa $^2/_3$, (wobei

etwa die Hälfte der Patienten an anderen Komplikationen der AVK verstirbt, z. B. Herzinfarkt).

9.6   Varikosis

Pathophysiologie. *Primäre Varikosis:* Die sackartige Erweiterung und Schlängelung der oberflächlichen Venensysteme entsteht meist auf dem Boden einer schrittweise fortschreitenden Insuffizienz der Venenklappen ➡ *(17)* u. *(18)* von kranial nach kaudal (blow down). Aufgrund dessen fließt in den Varizen das Blut nicht herzwärts, sondern fußwärts bzw. (wegen insuffizienter Perforansklappen) vom tiefen in das oberflächliche Venensystem (blow out) (Abb. 9.7). Hierdurch kann es zwischen oberflächlichem und tiefem Venensystem zum „venösen Privatkreislauf" kommen.

Sekundäre Varikosis – postthrombotisches Syndrom: Auf dem Boden einer tiefen Beinvenenthrombose mit Rückflußstörung der tiefen Beinvenen und Klappeninsuffizienz kann es zur sekundären Varikosis kommen und/oder zu den Zeichen der chronisch venösen Insuffizienz.

Chronisch venöse Insuffizienz: Vor allem die Perforansvenen-Insuffizienz führt zu einer erheblichen Erhöhung des hydrostatischen Drucks im Gewebe. Hieraus folgt ein chronisches Ödem von Haut und Subkutis, mit Ernährungsstörungen, Einblutungen (Melanoderm) und geschwürigen Aufbrüchen der Haut (Ulcus cruris).

Einteilung der Perforans-Venen in 3 Gruppen	*(17)*	
Dodd-Gruppe:	Innenseite des mittleren Oberschenkels	
Boyd-Gruppe:	Innenseite des Unterschenkels, direkt unterhalb des Knies	
Cockett-Gruppe:	Innenseite des Unterschenkels im distalen Drittel (3 Venen)	

Klinik und Diagnostik. Schweregefühl, Ödeme, Melanoderm, Ulcus cruris, sichtbare Varizen ➡ *(18).* Funktionelle Tests und apparative Untersuchungen wie unter 9.1 beschrieben.

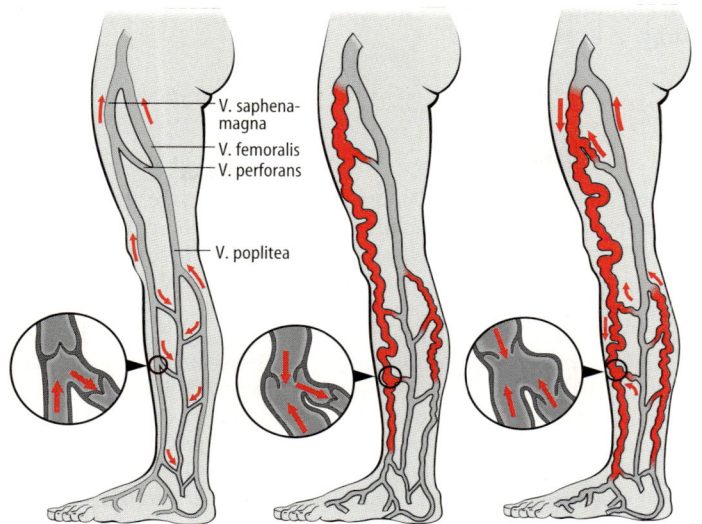

Abb. 9.7. Oberflächliches und tiefes Venensystem: Normale Verhältnisse (*links*), Stammvarikosis der V. saphena magna und parva (*Mitte*), Perforansinsuffizienz (*rechts*) (Aus: Becker u. Rudkowski 1998)

(18) Klinische Stadieneinteilung der primären Varikosis nach Marshall	
Stadium I	Keine Beschwerden, Varizen evtl. kosmetisch störend
Stadium II	Stauungsgefühl, nächtliche Krämpfe, Parästhesien
Stadium III	Ödem, Hautinduration, Melanoderm, abgeheiltes Ulcus cruris
Stadium IV	Ulcus cruris venosum

Therapie. *Konservativ:* Tragen von Kompressionsstrümpfen, vermehrte Bewegung (Muskelpumpe). *Verödungsbehandlung:* Injektion von Äthoxysklerol in die Varize führt zu deren Verklebung. Anschließend Kompressionsverbände. *Operativ:* Entfernung der Stammvene (V. saphena magna) mit Abtragung des Mündungssegmentes in der Leiste und Unterbindung der Seitenäste an der Mündung der V. saphena magna in die V. femoralis (Crossektomie).

Unterbindung der insuffizienten Perforansvenen (endoskopisch möglich).

Prognose. Rezidivrate nach Sklerosierung um 50 %, nach Operation um 10 %.

9.7 Thrombosen

9.7.1 Beckenbeinvenenthrombose – Manifeste frische venöse Thrombose

Pathophysiologie und Prophylaxe. s. 1.6

Diagnostik. Die Verdachtsdiagnose ergibt sich aus den klassischen anamnestischen und klinischen Zeichen (s. 9.1 und Abb. 9.8). Wenn diese vorliegen, soll die Diagnostik vervollständigt werden. „Golden Standard" ist nach wie vor die Phlebographie, da die Ultraschalltechniken nur in geübter Hand und in der Regel maximal bis zum körperfernen Oberschenkeldrittel eine ausreichend sichere Aussage ergeben. Das MRT ist ähnlich aussagekräftig wie die Phlebographie, jedoch in der Regel zu aufwendig.

Therapie. Die Therapie der frischen Beckenbeinvenenthrombose besteht aus zwei bis drei Schritten ▪ *(19)*: der medikamentösen oder chirurgischen Thrombusentfernung (soweit möglich), der kurzfristigen Vermeidung einer appositionellen Thrombose und der langfristigen Vermeidung einer Rethrombose.

Gegen eine medikamentöse Thrombusentfernung *(systemische Thrombolyse)* existieren zahlreiche Kontraindikationen, so z. B. operative Eingriffe innerhalb der letzten 10 Tage, vorbestehende hämorrhagische Diathesen, erhöhter Antistreptolysintiter, bekannte Aneurysmen oder Apoplex, gastrointestinales Ulkus, abgelaufenes Schädel-Hirn-Trauma oder Frakturen. Die möglichen Nebenwirkungen sind zahlreich. Sofern keine Kontraindikationen bestehen, wird die systemische Thrombolyse durchgeführt.

Die *operative Thrombusentfernung* (offene Thrombektomie) ist ein häufig blutreicher Eingriff: Unter zentraler Blockade wird der Thrombus proximal mittels Ballonkatheter (Fogarty), distal durch manuelle Kompression über die V. femoralis entfernt. Eine arterio-venöse Fistel wird bei Strömungshindernissen der Beckenetage

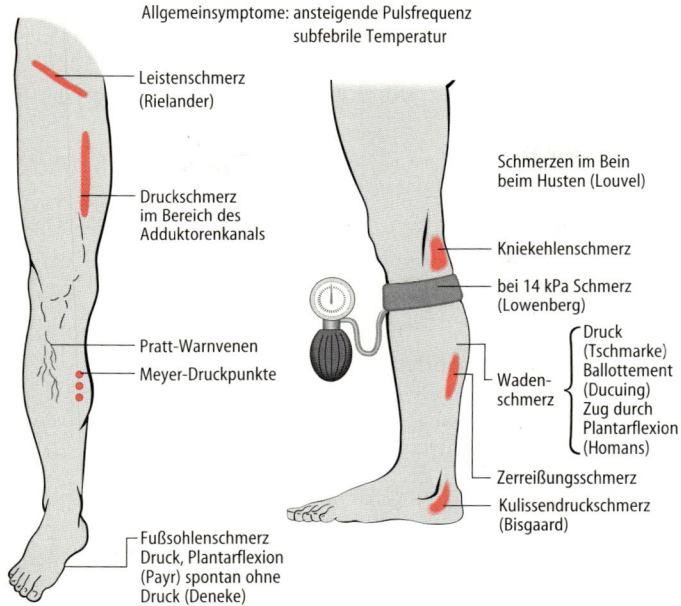

Abb. 9.8. Klinische Zeichen der tiefen Beinvenenthrombose (Aus: Becker u. Rudkowski 1998)

bzw. Endothelläsionen dort empfohlen. Der Eingriff ist nur sinnvoll, wenn die Patienten unmittelbar postoperativ ohne wesentliche Einschränkung mobilisiert werden können und die Thrombose nicht älter als 72 Stunden ist.

Bei einer reinen Unterschenkelthrombose oder bei höherreichenden Thrombosen und Kontraindikationen gegen eine Thrombolyse bzw. Thrombektomie erfolgt eine Appositionsprophylaxe mittels Heparin („therapeutische Heparinisierung"). Wenn möglich, beginnt die Mobilisierung eine Woche nach der Diagnosestellung mit bis zur Leiste gewickelten Beinen. Die *Frühprophylaxe* nach jeder Initialbehandlung besteht in der therapeutischen Heparinisierung – die *Langzeitprophylaxe* in der Marcumarisierung. Diese kann etwa 1–2 Wochen nach dem akuten Ereignis beginnen; wie lange sie anzuwenden ist, ist umstritten. Anhaltswerte: Nach unkomplizierten Thrombosen 6 Monate, bei rezidivierenden

Thrombosen u. U. lebenslang. In Sonderfällen (bei bekannter Cava-thrombose und nach abgelaufener pulmonaler Embolie) kann eine mechanische Embolieprophylaxe mittels Cavaschirm (interventionelle Radiologie!) zur Anwendung kommen.

Therapie der Beckenbeinvenenthrombose *(19)*

Soforttherapie:
- Systemische Thrombolyse: Streptokinase i.v. 250.000–500.000 IE initial, dann 100.000 IE/h als Dauerinfusion. Alternativen: Antistreptase (APSAC), Urokinase, Alteplas (rt-PA).
- Thrombektomie: nur bei sofort mobilisierbaren Patienten bei frischen Thrombosen proximal der Kniegelenks
- Konservativ: therapeutische Heparinisierung (s. 1.6)

Folgetherapie, Rezidivprophylaxe:
- Früh: therapeutische Heparinisierung (s. 1.6) überlappend mit Thrombektomie bzw. Thrombolyse
- Langfristig: Marcumar® – beginnend etwa 1 Woche nach Diagnosestellung, überlappend mit Heparin, Dauer mindestens 6 Monate
- Mechanisch: Cava-Schirm nach hochreichenden Thrombosen und abgelaufener Lungenembolie

---

9.7.2 Armvenenthrombose (Paget von Schroetter)

Akute Thrombose der V. axillaris und der V. subclavia. Ursache kann eine chronische Enge sein (Thoracic-outlet-Syndrom), intravenöse Katheter oder eine Überanstrengung (thrombose d'effort). *Klinisch* imponiert eine starke Schwellung des Arms mit sichtbarem venösem Kollateralkreislauf in Höhe des Schultergürtels. Die *Therapie* ist konservativ (Hochlagerung, Antikoagulation). Das Risiko einer Lungenembolie ist gering.

9.8 Erkrankungen der Lymphgefäße

9.8.1 Lymphangitis/Lymphadenitis

Als Begleiterscheinung örtlich nicht beherrschter Infektionen (Abszesse, Panaritien) im Rahmen deren Ausbreitung nach zentral kommt es zur Rötung und Druckschmerzhaftigkeit entlang der

Lymphgefäße und zur druckschmerzhaften Schwellung der proximal gelegenen regionären Lymphknoten.

Therapie. Sie besteht in der Sanierung des lokalen Infekts – meist in seiner operativen Eröffnung, unterstützend Gabe systemischer Antibiotika und eventuell einer Ruhigstellung der betroffenen Extremität (Gipsschiene).

9.8.2 Lymphödem

Auf dem Boden einer angeborenen Insuffizienz des Lymphgefäßsystems (primär) oder postoperativ, posttraumatisch bzw. nach Bestrahlung (sekundär) kommt es zum Lymphödem unterschiedlichen Ausmaßes ➡ *(20).* Eine *Lymphsequenzszintigraphie* kann Speicherdefekte nachweisen. Die Therapie führt in über der Hälfte der Fälle zu einer Besserung ➡ *(21).* Als Komplikation kann ein rezidivierendes Erysipel auftreten.

(20) Stadien des Lymphödems

I	Latentes Lymphödem, Schwellung z. B. nach banalen Traumen
II	Reversibles Lymphödem, vor allem abends, keine Hautveränderungen
III	Irreversibles Lymphödem: blasse, harte, nicht eindrückbare Haut, derbe Schwellung, tief einschneidende, starre Querfalten an den Zehen (Stemmer-Zeichen)
IV	Elephantiasis: fibrosklerotisches Lymphödem, Deformation der Extremität

(21) Therapie des Lymphödems

Konservativ:
- Kompressionsverbände, Hochlagerung, manuelle Lymphdrainage

Operativ (vor allem im Stadium IV):
- Innere Drainage (Thompson): Resektion von Subkutangewebe und Faszie, Einschlagen eines Hautstreifens in die Muskulatur, hierdurch Lymphdrainage von der Haut in die Muskulatur
- Abtragung des gesamten ödematösen Subkutangewebes

9.8.3   Lymphzysten, Lymphfisteln

Nach einer Lymphgangdurchtrennung (traumatisch oder operativ) kommt es zu schmerzhaften Verdickungen oder zur sichtbaren Fistel mit Entleerung von Lymphe nach außen. Kleine Zysten/Fisteln behandelt man durch Kompressionsverbände, große durch operative Ausschälung und Unterbindung des Fistelgangs.

9.8.4   Chylothorax (s. 6.5)

9.8.5   Lymphadenopathie

Sammelbegriff für eine sichtbare und tastbare Lymphknotenschwellung. Ursachen sind vornehmlich Entzündungen (s. oben) oder Tumoren. Für histologische Untersuchungen werden stets ganze Lymphknoten entnommen (nicht etwa nur Teile eines Lymphknotens).

9.9   Gefäßverletzungen (Abb. 9.9)

Direkte offene Verletzungen von Arterien oder Venen entstehen durch Stich, Schnitt oder durch offene Frakturen, zu geschlossenen Verletzungen kommt es durch Zug, Druck oder Überdehnung ➡ (22). Das Ausmaß der Verletzung wird in 3 Schweregrade eingeteilt ➡ (23). Die Verletzung großer Arterien oder Venen führt zur lokalen Ischämie (Arterie) bzw. lokalen Kompression (Vene), die offene Verletzung außerdem zur Blutung, evtl. mit nachfolgendem hypovolämischem Schock. Zur exakten *Diagnostik* ist in der Regel eine Angiographie erforderlich. Die *Therapie* besteht initial in der Kompression und Schockbekämpfung, definitiv in der Rekonstruktion oder Ligatur des Gefäßes.

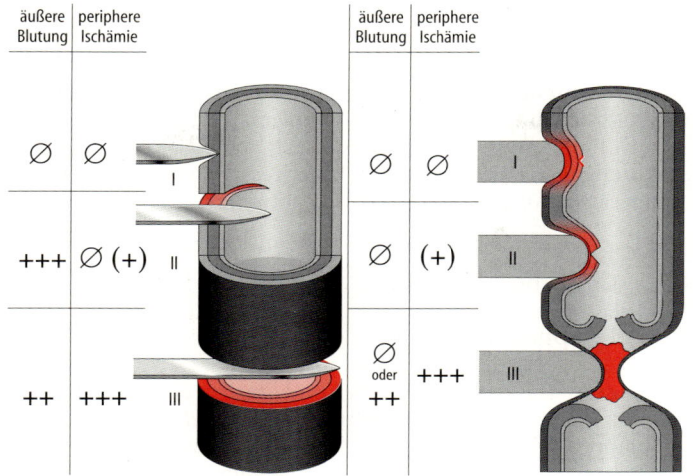

äußere Blutung	periphere Ischämie			äußere Blutung	periphere Ischämie	
∅	∅	I		∅	∅	I
+++	∅ (+)	II		∅	(+)	II
++	+++	III		∅ oder ++	+++	III

Abb. 9.9. Formen und Mechanismen von Gefäßverletzungen: *Links* scharfe, *rechts* geschlossene Verletzungen (Nach: Vollmar 1996)

(22) Typische Ursachen und Formen stumpfer Gefäßverletzungen

Disseziierendes Aneurysma:
Thorakale Aorta (nach Dezelerationstrauma, s. 6.6. und 9.5.1)

Intimaläsion:
A. axillaris (nach Schultergelenksluxation), A. brachialis (suprakondyläre Oberarmfraktur), A. poplitea (Tibiakopffraktur)

(23) Schweregrade von Arterienverletzungen

I   Keine Verlegung der Strombahn, keine Blutung, keine periphere Ischämie

II   Eröffnung des Lumens bzw. Intimaläsion mit Blutung und evtl. peripherer Ischämie

III Durchtrennung, vollständige Zerquetschung oder kompletter Verschluß, schwere Blutung, Ischämie obligat

Erstversorgung:
- Kompression, Schockbekämpfung. Möglichst *kein* Abbinden (Tourniquet). Wegen der Gefahr zusätzlicher Schäden möglichst *keine* notfallmäßig gesetzten Klemmen

Definitive Therapie Grad I:
- Beobachtung, Heparinisierung

Definitive Therapie Grad II und III:
- Operative Freilegung des Gefäßes, direkte Naht (End-zu-End) oder Gefäßinterponat oder Patch. Bei stark verschmutzten Verhältnissen evtl. extraanatomischer Bypass, möglichst mit körpereigenem Transplantat (Vene) (s. 9.4.4). Ligatur nur, wenn die periphere Durchblutung ausreichend gesichert ist (vom anatomischen Ort abhängig).

9.10   Arterio-venöse Shunts

Ziel, Pathophysiologie und Probleme. Herstellung einer jederzeit zugänglichen Punktionsmöglichkeit für die Hämodialyse (bei Niereninsuffizienz) oder für die Infusion von Medikamenten. Die künstliche Verbindung zwischen einer peripheren Arterie und Vene erhöht in der Vene die Blutstromgeschwindigkeit und den Blutdruck; es kommt zur Erweiterung und Wandverdickung der abführenden Vene. Das Shunt-Volumen erhöht die Volumenbelastung des linken Ventrikels. Die Verschlußrate arterio-venöser Shunts beträgt etwa 25 % pro Jahr.

Geläufige Techniken. *Scribner-Shunt:* Silikon-Verbindung zwischen A. radialis und einer V. radialis in Handgelenksnähe, wobei der Shunt perkutan ausgeleitet wird und außerhalb der Haut liegt. *Vorteil:* einfach zu legen und zu kontrollieren; *Nachteil:* erhebliche Infektionsgefahr.

Cimino-Fistel: End-zu-Seit-Anastomose zwischen V. brachiocephalica und A. radialis in Handgelenksnähe; die Anastomose liegt subkutan. Der Shunt kann nach etwa 10–14 Tagen erstmals punktiert werden. *Vorteil:* lange Haltbarkeit. *Nachteil:* nur kurze Punktionsstrecke.

Schleifenförmiger Prothesenshunt am Unterarm: Zwischen A. cubitalis und V. cubitalis wird eine etwa 30 cm lange Gefäßprothese implantiert; diese wird in Form einer „Schleife" subkutan

bis ins distale Unterarmdrittel geführt. *Vorteil:* große, lange Punktionsstrecke. *Nachteil:* Protheseninfektion möglich mit der Notwendigkeit, den Shunt zu entfernen.

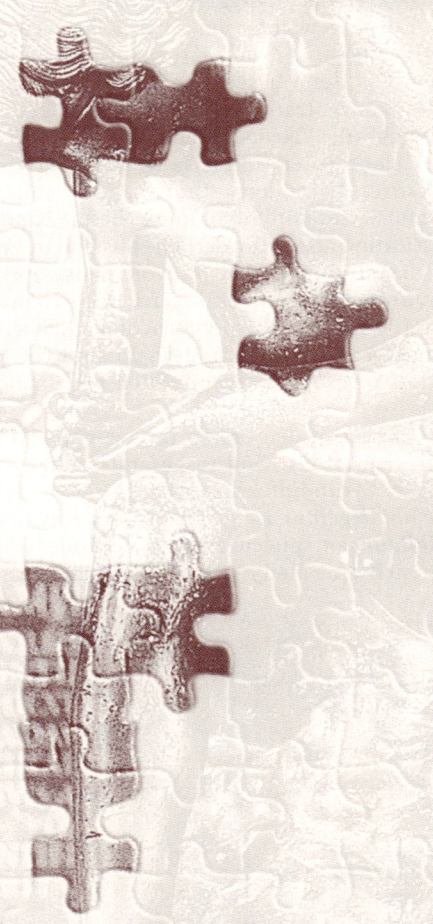

Pathophysiologie. Der *Wassergehalt* ist im Säuglingsalter am größten: Säuglinge bestehen zu 70–80 % aus Wasser, Erwachsene zu 60 %. Die Extrazellulärflüssigkeit macht bei Neugeborenen etwa 40 % des Körpergewichts aus, beim Erwachsenen unter 20 %. Der Flüssigkeitsumsatz beträgt beim Neugeborenen $\frac{1}{5}$, beim Erwachsenen $\frac{1}{17}$ des Wasserbestandes. Im Neugeborenenalter ist zudem die Konzentrationsfähigkeit der Nieren schlechter (spezifisches Gewicht des Neugeborenen-Urins 1005 bis 1010). Dadurch ist die Gefahr jeder Entgleisung des Wasser-Elektrolyt-Haushalts (Exsikkose, Hirnödem, Intoxikation) im Kindesalter höher. Das absolute Gesamtblutvolumen beim Kind ist klein *(1)*, eine Substitution ist erforderlich ab einem Verlust von 20 % oder mehr des zirkulierenden Blutvolumens.

Der *Energieverbrauch* im Kindesalter ist hoch (beim Neugeborenen mit bis zu 100 kcal/kg Körpergewicht täglich etwa doppelt so hoch wie beim älteren Schulkind), deshalb sind vor allem Säuglinge und Kleinkinder besonders empfindlich für einen Sauerstoffmangel (Gehirn!).

Die *Immunabwehr* ist in den ersten Lebensmonaten noch nicht ausgereift, im übrigen ist das Kind insgesamt weniger anfällig für perioperative Infekte (Wundinfektionen).

Die *Thromboemboliegefahr* ist geringer als beim Erwachsenen. *Angeborene Fehlbildungen* spielen eine große Rolle. Für operative Eingriffe ergeben sich eine Reihe von Besonderheiten *(2)*.

---

(1) **Gesamt-Blutvolumina beim Kind**

Neugeborenes	ca. 250–300 ml
Schulkind	ca. 2000 ml
Erwachsener	ca. 5000 ml

---

(2) **Chirurgische Besonderheiten beim Kind**

- Kleine Dimensionen
- Gewebe empfindlicher
- Anatomie meist übersichtlicher
- Zugänge oft einfacher
- OP-Zeiten oft kürzer
- Wichtig: Psychische perioperative Betreuung
- Ambulante Eingriffe oft vorzuziehen

10.1   Angeborene Fehlbildungen *(3)*

Gastroschisis, Omphalozele	sofort postpartal
Ösophagusatresie	sofort postpartal
Zwerchfellhernie	sofort postpartal nach kurzer intensivmedizinischer Therapie mit Azidose-Ausgleich und pCO_2-Absenkung
Hypertrophische Pylorusstenose	nach Diagnosestellung
Malrotation des Darmes	bei Ileussymptomatik
Duodenalatresie/Dünndarmatresie	früh postpartal
Meckel-Divertikel	bei Diagnosestellung bzw. im akuten Entzündungsstadium
Megacolon congenitum	3.-4. Monat
Anal-/Rektumatresie	Entlastung sofort, Durchzugsoperation 3.-4. Monat
Gallengangsatresie	vor 6. Woche
Leistenhernie	mit Diagnosestellung (beim Neugeborenen über einem Körpergewicht von 1500 g)
Maldeszensus testis	Therapieversuch zunächst medikamentös, Therapieende spätestens im 2. Lebensjahr
Lippen-Kiefer-Gaumenspalten	3. Monat bis 3. Jahr (s. 4.1)
Phimose	bei Balanitis im 1. Lebensjahr
Hypospadie	im 1. Lebensjahr beginnen
Syndaktylie	vor Kindergarten
Abstehende Ohren	vor Einschulung

10.1.1   Laparoschisis (Gastroschisis)

Definition. Unvollständiger Verschluß der vorderen Bauchwand immer neben der Medianlinie (meist rechts). Prolaps von Darm, evtl. Blase, inneren Genitalien, die Leber prolabiert nicht. Die

Nabelschnur setzt **neben** den prolabierten Eingeweiden an, der Defekt liegt außerhalb des Nabelrings (DD: Omphalozele). Es besteht eine abakterielle Peritonitis bereits intrauterin, evtl. auch eine Zirkulationsstörung des Mesenteriums, evtl. begleitende Darmatresien. Das Kind ist oft unreif, selten Begleitmißbildungen.

Therapie. Gegebenenfalls pränatale Diagnostik, Sektio ab 35. Woche, alsbaldiger Verschluß der Bauchdecken (ggf. mehrzeitig).

10.1.2 Omphalozele

Pathophysiologie. Hemmungsfehlbildung, Entwicklung des Darms außerhalb der Bauchhöhle. Bedeckung vorgefallener Darmanteile durch Amnion und Peritoneum, Insertion der Nabelschnur an der Omphalozele – der Defekt liegt innerhalb des Nabelrings (DD: Gastroschisis). Inhalt können sämtliche Abdominalorgane sein. Bei über der Hälfte der Kinder liegen zusätzliche Fehlbildungen vor (z. B. Malrotation, Herzfehler, Chromosomenaberrationen 13, 18, 21).

Therapie. Alsbaldige Reposition und Rekonstruktion der Bauchwand, ggf. in mehreren Sitzungen.

10.1.3 Nabelhernie

Vorkommen und Klinik. Eine Nabelhernie findet man bei fast allen Kindern mit einem Geburtsgewicht von unter 1500 g und bei etwa 20 % der normalgewichtigen Kinder. Oft besteht nur eine Bauchwandlücke; Beschwerden treten auf, wenn sich ein Netzzipfel im Bruch befindet.

Therapie. Bis zum 3. Lebensjahr meist abwartend. Redressierende Verbände sind wenig hilfreich. Operation bei erheblicher oder zunehmender Größe oder bei Persistenz über das 3. Lebensjahr hinaus. Zur Inkarzeration kommt es nur selten. Die *operative Therapie* besteht in der Bruchsackabtragung und Bauchdeckenrekonstruktion.

10.1.4 Ösophagusatresie

Epidemiologie und Formen. Häufigkeit in 1 : 2.000 bis 1 : 3.000 Geburten. In über 50 % Kombination mit weiteren Fehlbildungen („VACTERL": **V**ertebral, **A**nal, **C**ardial, **T**racheal, **E**sophageal, **R**enal, **L**ow limb). Meist besteht zusätzlich eine ösophagotracheale Fistel ➡ *(4)*.

Wichtige Formen der Ösophagusatresie und deren Häufigkeit (Abb. 10.1)		*(4)*
Typ I	Fehlender Ösophagus, bindegewebiger Strang	1 %
Typ II	Langstreckige Atresie ohne Fistel	8 %
Typ III	Atresie mit ösophagotrachealer Fistel (mehrere Unterformen)	90 %
H-Fistel	Ösophagus durchgehend mit ösophagotrachealer Fistel	1 %

Klinik. Sofern keine Fistel vorhanden ist, besteht meist ein Polyhydramnion; postpartal Asphyxie, Dyspnoe bzw. Apnoe (wegen evtl. gleichzeitig vorliegender Fehlbildungen der Trachealwand). Der Speichel entleert sich beim Ausatmen über den Mund, die Fütterung führt zur Aspiration. Bei einer Probesondierung (mit einem weichen Gummikatheter) kann dieser nicht über den Ösophagus hinaus vorgeschoben werden.

Abb. 10.1 a,b.
Ösophagusatresie:
a Typ II: Atresie ohne Fistel,
b Typ III: Atresie mit ösophagotrachealer Fistel
(hier: untere Fistel)
(Aus: Herzog 1998)

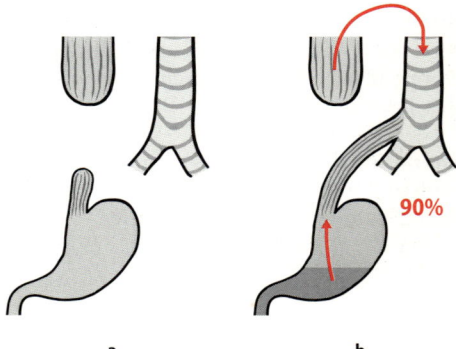

a   b

Therapie. Kontinuierlicher Speichelsog. Alsbaldige Operation: Fistelverschluß. Ösophagus-Rekonstruktion, z. B. durch Magenhochzug, evtl. in mehreren Sitzungen, evtl. nur nach vorangehender Gastrostomie. Anzustreben ist die primäre Anastomose.

10.1.5 Hypertrophe Pylorusstenose

Vorkommen und Klinik. Die hypertrophe Pylorusstenose (kindlicher Pylorospasmus) tritt bei Jungen wesentlich häufiger auf als bei Mädchen. Erste Symptome in der Regel im ersten bis zweiten Lebensmonat: Schwallartiges, nicht galliges Erbrechen unmittelbar nach jeder Mahlzeit. In der Folge Gewichtsabnahme, Exsikkose, Alkalose. Palpation eines Pylorustumors, im Ultraschall große Magenblase und Kokarde im Pylorusbereich, evtl. Röntgen (Magen-Darm-Passage).

Therapie. Sie ist operativ: Pyloromyotomie (Weber-Ramstedt): Längsspaltung der verdickten Pylorusmuskulatur unter Aussparung der Schleimhaut.

10.1.6 Angeborener Duodenalverschluß

Pathophysiologie. Extraluminale Duodenalstenosen können durch einen Volvulus hervorgerufen sein, intraluminale Stenosen durch eine Atresie oder durch Septen. Das Pancreas anulare ist gehäuft mit einer Trisomie 21 kombiniert.

Klinik. Bereits pränatal lassen sich sonographisch ein Polyhydramnion und eine Doppelblase („double bubble") nachweisen. Die Doppelblase entsteht durch eine Distension der Magenblase und des Duodenums.

Therapie. Nach konservativer Vorbehandlung (Magensonde, Optimierung des Allgemeinzustandes), operative Korrektur alsbald durch Duodeno-Duodenostomie.

10.1.7 Malrotation

Pathophysiologie. Durch Störung der fetalen Darmdrehung kommt es entweder zum Drehungsstillstand des Darmes mit Störungen der Mesenterialverklebung (Nonrotation, Malrotation I, Colon ascendens mobile) oder zur Störung im Drehungsablauf [z. B. Drehung gegen den Uhrzeigersinn (Malrotation II) bzw. Situs inversus].

Klinik. Akuter mechanischer Ileus (s. 3.2) oder Symptome wie Duodenalatresie oder Duodenalstenose: galliges Erbrechen, aufgetriebenes Abdomen, wenig Mekonium. Bei chronischen Formen vergleichbare, jedoch weniger ausgeprägte Symptomatik, teilweise kolikartige Schmerzen.

Therapie. Operative Detorquierung, Beseitigung der Malrotation, Vervollständigung der Rotation, evtl. Segmentresektion ernährungsgestörter Darmabschnitte.

10.1.8 Megacolon congenitum (Hirschsprung)

Pathogenese. Angeborenes Fehlen von Ganglienzellen der Darmwand, meist im Bereich des Rektosigmoids, selten weiter nach proximal (Abb. 10.2). Der übrige Darm ist hypertrophiert und dilatiert (Megakolon), trichterförmiger Übergang zum aganglionären Teil.

Klinik. Obstipation, rezidivierende (Sub-)Ileuszustände, beginnend in der Neugeborenen-Periode, Enterokolitis, Erbrechen, aufgetriebenes Abdomen.

Diagnostik. Röntgen-Kontrastmitteleinlauf, Biopsie, Rektummanometrie.

Therapie. *Konservativ:* Lange Stillperiode/Einläufe. *Operativ:* Resektion des aganglionären Segmentes, evtl. nach vorangehender Anlage eines Anus praeter, schlußendlich Wiederherstellung der Kontinuität (z. B. Durchzugsoperation nach Duhamel).

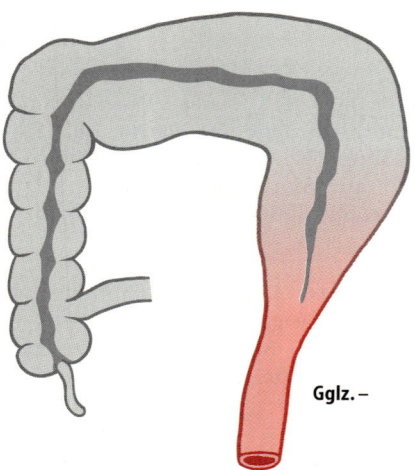

Abb. 10.2. Megacolon conge-
nitum (Aus: Herzog 1998)

Gglz. –

10.1.9 Anorektale Fehlbildungen

Pathophysiologie. Es besteht eine mehr oder weniger ausgeprägte
Hypoplasie/Atresie des Rektums *(5)*, des Beckenbodens und des
Kontinenzorgans, evtl. zusätzlich ein neurogener Schaden bei Fehl-
anlage des Sakrums, evtl. eine Fistelbildung zum Urogenitaltrakt
(Abb. 10.3). Wichtig für die Einteilung ist die Beziehung des fehl-
gebildeten Darmanteils zum M. levator ani und zur Puborektal-
schlinge. Zwei Drittel der Kinder mit anorektalen Fehlbildungen
haben weitere Fehlbildungen!

(5) Klassifizierung der anorektalen Fehlbildungen
und etwaige Häufigkeiten

Hohe Fehlbildung (20 %)
• Anorektale Agenesie +/– urogenitale Fistel
• Rektumagenesie

Intermediäre Form (30 %)
• Rektovestibuläre/rektovaginale Fistel
• Ohne Fistel

Tiefe Form (50 %)
• Analstenose
• Anokutane/anovestibuläre Fistel

Abb. 10.3 a,b.
Anorektale Fehlbil-
dungen: **a** Hohe
Rektumatresie beim
Knaben mit rekto-
vesikaler bzw.
rektourethraler Fistel,
b tiefe Rektumatresie
beim Mädchen mit
rektovestibulärer
Fistel (Aus: Herzog
1998)

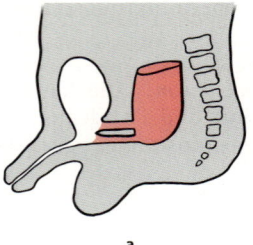
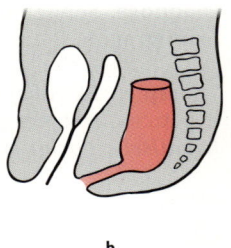

a   b

Klinik und Diagnostik. Äußerlich sieht man die hypoplastische
oder fehlende Analöffnung. Eine etwa bestehende Fistel wird röntgenologisch dargestellt, ebenso (über ein Miktionszystourethro-
gramm) eine rektoversikale Fistel; eine Nierensonographie schließt
Nierenfehlbildungen aus. Stuhl aus der Scheide spricht für eine
rektovaginale Fistel. Die Lage des Rektumblindsacks läßt sich
röntgenologisch in Kopftieflage (Luftblase im Rektum) abschätzen.

Therapie. Eine Entlastung des Darmes muß sofort erfolgen (z. B.
durch Anus praeter). Die Rekonstruktion eines kontinenten End-
darmes kann aufwendig sein (evtl. mehrere Sitzungen): Bei tiefen
Atresien Durchzug des Restrektums durch die Muskelschleife und
plastische Bildung eines Analkanals aus perianaler Haut, bei rekto-
vaginalen Fisteln Trennung derselben und Aufbau des Dammes,
bei hohen Atresien Darmdurchzug und evtl. Muskelplastik.

Prognose. Eine Kontinenz läßt sich bei über 90 % der tiefen und
gut 50 % der hohen Atresien erreichen.

10.1.10 Gallengangsatresie

Vorkommen und Klinik. Gallengangsatresien treten in einer Häufigkeit von 1 : 10.000 Geburten in verschiedenen Formen auf
➡ *(6)*. Bei über der Hälfte der Kinder entwickelt sich der Ikterus
progredient, das Mekonium ist zunächst normal gefärbt, später
werden die Stühle acholisch, der Urin dunkel. Der Allgemeinzustand ist auffallend gut. Frühzeitig kommt es zur Leberzirrhose.

Diagnose. Sonographie, Leberpunktion, Leberfunktionsprüfungen, Szintigraphie.

Therapie. *Extrahepatische Form:* Anastomose zwischen Ductus hepaticus bzw. Choledochus und Duodenum bzw. Jejunum. *Intrahepatische Form:* Hepatojejunostomie, ggf. Lebertransplantation.

(6) Formen der Gallengangsatresie

Extrahepatische Gallengangsatresie
- Atresie des Ductus choledochus
- Atresie des Ductus hepaticus communis
- Atresie der Ductus hepatici der Leberpforte

Intrahepatische Gallengangsatresie

Gallengangshypoplasien

10.1.11 Leistenhernie

Pathophysiologie und Vorkommen. Etwa jeder 50. Knabe, jedes 500. Mädchen bzw. über die Hälfte der Frühgeborenen haben eine Leistenhernie. Es besteht eine kongenitale Fehlbildung [ausbleibender Verschluß des Peritonealfortsatzes – persistierender Processus vaginalis (indirekte Hernie)]. Die Hernie ist häufig kombiniert mit einer Hydrozele bzw. Maldeszensus testis, im Bruchsack findet sich meist Darm, ggf. Ovar. Eine *direkte* (erworbene) Leistenhernie im Kindesalter ist äußerst selten. Eine Kombination mit einer Funikulozele ist möglich.

Klinik. Sichtbare Vorwölbung beim Schreien und Pressen, meist gut reponibel oder spontan reponibel. Die entsprechende solide Fremdanamnese durch die Mutter genügt!

Chirurgische Indikation. Bei gestellter Diagnose besteht die Indikation zur alsbaldigen Operation: hohes Abtragen des Bruchsackes, ggf. Verlagerung des Leistenhodens ins Skrotalfach. Die Verstärkung der Hinterwand des Leistenkanals ist nicht notwendig.

Komplikationen. Selten: Rezidiv, Wundinfektion, sekundärer Hodenhochstand jeweils unter 1 %, Hodenatrophie 1 ‰.

10.1.12 Hydrozele

Pathogenese. Partielles Offenbleiben des Processus vaginalis (Hydrocele funiculi, Hydrocele testis); evtl. zusammen mit Leistenhernie.

Klinik. Prall elastischer Tumor im Bereich des Samenstranges oder des Hodens. Diagnostik durch Diaphanie.

Therapie. Zunächst abwartend, bei Persistieren Eröffnung und Abtragung.

10.1.13 Maldeszensus testis

Pathophysiologie und Vorkommen. Angeborene Deszensusstörung von einem oder beiden Hoden. Rund 5 % aller Neugeborenen zeigen einen Hodenhochstand. Durch einen Spätdeszensus reduziert sich dies auf rund 2 % mit Ende des 1. Lebensjahrs, durch sekundäre Umwandlung eines Pendelhodens in einen Gleithoden erhöht sich die Rate bis zum 5. Lebensjahr wieder. Ein unvollständig oder spät deszendierter Hoden neigt später wieder zur Aszension. Beim Hodenhochstand bleibt die Umwandlung von Gonozyten in Spermatogonien aus. Ein bilateraler Hodenhochstand führt vermehrt zur Infertilität, der unilateral hochstehende Hoden behindert auch kontralateral die Spermienreifung. Der Maldeszensus ist bei den meisten Knaben hypophysär bedingt – bei mütterlichen Hormonstörungen; er ist vermehrt mit anderen Fehlbildungen kombiniert (Omphalozele, Hydrozephalus). Der *Pendelhoden* aszendiert (physiologisch!) beim Kremasterreflex und deszendiert anschließend wieder, der *Gleithoden* deszendiert nach Auslösen des Kremasterreflexes nicht oder nur selten (pathologisch!). Der Gleithoden ist hinsichtlich seiner Spermiogenese gefährdet und ist deshalb therapiebedürftig.

Diagnostik. Palpation im Stehen und Sitzen, Sonographie. Bei beidseitigem Kryptorchismus HCG-Stimulationstest: ausbleibender Testosteronanstieg, falls keine Hoden angelegt sind.

Therapie. Der hochstehende Hoden muß mit dem zweiten Geburtstag seine normale Lage im Skrotum haben. *Hormonbehandlung:*

Nach dem ersten Geburtstag HCG-Injektionen über 6 Wochen, bis zu zwei Mal wiederholbar, dann Indikation zur OP gegeben. Alternativ Gonadorelin (GnRH) als Nasenspray über 4 Wochen. Erfolgsquoten ca. 40 %. *Operativ:* Funikulolyse und Orchidopexie.

Komplikationen. Postoperative Hodenatrophie (etwa 1 %), erneute Aszension (etwa 3 %).

10.1.14 Hypospadie

Pathogenese. Angeborene Verschlußstörung der Urethralrinne, verschiedene Schweregrade und Formen (Abb. 10.4).

Klinik. Miktionsstörungen, Erektionsschmerzen.

Diagnose. Klinisch. Begleitend Geschlechtsbestimmung (Chromosomenuntersuchung).

Therapie. Operative Korrektur ggf. sehr aufwendig und in mehreren Sitzungen. Ziel ist eine Korrektur der Schaftkrümmung und eine Rekonstruktion der Harnröhre mit Meatus-Mündung an der Glansspitze.

10.1.15 Weitere angeborene Fehlbildungen

An der Wirbelsäule s. 3.9, am Hals s. 4.1, am Thorax s. 6.1, 6.2, am Herzen s. 7.2, 7.3, 7.4)

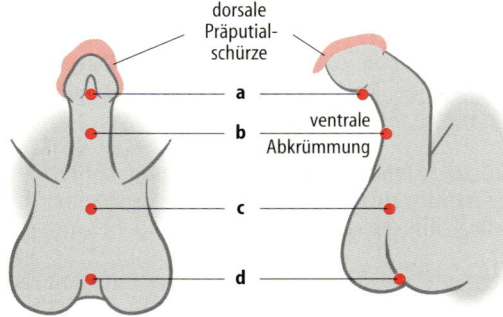

Abb. 10.4. Verschiedene Formen der Hypospadie: *a* Hypospadia glandis, *b* Hypospadia penis, *c* Hypospadia scrotalis, *d* Hypospadia perinealis (Aus: Herzog 1998)

10.2 Kindliches akutes Abdomen (7)

10.2.1 Volvulus

Vorkommen. Beim Neugeborenen und Säugling kommt es (bei guter Beweglichkeit des Mesenteriums) zur Drehung von Teilen des Darms.

Klinik und Diagnostik. Krampfartige Schmerzen aus heiterem Himmel, heftiger peritonitischer Reiz, typischer hoher mechanischer Ileus. Radiologisch dilatierter Magen und oberer Dünndarm, rundliche Darmschlingenkonfiguration (football sign). Eventuell Nachweis durch Kolonkontrasteinlauf.

Therapie. Laparotomie, Detorquierung; evtl. Resektion durchblutungsgestörter Darmabschnitte.

Differentialdiagnose des kindlichen akuten Abdomens (Faustregel) (7)	
Neugeborenes bis 6. Monat	Volvulus
6. Monat bis 3. Jahr	Invagination
Danach	Appendizitis

10.2.2 Invagination

Pathophysiologie. Bevorzugt im ersten bis dritten Lebensjahr. Einstülpung eines proximalen in einen distalen Darmabschnitt, meist Einstülpung des terminalen Ileum in das Zökum (ileozökale Invagination).

Klinik. Akutes Abdomen mit *schmerzhaftem Schreien* aus heiterem Himmel, kolikartige Schmerzattacken in immer kürzeren Abständen, Unruhe, Bauchschmerz, palpabler Tumor an der rechten Bauchseite, Blut im Stuhl oder am Finger.

Diagnostik. Röntgen Abdomen Leeraufnahme (Ileusbild), Sonographie (Kokarde).

Therapie. Laparotomie und Devagination. Sofern bereits eine Infarzierung eingetreten ist, entsprechende Segmentresektion; der kindliche Darm besitzt allerdings eine höhere Ischämietoleranz als der des Erwachsenen. Bei fehlenden Peritonitiszeichen kann ein konservativer Therapieversuch der Devagination (rektale Zufuhr von physiologischer Kochsalzlösung) vorgenommen werden.

10.2.3 Appendizitis

Die Appendizitis ist die häufigste chirurgische Abdominalerkrankung im Kindesalter. Ihre Symptome können durch Allgemeininfekte (z. B. Masern) vorgetäuscht werden oder auch weniger ausgeprägt sein als beim Erwachsenen. (Zur Klinik und Therapie s. 8.7)

10.2.4 Nekrotisierende Enterokolitis

Vorkommen. Die Krankheit betrifft vor allem Frühgeborene (unter 2.000 g) in den ersten 4 Lebenswochen. Pathogenetisch spielt wohl eine bakterielle Fehlbesiedlung des Darmes, eine ischämische Darmschädigung und hierdurch eine bakterielle Besiedlung der Darmwand (submuköse Gasansammlung durch Klostridien) eine Rolle.

Klinik und Diagnostik. Krankheitsbeginn in der ersten Lebenswoche: Akutes Abdomen, blutige Durchfälle, Peritonitis, septisch-toxischer Allgemeinzustand, tastbare Verdickung von Darmschlingen, Rötung des Skrotums. Radiologisch Ileus (Darmspiegel), evtl. freie Luft (bei Perforation). Pneumatosis cystoides intestini: perlschnurartige Gasansammlung entlang der befallenen Darmabschnitte, evtl. Luft in der Leber (über die Pfortader). Hilfreich kann eine Aszitespunktion sein: Ergibt sie einen hohen Granulozytenanteil, ist die Indikation zur Laparotomie großzügig zu stellen.

Therapie. Bei Zeichen einer Peritonitis Operation: Resektion nekrotischer Darmabschnitte, Anlegen eines oder mehrerer Enterostomata.

10.3   Phimose

Definition. Verengung der Vorhaut: Bis zum dritten Lebensjahr physiologisch. Pathologisch nur bei narbigen Veränderungen oder zu engem Präputialring.

Therapie. Keinesfalls Dehnungsbehandlung beim Säugling (Folge: Narbenbildung und Verstärkung der Phimose). Zirkumzision in der Regel erst nach dem 3. Lebensjahr.

10.4   Hodentorsion

Vorkommen. Vor allem im Neugeborenenalter und in Präpubertät: Verdrehung des Samenstranges um seine Längsachse.

Klinik. Plötzliche ziehende Schmerzen im Skrotum mit Rötung und Schwellung der entsprechenden Seite. Schmerzhafter Hoden, vergrößert. Prehn-Zeichen (Elevationsschmerz des Hodens), Brunzel-Zeichen (sekundärer Hodenhochstand), fehlender Kremasterreflex. Eine *weiterführende Diagnostik* im akuten Stadium ist in der Regel nicht erfolgreich/erforderlich.

Therapie. Sofortige Operation und Retorsion, Fixierung des betroffenen und des gegenseitigen Hodens.

Jede akut einsetzende schmerzhafte einseitige Skrotalschwellung beim Kind läßt primär an eine Hodentorsion denken.

10.5　Wichtige kindliche Tumoren ⏩ *(8)*

10.5.1　Wilms-Tumor (Nephroblastom)

Von der Niere ausgehender Tumor, oft sich in das gesamte Abdomen ausbreitend. Häufigster Tumor im Kindesalter, oft Zufallsbefund. *Therapie:* Präoperative Chemotherapie, Tumornephrektomie, postoperative Chemotherapie. *Prognose:* Überlebensrate um 90 %.

10.5.2　Neuroblastom

Von der Neuralleiste ausgehend (z. B. Grenzstrang). Verdrängend wachsend. Auftreten meist innerhalb der ersten 4 Jahre. *Klinik:* Evtl. hormonbedingte Durchfälle bzw. Hypertonie. *Therapie:* Operation und Chemotherapie. *Prognose:* Bei Patienten im ersten Lebensjahr Überlebensrate über 60 %, später schlechter.

10.5.3　Osteogenes Sarkom

Bevorzugt bei Schulkindern und Adoleszenten. Besonders kniegelenksnah. *Klinik:* Schmerzen, lokale Schwellung, typisches Röntgenbild. *Therapie:* Chemotherapie prä- und postoperativ; Operation in der Regel extremitätenerhaltend. *Prognose:* Überleben über 60 %.

(8) Maligne Tumoren bei Kindern unter 15 Jahren	
Leukämien	33 %
Hodgkin- und Non-Hodgkin-Lymphome	10 %
Neuroblastome	7 %
Nephroblastome	7 %
Astrozytome	5 %

10.6　Kindliche Verletzungen

Die wichtigsten Verletzungen im Kindesalter sind: Milzruptur (s. 8.12.1, 8.16), suprakondyläre Oberarmfraktur (s. 11.7.7), distale Radiusfraktur (s. 11.7.12) und Oberschenkelschaftfraktur (s. 11.8.6).

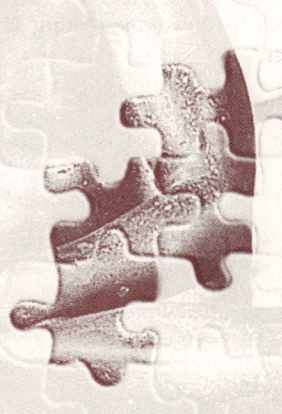

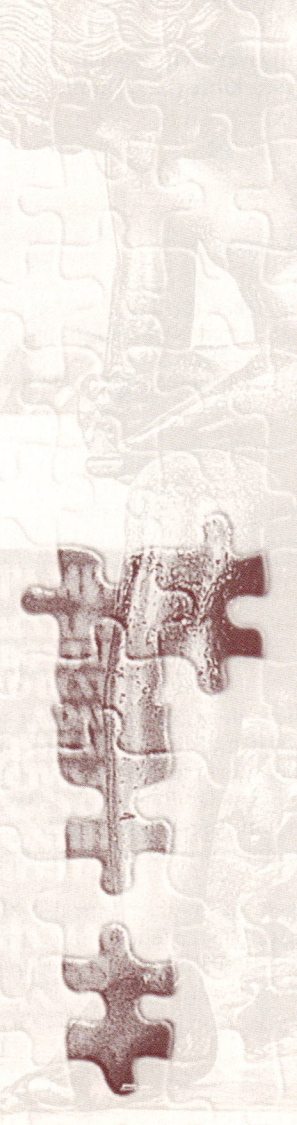

11.1 Untersuchungstechniken

11.1.1 Vorgehen bei Verdacht auf eine Fraktur

Prinzip. Wie bei jedem Erkrankungsverdacht besteht auch hier der diagnostische Pfad aus Anamnese, klinischer Untersuchung und apparativer Untersuchung *(1)*.

(1) **Vorgehen beim Verdacht auf Fraktur**

Anamnese:
- Trauma, Vorerkrankung, Vorbehandlung

Klinische Untersuchung:
- Untersuchung der gesamten betroffenen Extremität
- Sichere Frakturzeichen: Deformität, abnorme Beweglichkeit, Krepitation
- Unsichere Frakturzeichen: Schmerz, Funktionsausfall, Schwellung, Hämatom
- Gelenkbeweglichkeit
- Periphere Sensibilität, Motorik, Durchblutung

Apparativ:
- Röntgen in 2 Ebenen (jeweils einschließlich der beiden angrenzenden Gelenke)
- evtl. konventionelle Tomographie, Zielaufnahmen, CT

11.1.2 Neutral-0-Methode

Zweck. Die Neutral-0-Methode dient dazu, reproduzierbar und für jeden verständlich das Bewegungsausmaß eines Gelenkes in Winkelgraden anzugeben. Hierzu definiert man eine „0"-Stellung. Diese 0-Stellung wird im Prinzip bei jeder Bewegung jedes Gelenkes durchlaufen. Die Bewegungen von Kugel- bzw. Eigelenken werden hierzu in die Bewegungen in den verschiedenen Raumebenen zerlegt (Abb. 11.1).

Jede Angabe einer Beweglichkeit nach der Neutral-0-Methode beinhaltet obligat folgende Details: Die Legende, eine dreiteilige Zahlenfolge – und dies beides jeweils für die linke *und* die rechte Seite.

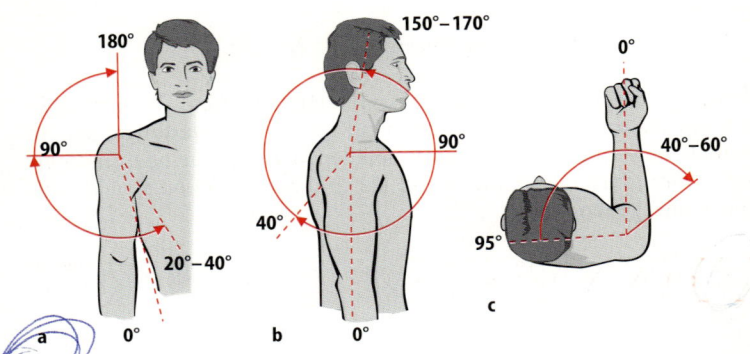

Abb. 11.1 a–c. Neutral-Null-Methode: Zerlegung einer Komplexbewegung am Beispiel eines rechten Schultergelenks: **a** seitwärts-körperwärts, **b** rückwärts-vorwärts, **c** Außenrotation-Innenrotation (Aus: Rüedi 1998)

Beispiele. Ein gesundes rechtes Ellenbogengelenk zeige eine Überstreckfähigkeit von 5°, die 0-Position werde durchlaufen, die maximale Beugefähigkeit betrage 140°. Auf der erkrankten linken Seite werde die 0-Position zwar erreicht, eine Überstreckung bestehe jedoch nicht; die Beugefähigkeit betrage nur 90°.

Dies wird nach der Neutral-0-Methode wie folgt notiert: „Ellenbogengelenk Strecken/Beugen rechts 5/0/140°, links 0/0/90°".

An einem erkrankten linken Ellenbogengelenk sei die Beugung mit 140° frei; die Streckung bis zur 0-Position sei jedoch nicht möglich; es verbleibt dort ein Streckdefizit von 30°. Um kenntlich zu machen, daß die 0-Position hier gar nicht erreicht (und damit auch nicht durchschritten wird), wird die „0" vorangestellt und damit die Bewegung wie folgt notiert: Ellenbogen Strecken/Beugen links 0/30/140°.

Zusätzlich zur Bewegungsprüfung nach der Neutral-0-Methode sollen Komplexbewegungen beschrieben werden, die die *Gesamtgebrauchsfähigkeit* einer Extremität augenfällig werden lassen. Folgende Komplexbewegungen für die großen Gelenke sind üblich: Nackengriff, Schürzengriff, Kniebeuge, Zehenstand, Hackenstand, Einbeinstand. Besondere Bedeutung hat die Angabe der Komplexbewegungen für die Untersuchung der Hand (s. 11.1.3).

11.1.3 Untersuchung der Hand *(2)*

Prinzip. Wegen der engen nachbarschaftlichen Beziehungen kommt es an der Hand leicht zu Kombinationsverletzungen an Knochen, Sehnen, Nerven und Gefäßen. Bereits geringe anatomische Veränderungen können mit erheblichen funktionellen Defiziten einhergehen.

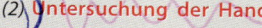

(2) Untersuchung der Hand

Inspektion:
- Narben
- Trophische Störungen (vor allem der Fingernägel und Fingerbeeren)
- Zirkulation (Radialispuls und Rekapillarisierung)
- Schweiß-Sekretion der Fingerkuppen
- Handeigenmuskulatur im Seitenvergleich (Daumenballen, Kleinfingerballen, Interossei)

Palpation:
- Tiefsitzende Fremdkörper
- Narbenstränge
- Neuromknoten

Funktionsprüfung der Sehnen:
- Aktive Streckfähigkeit in allen Gelenken
- Aktive Beugefähigkeit bezüglich der Grund- und Mittelgelenke (oberflächliche Beugesehnen) (Abb. 11.2)
- Aktive Beugefähigkeit der Endgelenke (tiefe Beugesehnen)

Sensibilität:
- Oberflächensensibilität
- Tiefensensibilität mittels Zweipunktediskriminierung

Prüfung der Gelenkbeweglichkeit (Neutral-0-Methode) für alle 15 Fingergelenke jeweils beider Hände

Prüfung der Funktionsfähigkeit mittels globaler Funktionstests:
- Faustschluß
- Fingerstreckung
- Spitzgriffe
- Opposition (Daumen zum Kleinfingergrundgelenk)
- Fingerspreizen

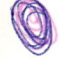

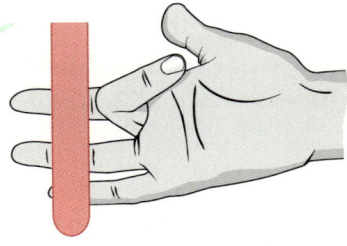

Abb. 11.2. Funktionsprüfung der oberflächlichen Beugesehne des dritten Fingers: Die tiefen Beugesehnen (welche miteinander verbunden sind) werden blockiert, dadurch kann die oberflächliche Sehne gesondert untersucht werden (Aus: Rüedi 1998)

11.1.4 Untersuchung der Wirbelsäule

Prinzip. Bei der Untersuchung der Wirbelsäule kommt es – noch mehr als in anderen Regionen des Bewegunssystems – darauf an, gleichermaßen eine Beschwerdesymptomatik, eine (sichtbare) Form- und Haltungsänderung und eine funktionelle Einschränkung zu erfassen ➡ *(3)*.

Untersuchung der Wirbelsäule *(3)*

Betrachtung:
- Schultergeradstand
- Beckengeradstand, ggf. Korrektur durch Brettchenunterlage, Verwendung der Beckenwaage
- Brustkyphose
- Halslordose
- Lendenlordose
- Seitverbiegungen (nach Beinlängenausgleich) bei aufrechtem Stand und beim Vorwärtsneigen
- Symmetrie der Muskelwülste bei aufrechtem Stand und beim Vorwärtsneigen

Lokalisierte Druck- oder Klopfschmerzhaftigkeit über den Dornfortsätzen, kleinen Wirbelgelenken, Ileosakralfugen und der paravertebralen Muskulatur

Funktionsprüfung:
- HWS: Rückwärts/Vorwärts, Seitneigen, Drehen jeweils nach der Neutral-0-Methode
- Rumpfwirbelsäule:
  - Ott-Maß (30 cm abwärts ab C 7),
  - Schober-Maß (10 cm aufwärts ab L 5),
  - thorakolumbaler Übergang (10 cm um L 1) und die jeweilige Änderung beim Vorwärtsneigen und Rückwärtsneigen.

- Fingerbodenabstand
- Seitneigen
- Drehen der Gesamt-Rumpfwirbelsäule (in Grad)

Orientierende neurologische Untersuchung der unteren Extremität
- Reflexe, Lasegue, Sensibilität

11.1.5 Untersuchung des Kniegelenks

Prinzip. Neben dem Ausmaß und der Schmerzarmut der Bewegung (wie an anderen Gelenken) prüft man am Kniegelenk zusätzlich die Qualität der ligamentären Führung und die Schädigung der Menisken *(4)*.

(4) Untersuchung des Kniegelenkes (Abb. 11.3)

Anamnese:	• Verdrehtrauma, giving way (Weggehen des Gelenkes beim Gehen auf ebenem Boden), Blockierungen, Gelenkergüsse
Inspektion:	• Erguß („tanzende Patella"), Kapselverdickung
Seitenbänder:	• Stabilitätsprüfung in Streckstellung und 20°–30° Beugestellung
Kreuzbänder:	• Lachmann-Zeichen: Schublade in 20° Kniebeugung: sehr aussagekräftig, für den Anfänger schwierig durchzuführen • Schublade: beim liegenden Patienten, Bein aufgestellt: technisch einfach, wenig aussagekräftig • Schublade: Patient sitzt am Rand der Liege, Bein hängt herunter: technisch einfach, sehr aussagekräftig
Meniski:	• Druckschmerz am Gelenkspalt • Wandernder Druckschmerz (Steinmann II) • Rotationsschmerz (Steinmann I) • Überstreckschmerz • Schmerzen bei gleichzeitiger Rotation und Druck in Beugestellung (Bauchlage, Apley)
Beweglichkeit:	• Neutral-Null-Methode

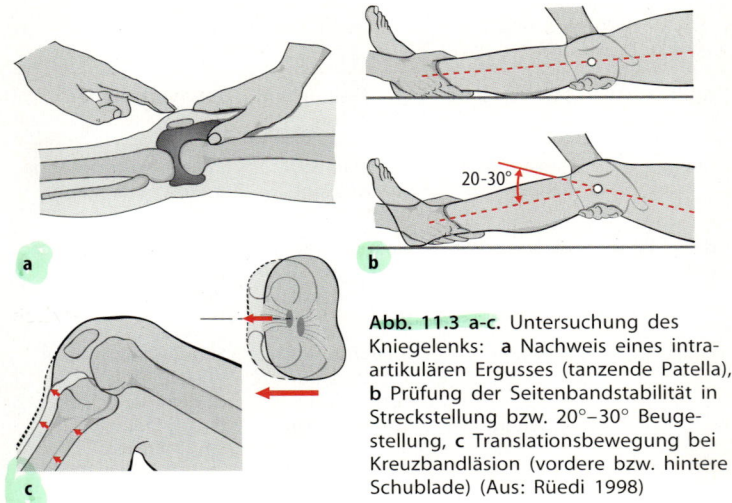

Abb. 11.3 a-c. Untersuchung des Kniegelenks: **a** Nachweis eines intraartikulären Ergusses (tanzende Patella), **b** Prüfung der Seitenbandstabilität in Streckstellung bzw. 20°–30° Beugestellung, **c** Translationsbewegung bei Kreuzbandläsion (vordere bzw. hintere Schublade) (Aus: Rüedi 1998)

11.2 Allgemeine Frakturenlehre

11.2.1 Frakturformen

Definition. Eine Fraktur ist *definiert* als Kontinuitätsunterbrechung eines Knochens aufgrund einer erhöhten mechanischen Belastung. Diese kann kurzzeitig auftreten (Trauma), bei repetitiver Dauerbelastung (Ermüdungsbruch) oder bei reduzierter Festigkeit des Knochens im Falle einer Erkrankung (z. B. Knochenmetastase) bereits durch alltägliche Belastung (pathologische Fraktur). Die *Frakturform* ➡ *(5)* wird im wesentlichen durch den Unfallmechanismus und die dabei einwirkenden Kräfte determiniert. Besondere Umstände ergeben sich bei gelenknahen und gelenkbildenden Frakturen.

Kraft-einwirkung	Mechanismus	typ. Frakturform	typ. Vorkommen
direkt	Schlag, Stoß Schuß	Querfraktur kurzstreckige Trümmerfraktur	Parierfraktur der Ulna atypische Lokalisation
direkt oder indirekt	Biegung	Biegungsfraktur +/- Biegungskeil	distale Radiusfraktur Kalkaneusfraktur
	Berstung, Stauchung	Berstungsfraktur Trümmerfraktur	Pilonfraktur
indirekt	Drehung	Torsionsfraktur Schrägfraktur	Skischuhrandfraktur (distale Tibia)
	Abriß Abscherung	Abrißfraktur Abscherfraktur	Außenknöchelspitze Pipkin-Fraktur, Smith-Fraktur

11.2.2 Lokale Frakturfolgen

Subkutis und Muskulatur werden bei Frakturen obligat mitgeschädigt. Ist die Haut über der Fraktur eröffnet, besteht eine offene Fraktur (s. 11.2.3). Das Ausmaß dieses Schadens hat für die Frakturheilung und für das Eintreten etwaiger Komplikationen oft mehr Bedeutung als die knöcherne Verletzung selbst. **Zerstörung von Nerven und Gefäßen** kann zur irreversiblen Gebrauchsunfähigkeit der Region (Plexusläsion bei Klavikulafraktur, N.-radialis-Läsion beim Oberarmschaftbruch), Querschnittsyndrom (Wirbelfraktur) oder Verlust der Gliedmaße (nichtrekonstruierbare Gefäßzerstörung) führen. Je nach Art und Ausmaß müssen diese Verletzungen gesondert behandelt werden.

Das **Kompartmentsyndrom** ⇒ *(6)* entsteht sekundär aufgrund einer Schwellung der geschädigten Weichteile. Die Muskeln können sich innerhalb der umgebenden Faszienlogen nicht ausbreiten (Abb. 11.5). Es kommt zu einer Druckerhöhung im Muskelkompartiment mit Kompression der Nerven und Gefäße. Sie werden bei anhaltender Druckschädigung über 2–3 Stunden irreparabel zerstört. Die Folgen sind motorische und sensorische Ausfälle sowie Kontrakturen nach fibrotischem Umbau der ischämischen

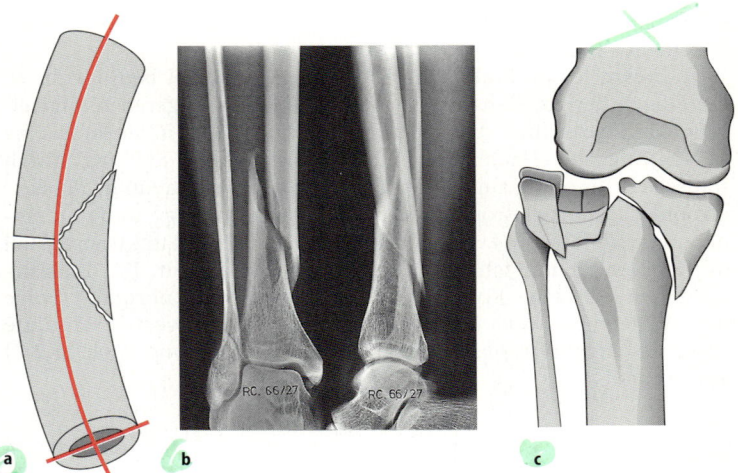

Abb. 11.4 a–c. Frakturformen. **a** Biegungsfraktur mit Biegungskeil (Aus: Rüedi 1998), **b** Drehbruch (Torsionsfraktur) von Tibia und Fibula (Aus: Rüedi 1998), **c** Impressionsbruch des lateralen Schienbeinkopfes, Spaltbruch des medialen Schienbeinkopfes (Nach: Müller et al. 1977)

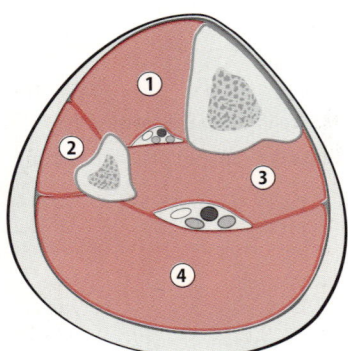

Abb. 11.5. Die vier Muskellogen am Unterschenkel. (*1*) Vorderes Kompartment (M. tibialis anterior, M. ext. digit. long., M. ext. hall. longus), (*2*) peronäales Kompartment (Mm. peronaeus long. et brev.), (*3*) tiefe Beugeloge (M. tib. post., M. flexor digit. long., M. flexor hall. long.), (*4*) oberflächliche Beugeloge (M. soleus, M. gastrocnemius). Das Kompartmentsyndrom betrifft meist vor allem das vordere und das peronäale Kompartment (Aus: Rüedi 1998)

Muskulatur. Der Endzustand wird auch als *ischämische Kontraktur* bezeichnet (*Volkmann-Kontraktur*).

Indirekte lokale Frakturfolgen sind in der Regel bedingt durch die Folgen der zur Behandlung durchgeführten längeren Ruhigstellung. Man bezeichnet dies auch als *Frakturkrankheit*. Sie kann eine Versteifung der Nachbargelenke in ungünstiger Stellung durch Kapselschrumpfung und Kontraktur, Knochenentkalkung, Muskelatrophie, Knorpelatrophie, Durchblutungsstörung und Ödemneigung umfassen. Letztendlich bedeutet dies Funktionsausfall der Extremität mit fehlender Belastungsmöglichkeit. Die Frakturkrankheit ist keine Komplikation, sondern eine „normale" Folge der Verletzung und ihrer Behandlung. Ihre verselbständigte Variante (*Algodystrophie*) ist bei den „Komplikationen" (s. 11.2.7) aufgeführt.

(6) Kompartmentsyndrom: Diagnostik und Therapie

Diagnostik: **Klinisch:**
- Früh:
  - starker, durch normale Analgetikagaben nicht beeinflußbarer Schmerz
  - Pralle Spannung (z. B. der Wade)
  - Sensibilitätsstörungen (z. B. der Großzehe)
- Spät:
  - motorische Störungen
  - Pulsverlust

Apparativ:
- Druckmessung in der Muskelloge (Druckmeßsonden)

Therapie:
- Großzügige Entlastungsinzision (am Unterschenkel von vier Muskellogen!)
- Nach Abschwellung (5–7 Tage) Sekundärnaht oder Hauttransplantation

Das wichtigste Frühzeichen des Kompartmentsyndroms ist der unerträgliche und durch normale Analgetika-Dosen nicht zu beherrschende Schmerz.

Therapie begleitender Weichteilverletzungen. Nach frischen offenen Verletzungen sind versenkte Nähte an *Faszien, Muskulatur*

oder Subkutis nicht angezeigt. *Sehnen:* Durchtrennungen einzelner oder mehrerer Streck- oder Beugesehnen am Unterarm oder Unterschenkel, auf alle Fälle jedoch an der Hand werden möglichst primär (bei verschmutzten Wunden auch innerhalb der folgenden 10 Tage aufgeschoben primär) durch Naht versorgt. *Gefäße:* s. 9.9, *Nerven:* s. 3.8.

11.2.3 Offene Frakturen

Definition. Kommt es bei einer Fraktur zu einer direkten Verbindung derselben mit der Außenwelt, sprechen wir von einer offenen Fraktur. Am häufigsten ereignen sich offene Frakturen an Unterschenkel und Unterarm ➡ *(7)*.

Pathophysiologie. *Kontamination:* Durch die offene Verbindung zwischen Fraktur und Außenwelt besteht theoretisch obligat eine Kontamination des frakturierten Knochens und der umgebenden Weichteile. *Örtliche Durchblutung:* Bei offenen Frakturen geht das Frakturhämatom verloren; zudem ist der Knochen oft über weite Strecken vollständig aus den Weichteilen ausgehülst. Aus beidem resultiert eine oft erheblich verminderte Blutversorgung des frakturierten Knochens mit der Folge einer gestörten Infektabwehr einerseits und einer deutlich schlechteren biologischen Potenz im Rahmen der Frakturheilung andererseits. Nach offenen Frakturen rechnet man deshalb vermehrt mit einer verzögerten Knochenbruchheilung. *Weichteilschaden:* Der begleitende Weichteilschaden ist bei offenen Frakturen oft besonders groß.

Gradeinteilung offener Frakturen	(7)
I	Durchspießung von innen nach außen, kleine Perforation
II	Zerstörung von außen nach innen, ausgedehnter Schaden
III	Zusätzlich erhebliche Schäden an Sehnen, Nerven, Gefäßen

Therapie. *Notfallbehandlung:* Schadensbegrenzung: Großzügige Bedeckung der offenen Wunden mit sterilem oder sauberem Verbandmaterial. Bei stärkeren Blutungen lokale Kompression mittels örtlichem Druckverband. Kein Abbinden! *Primäroperation:* Weichteile: Debridement, Beginn einer offenen Wundbehandlung. Knochen: Solide Fixierung ohne weitere Traumatisierung (bevor-

zugt Fixateur externe oder Marknagel ohne Aufbohren der Markhöhle). *Sekundärer Weichteilverschluß:* Sobald erkennbar wird, daß die Weichteile keine weitergehende Schädigung erfahren haben und daß eine manifeste Infektion nicht droht, wird der sekundäre Weichteilverschluß herbeigeführt (Hautnaht, Hauttransplantation). *Definitive Frakturversorgung:* Hier stehen alle Verfahren der inneren und äußeren Stabilisierung, einschließlich etwaiger Hilfsmaßnahmen (z. B. Spongiosaplastik), zur Verfügung.

11.2.4 Gelenknahe und gelenkbeteiligende Frakturen

Gelenknahe und gelenkbeteiligende Frakturen zeichnen sich durch eine Reihe pathophysiologischer Besonderheiten aus ➡ *(8).* Es tritt bei ihnen neben das Ziel eines zeitgerechten Frakturdurchbaus in akzeptabler Stellung der Wunsch, das betreffende Gelenk gut beweglich und frei von einer posttraumatischen Arthrose zu halten. Die primär übungsstabile Osteosynthese in anatomischer Stellung (mit Rekonstruktion der Gelenkfläche) macht dies oft möglich. Gelenknahe und gelenkbildende Frakturen gehören deshalb zu denjenigen Verletzungen, bei denen regelmäßig eine dringliche Operations-Indikation gesehen wird.

(8) Besonderheiten bei gelenknahen und gelenkbildenden Frakturen (Abb. 11.6)

Morphologie	Folgen, Erscheinungsformen
Hämarthros	intraartikuläre Verlötung, Bewegungseinschränkung
paraartikuläre Einblutung	paraartikuläre Verklebung, Bewegungseinschränkung
Knorpeldefekte, Gelenkstufen	früh: Bewegungseinschränkung, Gelenkblockaden spät: Arthrose
paraartikuläre Fehlstellung	früh: Bewegungseinschränkung spät: Fehlbelastung, Arthrose
Reizzustand	Synovitis, Schmerzen, Gelenkerguß

Gelenkflüssigkeits entzündung (handwritten annotation)

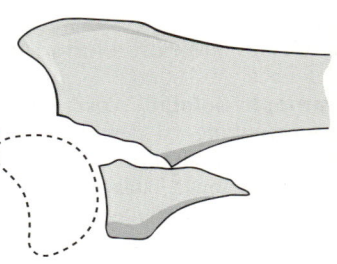

Abb. 11.6. Folgen einer intraartikulären Fraktur (hier am Beispiel des körperfernen Speichenendes, *seitliche* Ansicht): intraartikuläre Stufe, Knorpelschaden, Instabilität des Gelenkes mit Subluxation

11.2.5 Systemische Frakturfolgen

Der **Blutverlust bei geschlossenen Frakturen** *(9)* wird gerne unterschätzt, zumal junge Patienten auch größere Blutverluste zunächst gut kompensieren. Von Bedeutung wird er bei Mehrfachverletzungen oder bei gleichzeitigen Organschäden (Lunge, Gehirn), wenn die Verminderung der Sauerstofftransportkapazität oder der latente Schock in ihrer Wirkung verstärkt werden. Wie jedes Trauma und der damit verbundene Schmerz führt auch eine Fraktur zur Freisetzung von Katecholaminen und **Mediatoren** (s. 1.2). Indirekte systemische Frakturfolgen sind die **Pneumonie** in den dorsalen Lungenabschnitten beim bettlägerigen Patienten, **Dekubitus** und **Harnwegsinfekte, Beckenbeinvenenthrombose** und **Lungenembolie.**

Blutverlust bei geschlossenen Frakturen (Anhaltswerte für Erwachsene)	*(9)*
Lokalisation der Fraktur	**Blutverlust**
Oberarm	< 700 ml
Unterarmschaft	< 300 ml
Beckenring	< 4000 ml
Oberschenkel	< 2000 ml
Unterschenkelschaft	< 1000 ml

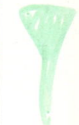

! Jede Fraktur hat lokale und systemische Folgen, welche über die im Röntgenbild sichtbare und zunächst scheinbar im Vordergrund stehende Kontinuitätsunterbrechung des Knochens weit hinausgehen.

11.2.6 Frakturheilung (Abb. 11.7)

Pathophysiologie. Voraussetzung für eine ungestörte *Knochenbruchheilung* ist neben Vitalität und ausreichender Vaskularität sichere Stabilität im Frakturbereich bis zum Abschluß des Heilungsvorganges. Dabei wird heute die fugenlose Adaptation der Fragmente nicht mehr als unbedingte Voraussetzung angesehen. Entsprechend unterscheidet man zwei Arten der Frakturheilung *(10)*. Eine Verzögerung der Frakturheilung über 6 Monate und mehr wird als *Pseudarthrose (Falschgelenk)* (Abb. 11.8) bezeichnet. Mangelhafte Stabilität bei guter Biologie führt zur hypertrophen Pseudarthrose, mangelhafte biologische Potenz zur atrophen Pseudarthrose; bei gleichzeitig bestehendem Infekt entwickelt sich eine Infekt-Pseudarthrose.

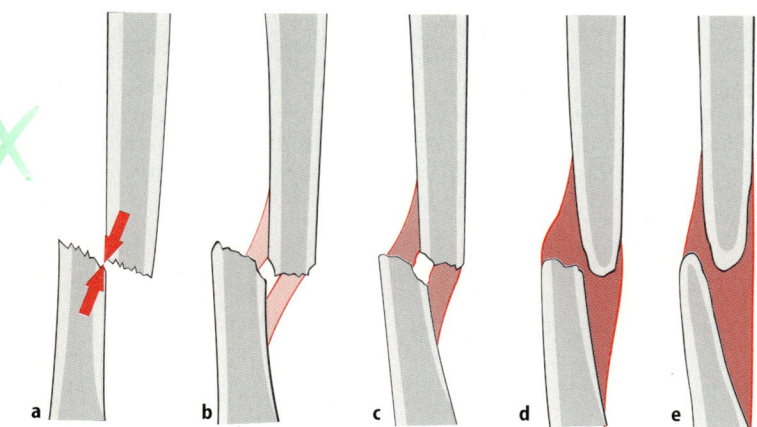

Abb. 11.7. a Kallusheilung (sekundäre Frakturheilung), Ausbildung eines Reizkallus (**b**) und Fixationskallus (**c**), welcher sich allmählich umbaut (**d-e**). Beim Erwachsenen bleibt die Form von (**e**) auf Dauer (Aus: Rüedi 1998)

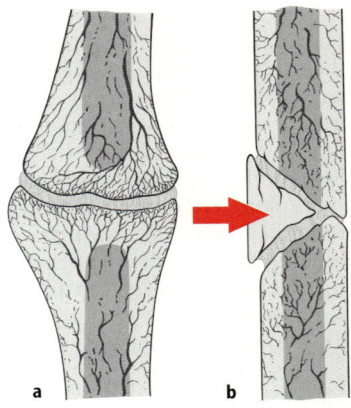

Abb. 11.8. a Hypertrophe bzw. **b** atrophe Pseudarthrose mit avitalem Fragment (→) (Nach: Weber et al. 1978)

Formen der Knochenbruchheilung *(10)*

Primäre Knochenbruchheilung:
- Voraussetzung: fugenlose, stabile Fixierung der Fragmente, „anatomische" Osteosynthese
- Folge: Die Osteonen können direkt den Frakturspalt überbrücken (Kontaktheilung)
- Merkmal: fehlende Kallusbildung

Sekundäre Knochenbruchheilung:
- Voraussetzung: weitgehend stabile Fixierung der Fragmente mit gut erhaltener Durchblutung, „biologische Osteosynthese"
- Folge: Überbrückung eines weiterbestehenden Frakturspaltes. Umbau des Frakturhämatoms zunächst zu faserigem Ersatzknochen später zu hartem Kallus; dieser gewinnt unter Belastung zunehmend an Stabilität und Form (remodelling)
- Merkmal: spindelförmiger Kallus

11.2.7 Komplikationen der Frakturheilung

Die ***Sudeck-Dystrophie (Algodystrophie)*** ist eine entgleiste (autonomisierte) Form der Frakturkrankheit. Sie kann bereits nach kurzer Immobilisierung bzw. geringfügigen Traumen auftreten. Wichtigster Trigger ist ein rezidivierender verletzungs- oder therapiebedingter Schmerz, der sich verselbständigt. Ihre Erkennung ist vorwiegend eine klinische, ihre Therapie ist dem Stadium angepaßt ➡ *(11)*.

Wird der ehemals gebrochene Knochen vor dem Zeitpunkt der vollständigen tragfähigen Durchbauung inadäquat belastet, droht die *Refraktur.* Bei Frakturen mit Gelenkbeteiligung kann es zur ausgeprägten *Versteifung* kommen (s. 11.2.4). Eine *Fehlstellung* beruht auf einer nicht anatomiegerechten Reposition oder sekundärer Achsabknickung bei unzureichender Stabilisierung. Die Folge sind unphysiologische Fehlbelastungen und Bewegungseinschränkungen der Nachbargelenke. Eine der schwerwiegendsten Komplikationen ist die *Infektion* ➡ *(12)* nach Fraktur. Befällt das Infektgeschehen den Knochen und kommt es zu einer manifesten *Osteomyelitis/Osteitis,* so ist die Therapie langwierig. Die chronische Osteomyelitis wird von vielen Autoren als eine „lebenslange Erkrankung" bezeichnet.

(11) Sudeck-Dystrophie: Stadien, Symptome und Therapie	
Stadien und Symptome	**I Entzündlicher Charakter:** Glänzende, hochrote, geschwollene Haut, vermehrte Schweiß-Sekretion, heftige Schmerzen
	II Dystropher Charakter: Ödematöse Schwellung, Hautfarbe eher livide, Muskelatrophie, Schmerzen abnehmend, zunehmende Bewegungseinschränkung, subjektive Belastungsunfähigkeit, autonomisierter Schmerz
	III Atropher Charakter: Muskelschwund, starke Funktionseinschränkung bis Einsteifung, kaum Schmerzen, röntgenologische Veränderungen
Therapie	**I** Sympathikolyse, hochdosierte Analgesie, nichtsteroidale Antiphlogistika, Kalzitonin, vorsichtiger, zielstrebiger Beginn mit ausschließlich aktiver KG. **Unterbrechung der Schmerzen mit allen Mitteln**
	II Mobilisierung, intensive aktive KG, Physiotherapie zur Besserung der vegetativen Situation, Kalzitonin, nichtsteroidale Antiphlogistika, hochdosierte Analgetika, evtl. Plexusblockaden, Guanethidin i.V.
	III Korrigierende Maßnahmen, Arthrodesen, Sehnenumlagerungen etc.

- Geschlossene Frakturen ca. 2–3 %
- Offene Frakturen bis 5–10 %

11.2.8 Ziele und Bestandteile der Frakturbehandlung

Prinzip. Ziel jeder Frakturbehandlung ist die Wiederherstellung der Anatomie, der Belastbarkeit und der Beweglichkeit einer Extremität. Gelegentlich sind nicht alle drei Therapieziele gleichzeitig oder in gleichem Ausmaße zu erreichen; dann entscheidet die Verletzungslokalisation darüber, welches der Therapieziele vorrangiger Natur ist ➡ *(13).*

Um die genannten drei Therapieziele möglichst sicher zu erreichen, gliedert sich die Behandlung von Frakturen (insbesondere derjenigen der langen Röhrenknochen) in vier Teilschritte: *Reposition, Retention, Bewegung, Belastung.* Anläßlich der *Reposition* wird die gewünschte anatomische Form möglichst gut wiederhergestellt (in Abhängigkeit von der Lokalisation der Verletzung). Für die *Retention* stehen konservative (s. 11.2.9.) und operative (s. 11.2.10.) Verfahren zu Verfügung. Die aktive *Bewegung* der angrenzenden Gelenke, sowie der von der Fraktur nicht betroffenen Gelenke am übrigen Körper beginnt möglichst frühzeitig, d.h. im Idealfall am Tage nach der Verletzung. Passive Bewegungsübungen haben nur eine nachrangige Bedeutung und sind Ausnahmefällen vorbehalten (s. 11.6).

Die *Adaptationsstabilität* nach Osteosynthesen sichert die Fragmentposition zueinander soweit, daß es bei zusätzlich angelegtem Gips nicht zu einer Redislokation kommt. Die *Übungsstabilität* läßt eine Nachbehandlung ohne jede äußere zusätzliche Fixierung zu und erlaubt, die verletzte Extremität unmittelbar nach der Operation aktiv zu bewegen (ohne sie jedoch zu belasten). *Belastungsstabil* ist eine Fraktur an der unteren Extremität dann versorgt, wenn der Verletzte unmittelbar nach dem operativen Eingriff beide Beine mit dem vollen Körpergewicht belasten kann. Üblicherweise streben wir bei der operativen Frakturstabilisierung eine Übungsstabilität an.

11.2.9 Geläufige Techniken der konservativen Frakturbehandlung

Verband

Im *Verband* wird z. B. eine subkapitale Oberarmfraktur (Desaultverband), eine Klavikulafraktur (Rucksackverband) oder eine Langfingergrundgliedfraktur (elastischer Tubegauzverband) behandelt.

Gips

Der *Gips oder der Kunststoff-Stützverband* ist *die* „klassische" Form der konservativen Frakturbehandlung. Es gibt kaum eine Fraktur, die nicht prinzipiell im Gips zur Abheilung gebracht werden könnte. Überwiegend auch heute noch im Gips werden nicht verschobene Frakturen am Radiusköpfchen, am distalen Radius, an der Handwurzel, den Fingern, der Patella, dem Schienbeinkopf, dem Sprunggelenk und am Fuß behandelt. Kindliche Frakturen können weit großzügiger einer Gipsbehandlung zugeführt werden (s. 11.2.11). „Gipse" sind aus schnellhärtendem Gips oder schnell härtendem Kunststoffmaterial gefertigt.

Häufiger angewendete Gipse. Der Gipsverband der oberen Extremität geht regelmäßig bis zu den Langfingergrundgelenken, er endet proximal knapp unterhalb des Ellenbogengelenkes *(Unterarmgips)* oder im körpernahen Oberarmdrittel *(Oberarmgips)*. Der Gipsverband der unteren Extremität geht mit einer Ausnahme *(Gipstutor)* bis zu den Zehengrundgelenken; er endet knapp unterhalb des Kniegelenkes *(Unterschenkelgips)* oder im körpernahen Oberschenkeldrittel *(Oberschenkelgips).* Bei Verletzungen einzelner Finger können *Fingergipsschienen* angebracht

werden, welche üblicherweise von der Handgelenksregion über die Hohlhand bis zur Kuppe des verletzten Fingers reichen; diese Gipsschienen können einen oder mehrere Finger umfassen. Prinzipiell können alle Gipse als Rundgipse oder als *Gipsschienen* ausgeführt werden. Vorteile von Rundgipsen sind: gute Modellierbarkeit, sicheres Einstellen von Hand bzw. Fuß in der richtigen Position, in der Regel weit bessere Haltbarkeit. Ein Nachteil ist, daß der Rundgips bei vermehrten Schwellungen nicht nachgeben kann. Es müssen deswegen bei frischen Verletzungen angelegte Rundgipse sofort vollständig bis auf die Haut (Gips und Polstermaterial) *gespalten* werden.

Jeder Gipsverband muß gut sitzen, d. h. ausreichend und gleichmäßig anliegen. Er muß vor allem gegenüber vorspringenden Knochen oder an Prädilektionsstellen gegen *Druck gut abgepolstert* sein. Gebrochene, zu weite, sekundär aufgebogene Gipse sind in der Regel weit schlechter als kein Gips. Ein zu enger Gips wird (Tag und Nacht und ohne jede weitere Diskussion) unverzüglich entfernt. Eine Gipsbehandlung hat wie eine medikamentöse Behandlung Wirkungen und Nebenwirkungen, über die der Patient *aufgeklärt* werden muß. Die Patienten müssen während der Gipsbehandlung sorgfältig geführt werden; Zeitpunkt und Ort der regulären und irregulären Kontrollen müssen klar festgelegt sein; der Patient muß wissen, wohin er sich Tag und Nacht bei irgendwelchen Beschwerden wenden kann. Eine Gipsimmobilisierung der unteren Extremität erhöht das Risiko einer *Thrombosebildung.* Es wird deswegen empfohlen, parallel eine medikamentöse Thromboseprophylaxe mit einem niedermolekularen Heparin durchzuführen (s. 1.6).

> Das Anlegen eines Gipses ist eine ärztliche Aufgabe!
> Der Patient mit Schmerzen im Gips hat immer recht!
> Gipsen lernt man nur durch Gipsen!

Extension

Die Extensionsbehandlung ist das Gegenstück zur Gipsbehandlung – für die mehr proximalwärts gelegenen Frakturen – z. B. Oberarm, Schenkelhals, Oberschenkelschaft. Sie bindet den Patienten ans Bett und ist daneben pflegerisch sehr aufwendig. Extensions-

behandlungen haben heute kaum mehr eine Bedeutung. Folgende Extensionen werden noch gelegentlich verwendet (Abb. 11.9):

Crutchfield-Extension. An der Schädelkalotte wird ein Bügel angelegt, welcher mit zwei Dornen links und rechts parietal jeweils in die Tabula externa eingebracht ist. Zuggewicht ca. 4 kg. Auf diese Weise lassen sich vor allem Verletzungen der oberen Halswirbelsäule recht sicher retinieren. Die Pflege von Patienten in der Crutchfield-Extension ist ausgesprochen aufwendig.

Suprakondyläre Extension. Am *körperfernen Oberschenkel* (unmittelbar oberhalb des Kniegelenkes): Diese Extension dient zur Immobilisierung bei Hüftgelenksverletzungen bzw. hüftgelenksnahen Frakturen (Schenkelhalsfraktur, pertrochantäre Fraktur). Zuggewicht bei Erwachsenen 1/7 bis 1/10 des Körpergewichts.

Schienbeinkopf-Extension. Durch die Tuberositas tibiae wird von lateral ein Extensionsdraht gelegt. Auch diese Extension wird in der Regel bei Verletzungen des körpernahen Oberschenkels zur interimsmäßigen Ruhigstellung angewendet. Sie hat den Nachteil, daß ihre Zugwirkung auch auf das Kniegelenk entfaltet wird, hat jedoch den Vorteil, daß der später zu operierende Knochen (Oberschenkel) nicht tangiert wird.

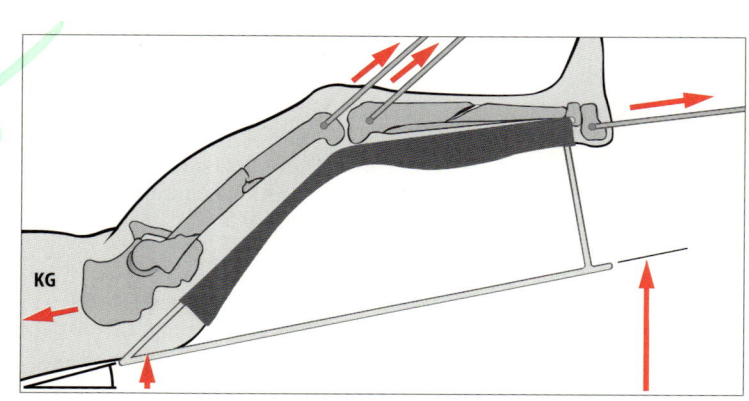

Abb. 11.9. Suprakondyläre Extension, Schienbeinkopfextension, Fersenbeinextension (Aus: Rüedi 1998)

Gelenküberbrückende Braces (Kunststoffhülsen)

Spezielle Schienenverbände (vor allem für Kniegelenk bzw. Sprunggelenk) erlauben es, für ein verletztes Gelenk (mit oder ohne vorangegangenen Operationen) eine Teilimmobilisierung vorzunehmen. Teilweise kann sogar das erlaubte Bewegungsausmaß am Brace individuell eingestellt werden. Auf diese Weise lassen sich (für bestimmte Verletzungen) Ruhigstellung und Bewegung ideal kombinieren (s. 11.3). Die Patienten müssen in der Anwendung und in der Anlage des Brace sehr sorgfältig unterwiesen werden.

Nicht gelenküberbrückende Braces (Kunststoffhülsen)

Einzelne Frakturen lassen sich durch spezielle handelsfertige, konfektionierte Hülsen behandeln (z.B. Oberarmschaftspiralfraktur). Diese Maßnahme erfordert eine äußerst sorgfältige Überwachung und vor allem gute, vernünftige und verständnisvolle Führung des Patienten.

Sog. funktionelle Behandlung

Manche Frakturen benötigen keine Immobilisierung. Hier kann unmittelbar nach Abklingen der akuten Schmerzen mit einer Krankengymnastik zur Remobilisierung und Muskelkräftigung begonnen werden – so zum Beispiel die stabile Wirbelkörperfraktur oder die eingestauchte Oberarmkopffraktur und die eingestauchte mediale Schenkelhalsfraktur vom Abduktionstyp (Pauwels I). Voraussetzung ist eine durch die Fraktureinstauchung eingetretene gute Stabilität sowie ein gut kooperierender Patient.

11.2.10 Geläufige Techniken der operativen Frakturbehandlung

Entsprechend den biomechanischen Prinzipien von Osteosynthesen ➡ (14) haben sich als geläufige Techniken zur operativen Frakturbehandlung an langen Röhrenknochen die Osteosynthesen mit Platte, Marknagel und Fixateur externe entwickelt und etabliert; für spezielle Lokalisationen bzw. Indikationen stehen die Zuggurtung und die Kirschnerdrahtosteosynthese zur Verfügung. Darüber hinaus gibt es spezielle Implantate, wie die dynamische Hüft-

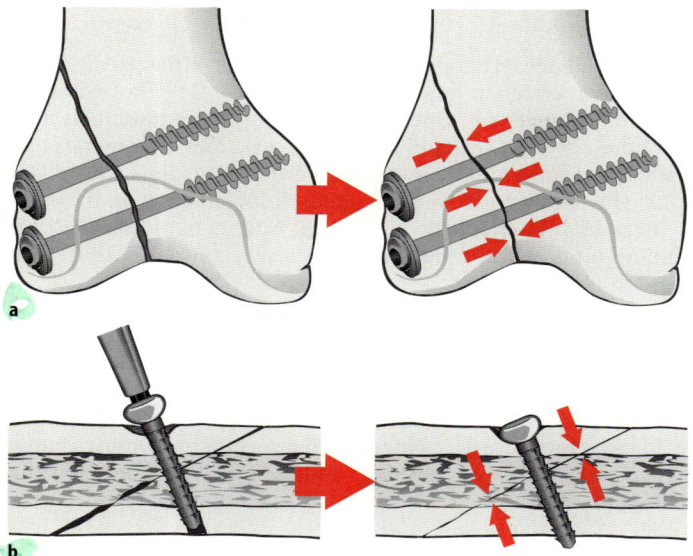

Abb. 11.10 a,b. Biomechanisches Prinzip der Zugschraube: Es wird eine Kompression im Bruchspalt erzielt (Aus: Rüedi 1998)

schraube (bevorzugt für pertrochantäre Oberschenkelfrakturen) oder spezielle Abstützplatten für den Schienbeinkopf oder den körperfernen Oberschenkel. Indikationen zur Osteosynthese können sich aus lokalen Gründen ergeben (Gelenkfrakturen, Luxationsfrakturen, offene Frakturen) oder aus systemischen Gründen (Frakturen beim Polytrauma)➡ *(15)*; sie sind gegen die Risiken ➡ *(16)* abzuwägen.

---

 (14) Biomechanische Prinzipien von Osteosynthesen

Interfragmentäre Kompression: z. B. durch Zugschraube (Abb. 11.10)

Schienung: z. B. durch Marknagel, Platte oder Fixateur externe

Abstützosteosynthese: gelenknah, z. B. am Schienbeinkopf

Zuggurtung: z. B. am Olekranon:
- Eine zunächst exzentrisch liegende Osteosynthese (z. B. Draht oder Platte) kalkuliert körpereigene, ebenfalls exzentrisch liegende Kräfte ein, mit denen zusammen eine komplette (zentrische) Kompression der Fraktur erreicht wird

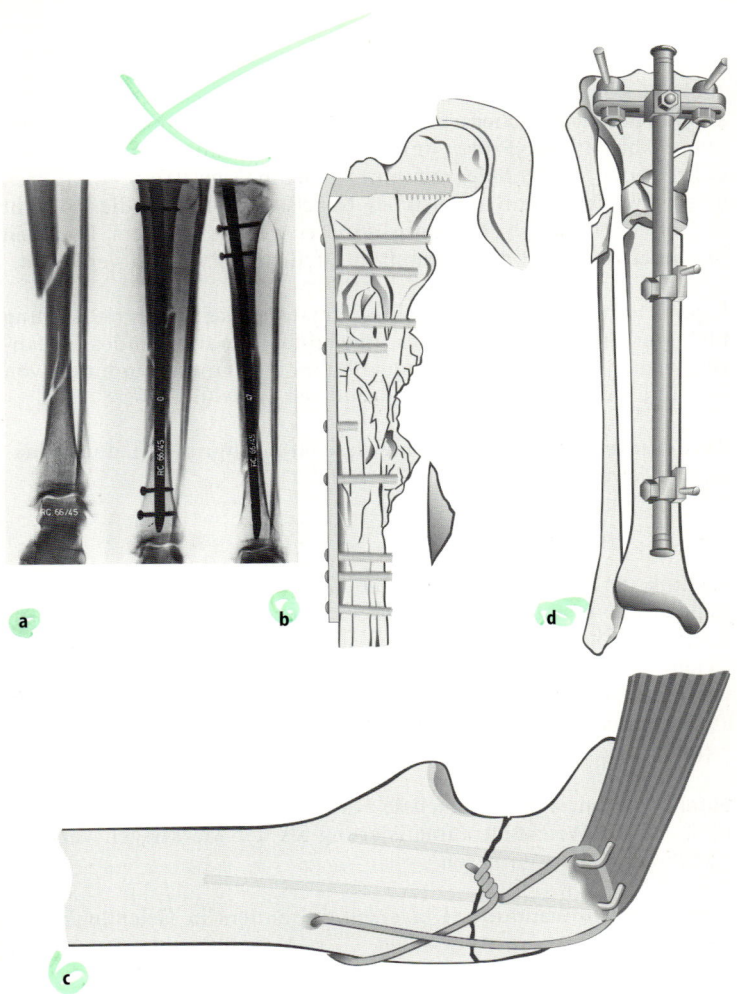

Abb. 11.11 a–d. Geläufige Techniken der Osteosynthese. **a** Marknagel (Prinzip der Schienung) am Beispiel eines Tibiaschaftbruches, **b** überbrückende Platte (Prinzip der Schienung) am Beispiel einer Femurschaftbruches, **c** Zuggurtung (hier am Olekranon), **d** Fixateur externe (Prinzip der Schienung) am Beispiel eines kompletten Unterschenkelbruches (Aus: Rüedi 1998)

Marknagel

Technik. Meist geschlossene Reposition, Eröffnen der Markhöhle am körperfernen Oberarm, bzw. am Trochanter maior bzw. der Tuberositas tibiae. Früher mit, heute meist ohne vorheriges Aufbohren der Markhöhle auf eine gleichmäßige Weite Einführen eines etwa 9–12 mm messenden Nagels. Sofern sich dieser nicht in der Markhöhle verklemmt, wird er gegenüber dem Knochen proximal und/oder distal durch zusätzliche Schrauben verriegelt.

Eigenschaften. Erhalt des Frakturhämatoms, keine Devitalisierung kleinerer Fragmente, elegantes und biologisch schonendes Verfahren, ermöglicht frühe Belastung. Führt zur Einschwemmung von Fett und anderen Partikeln während der Nagelung.

Bevorzugte Anwendung. Humerusschaft, Femurschaft und Tibiaschaft (jeweils mittlere zwei Viertel).

Platte

Technik. Sparsames Freilegen der beiden Hauptfragmente, offene Reposition, meist überbrückende Plattenmontage. Bei gelenkbildenden Frakturen gleichzeitig stufenlose Rekonstruktion der Gelenkfläche, ggf. deren Unterfütterung mit Spongiosa. Platten werden in verschiedener Dicke angeboten; in Gelenknähe werden aus Gründen der sicheren Verankerung häufig Winkelplatten angewendet.

Eigenschaften. Die universellste Form der Osteosynthese. Verlangt häufig mehr Weichteiltraumatisierung als der Marknagel. Verleitet zu „Puzzle-Osteosynthesen".

Bevorzugte Anwendung. Universell, besonders in Gelenknähe.

Kirschnerdrähte

Technik. Meist geschlossene Reposition und perkutanes Einbringen von zwei divergierenden Drähten.

Eigenschaften. Adaptationsosteosynthese.

Bevorzugte Anwendung. Kindliche suprakondyläre Oberarmfraktur. Distaler Radius, Mittelfußfrakturen, Fußwurzelluxationen.

Zuggurtung

Technik. 2 parallele Kirschnerdrähte (zur Adaptation) und ein achtertouriger Draht (zur Erzeugung des Zuggurtungseffekts).

Eigenschaften. Biomechanisch elegantes Verfahren, wenig traumatisierend.

Bevorzugte Anwendung. Olekranon, Innenknöchel.

Fixateur externe

Technik. Geschlossene Reposition, Einbringen von Steinmann-Nägeln (durch die gegenseitigen Weichteile hindurch) oder Schanz-Schrauben (Schonung der gegenseitigen Weichteile), Längsverstrebung durch Rohre, evtl. Querverstrebung.

Eigenschaften. Extrem schonendes, rasches Operationsverfahren, im Grunde für alle Frakturen möglich, beliebig ergänzbar und erweiterbar. Operationsbedingt minimaler Blutverlust bzw. minimales Trauma. Ausheilung der Frakturen im Fixateur gelegentlich problematisch. Kein unter die Haut versenktes Implantat. Niedrige Infektionsrate.

Bevorzugte Anwendung. Universell beim Polytraumatisierten, bei Infektionen oder sonst problematischen Weichteilverhältnissen.

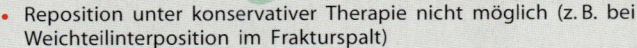
Indikationen zur operativen Frakturbehandlung   (15)

- Reposition unter konservativer Therapie nicht möglich (z.B. bei Weichteilinterposition im Frakturspalt)
- Reposition zwar möglich, aber Stabilisierung mit konservativen Methoden nicht zuverlässig (koxales Femur)
- Notwendigkeit einer anatomischen Rekonstruktion (Gelenkfrakturen)
- Notwendigkeit einer Übungsstabilität (gelenknahe Frakturen)
- Vermeidung von Infektionen (offene Frakturen)
- Vermeidung von systemischer Mediatorausschüttung (Polytraumatisierter)
- Vermeidung von Immobilisationsschäden (alte Menschen)
- Erleichterung der Pflege z.B. auf der Intensivstation nach Polytrauma

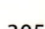

(16) Risiken der operativen Frakturbehandlung

- Fremdkörperimplantation (Infektrisiko, Allergisierung)
- ggf. Notwendigkeit einer Metallentfernung
- Weitere intraoperative Risiken (Gefäß-, Nervenschaden, transfusions-assoziierte Risiken)

11.2.11 Kindliche Frakturen

Das wachsende Skelett ist in der Lage, Fehlstellungen von Fraktu-ren in einem gewissen Ausmaß zu kompensieren (Abb. 11.12); andererseits stören Frakturen (vor allem solche mit Beteiligung der Epiphysenfugen) unter Umständen das Wachstum. Schließlich kennt der kindliche Organismus in der Regel keine Frakturkrank-heit. Hieraus ergeben sich Eigenheiten im Erscheinungsbild und in der Therapie, welche in ihrer Ausprägung altersabhängig sind ➡ (17). Eine Mitbeteiligung der Epiphysenfugen ist dann von Bedeutung, wenn es entweder zur schweren kontusionellen Schädi-gung der Fuge kommt (schweres Stauchungstrauma mit massiver Einblutung) oder wenn Frakturlinien die Epiphysenfuge kreuzen. In beiden Fällen kommt es zur (meist partiellen) Verknöcherung der Fuge mit der Folge eines Wachstumsstops (Abb. 11.13). Die Mitbeteiligung der Epiphysenfugen wird nach Aitken in 3 oder nach Salter in 4 Formen eingeteilt.

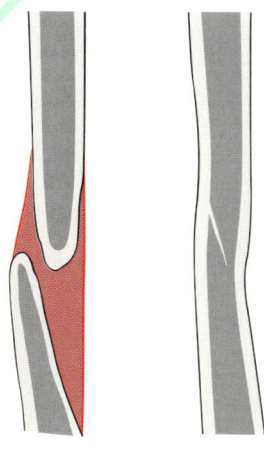

Abb. 11.12 a,b. Besonderheiten kindlicher Frakturen. Spontaner Ausgleich einer ehe-maligen Dislocatio ad latus (Fortsetzung von Abb. 11.7 !) (Aus: Rüedi 1998)

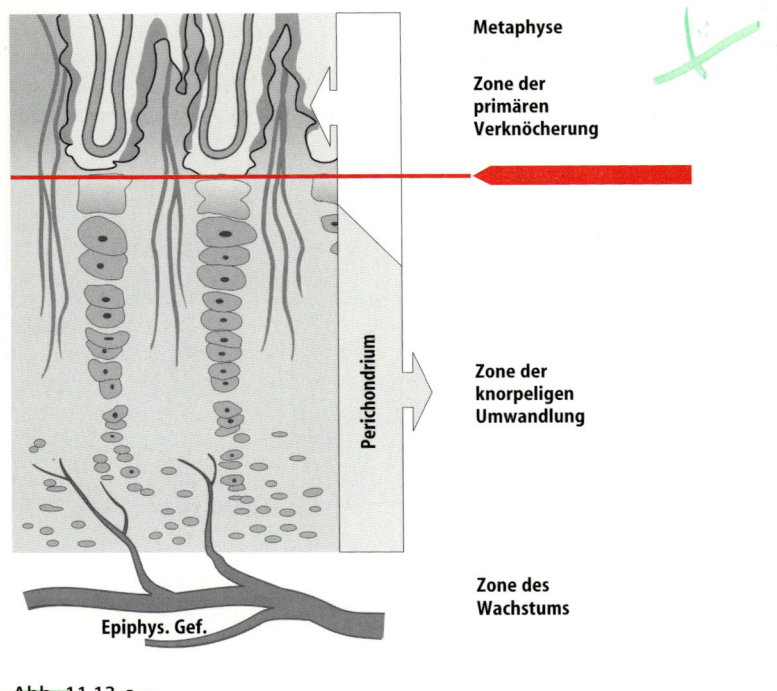

Metaphyse

Zone der primären Verknöcherung

Perichondrium

Zone der knorpeligen Umwandlung

Zone des Wachstums

Epiphys. Gef.

Abb. 11.13 a

Abb. 11.13 a-d. Schädigung der Epiphysenfugen bei kindlichen Frakturen. **a** Eine Epiphysenlösung findet bevorzugt in der Zone der primären Verknöcherung statt (–>), so daß aus ihr normalerweise keine Wachstumsstörung folgt. Dasselbe gilt für Frakturen, die von dort aus in Richtung Diaphyse laufen (Aitken I). Anders verhält es sich mit Frakturen, die von einer Lyse aus in Richtung Gelenk verlaufen (Aitken II) bzw. Frakturen, die die Fuge kreuzen (Aitken III). (Aus: Rüedi 1998).
b Einteilung der Epiphysenfugenläsionen: Lösung (*links oben*), Aitken I (*rechts oben*), Aitken II (*links unten*), Aitken III (*rechts unten*) (Aus: Rüedi 1998).
c Eine die Epiphysenfuge kreuzende Fraktur kann dort zur Ossifikation und damit zum partiellen Wachtumsstop führen (Aus: Rüedi 1998).
d Die Wahrscheinlichkeit dieser Ossifikation ist deutlich geringer, wenn die Fraktur „wasserdicht" reponiert (und entsprechend fixiert) wird (Nach: Weber et al. 1978)

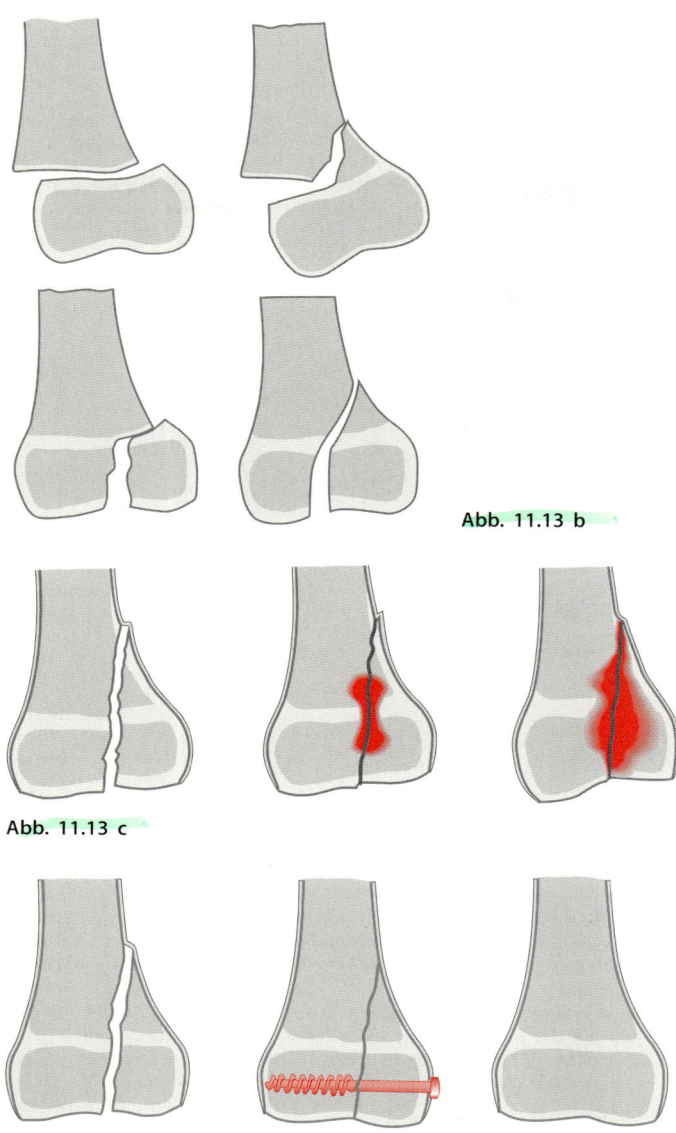

Abb. 11.13 b

Abb. 11.13 c

Abb. 11.13 d
(Legenden siehe Seite 307)

Phänomen:	Erklärung und Konsequenzen:
Rasche Fraktur-heilung	Kurze Ruhigstellungsdauer, selten Immobilisations-schäden, konservative Behandlung erleichtert
Spontane Achskorrektur	Konservative Behandlung erleichtert, seltener Nachreposition erforderlich
Grünholzfraktur	Periost erhalten, heilt sehr rasch
Wachstums-akzeleration	Nach Schaftfrakturen durch unspezifische Stimulation, hervorgerufen durch Unfalltrauma und Behandlungs-trauma (Reposition, Operation)
Wachstums-hemmung	nach Mitbeteiligung der Epiphysenfugen • Partieller Verschluß – Fehlwachstum (Achsenfehler) • Kompletter Verschluß – Wachstumsstop
keine Fraktur-krankheit	Eher konservative Behandlung möglich Meist keine fremdtätige Krankengymnastik nötig

11.2.12 Verletzungen bei hochbetagten Patienten

Im höheren Lebensalter ist das Verletzungsrisiko erhöht. Nach einem Unfall kann es durch eine Verschlechterung des kardiovaskulären oder immunologischen Zustands oder durch eine schwere zerebrale Dekompensation zum lebensbedrohlichen Krankheitsbild kommen – auch bei einfachen Verletzungen ▣ *(18)*. Das Behandlungsprinzip bei alten Menschen besteht deshalb in einer möglichst raschen Mobilisierung und Entlassung in ihre gewohnte Umgebung. Deswegen werden Frakturen bei älteren Menschen bevorzugt mit einer belastungsstabilen Osteosynthese versorgt.

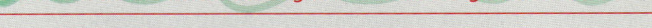
Besonderheiten von Verletzungen bei hochbetagten Patienten   (18)

Erhöhtes Unfallrisiko im Alter – Ursachen:
• Elastizität und Leistungsfähigkeit des Bewegungsapparats nimmt ab, Osteoporose nimmt zu, sensomotorische Fähigkeiten verschlechtert

Unerwünschte Folgen nach Unfall:
• Systemisch: Pneumonie, Herz-Kreislaufinsuffizienz, Immunschwäche
• Lokal: Infektion, Sekundärdislokation
• Psychisch: Verwirrtheitszustand
• Sozial: Verlust der Selbständigkeit

11.2.13 Luxationen

Definition. Die Luxation oder Verrenkung ist *definiert* als die vollständige Lösung zweier durch Gelenk verbundener Knochen aus ihrer anatomischen Stellung. Tritt diese Lösung nur inkomplett auf, nennt man dies *Subluxation.*

Luxationen können sein: *traumatisch* (Schulter), *kongenital* (Säuglingshüfte), *paralytisch* (bei unzureichendem Muskelhalt im Rahmen einer neurologischen Problematik) und *habituell* (Schulter). Bei gleichzeitigem Auftreten einer Gelenkfraktur spricht man von *Luxationsfrakturen.*

Die wesentlichen *Symptome* sind die schmerzhafte federnde Fixation und die palpabel leere Gelenkpfanne.

Therapie. Die Therapie der Luxation besteht im Einrichten (Reponieren) unter Zug und Gegenzug bei muskelrelaxierender Anästhesie. Nachfolgend Immobilisation durch Schienen (z. B. Finger) oder Verbände (Schulter-Desault) bis die Kapselbandzerreißung abgeheilt ist. Gelegentlich ist hier auch ohne knöcherne Verletzung eine operative Rekonstruktion notwendig.

Komplikationen. Komplikationen der Luxation sind z. B. eine schwere Kapsel- und Bandzerreißung, Gefäß- und Nervenkompression (axilläres Gefäß-Nervenbündel bei der Schulterluxation), Begleitfrakturen mit Gelenkbeteiligung (Processus coronoideus bei der Ellbogengelenksluxation), Schädigung des Gelenkknorpels mit möglicher Folge der Arthrose (bei der Hüftgelenksluxation), septische Nekrose aufgrund Zerreißung der ernährenden Kapselgefäße (Hüftkopfnekrose).

Nach stattgehabter Luxation muß sorgfältig auf eine gute Gelenkstabilität und auf eine richtige Artikulation geachtet werden.

11.3 Kapsel-Band-Verletzungen

Vorkommen. Kapsel-Band-Verletzungen treten in Form intraligamentärer Risse, knochennaher Abrisse oder knöcherner Abrißfrakturen auf; häufig handelt es sich um Sportverletzungen.

Diagnostik. Intraligamentäre Risse und knochennahe Kapsel-Band-Abrisse sind im Nativ-Röntgenbild nicht erkennbar. Gehaltene Röntgenaufnahmen zeigen indirekt die Instabilität; Arthrographie, Arthroskopie oder MRT-Untersuchung machen die Verletzung selbst sichtbar.

Behandlung. Ziel der Behandlung ist gleichermaßen eine gute passive und aktive *Gelenkstabilität* und eine gute Beweglichkeit ➡ *(19)*. Deswegen wird das Gelenk nach Rekonstruktion des Kapsel-Band-Apparats alsbald zur *limitierten Bewegung* freigegeben; sie vermeidet eine allzu starke Gelenkeinsteifung, läßt jedoch das rekonstruierte Band nicht unter Spannung kommen. Die krankengymnastische Behandlung ist von überragender Bedeutung; sie geht vernünftigerweise in alltägliche Übungen (im Sinne einer „Gesundengymnastik") über ➡ *(19)*.

Kapsel-Band-Verletzungen	*(19)*

Therapieziele:	• Gute Gelenkbeweglichkeit
	• Gute passive Stabilität
	  (stabil rekonstruierter Kapsel-Band-Apparat)
	• Gute aktive Stabilität
	  (kräftige, gut koordinierte Muskulatur)

Therapieschritte:	• Frische Verletzung
	  • Bandnaht
	  • Reinsertion des Bandes am knöchernen Ansatz
	  • Refixierung einer Abrißfraktur
	• Alte Verletzung: Rekonstruktion des Bandes durch:
	  • Freie Übertragung eines Sehnen- oder Faszienstreifens
	  • Gestielte Umlenkung einer Sehne
	  • Einbringen von Fremdmaterial (z. B. Trevira)
	• Limitierte Bewegungsfreigabe. Die Bewegungsbegrenzung erfolgt durch
	  • Braces (Hülsen) (z. B. Knie, oberes Sprunggelenk)
	  • Anleitung (z. B. Schultergelenk)

- Muskelaufbautraining zur Kräftigung und Koordination
- Vollständige Bewegungsfreigabe nach Heilen der Band-naht/des Bandersatzes (meist 6–8 Wochen postoperativ)
- Fortgeführte, oft lebenslange Trainingsarbeit im Alltag
- Gezielte Wiedereingliederung in den Sport

!

Kapsel-Band-Verletzungen bedingen eine aufwendige krankengymnastische Begleitbehandlung.

11.4   Der polytraumatisierte Patient

Definition. Ein Polytrauma liegt vor, wenn mindestens zwei Körperhöhlen oder mindestens eine Körperhöhle und zwei Regionen verletzt sind und wenn eine der Verletzungen oder die Kombination derselben lebensbedrohlich ist.

Pathophysiologie. *Vitale Bedrohung:* Der polytraumatisierte Patient ist zu zwei Zeitabschnitten bzw. durch zwei unterschiedliche Mechanismen vital bedroht:

Am Unfalltag droht das *unmittelbare Ableben* entweder durch eine schwere zerebrale Schädigung (z. B. große intrakranielle Blutung, massives Hirnödem, Einblutung in den Hirnstamm oder Einklemmung desselben), durch eine akute kardiale oder respiratorische Insuffizienz oder durch ein unmittelbares Verbluten, vorzugsweise in die großen Körperhöhlen: Am Thorax in Form einer Blutung aus mehreren Interkostalarterien und/oder der Arteria thoracica interna, am Abdomen z. B. aus einer Zerstörung der Leber oder der Milz oder einer massiven retroperitonealen bzw. pelvinen Blutung.

Sekundäres Ableben droht (mit einem Gipfel um den siebten Tag nach dem Unfall) durch ein sekundäres Versagen eines oder mehrerer lebenswichtiger Organsysteme (z. B. sekundäres Lungenversagen – ARDS, sekundäres Nierenversagen, Leberversagen, Versagen des Gerinnungs-, Immun- oder Kreislaufsystems). Dieses sekundäre Organversagen ist in aller Regel nicht Folge einer einzelnen, besonders gravierenden Verletzung, sondern Folge einer Aufsum-

mierung zahlreicher krankmachender Faktoren, wobei jeder für sich alleine keine bedrohliche Bedeutung gehabt hätte (s. 1.2).

11.4.1 Erstuntersuchung des Polytraumatisierten (bewußtlos, intubiert)

Prinzip. Die Erstdiagnostik beim polytraumatisierten Patienten soll umfassend alle Verletzungen feststellen. Parallel hierzu muß eine Gewichtung dieser Befunde gehen: Die Feststellung einer lebensbedrohlichen Verletzung veranlaßt den Abbruch der Diagnostik und die Notfalloperation. Im übrigen soll die Diagnostik nach einem möglichst einheitlichen Schema ablaufen *(20)*, um möglichst keine Verletzungen zu übersehen. Nur nach einer umfassenden Initialdiagnostik kann ein adäquater Behandlungsplan aufgestellt werden.

Erstdiagnostik beim Polytraumatisierten *(20)*

Sicherstellung der Vitalfunktionen

Orientierende Erstdiagnostik:
Frage: Unmittelbare, von den drei großen Körperhöhlen ausgehende vitale Bedrohung?
Pupillen (Pupillenreaktion und gleichmäßige Weite)
Röntgen oder Sonographie Thorax (Ausschluß einer massiven intrathorakalen Blutung bzw. eines Spannungspneumothorax)
Ultraschall Abdomen (Ausschluß einer schweren intraabdominellen Blutung)

Vollständiges Entkleiden des Patienten

Vollständige klinische Untersuchung von Kopf bis Fuß:
• Kopf   Stufen, Augenbeweglichkeit, Blut in Rachen, Nase, Ohren, Okklusion, HWS
• Thorax   Kompressionsschmerz, Auskultation (Pneu, Erguß), Klavikula, Sternum, Prellmarken
• Abdomen   Prellmarken, Abwehr, Druckschmerz, Darmgeräusche, Urin (klar? spontan?)
• WS   Klopfschmerz (Seitlage)
• Extremitäten   Schmerzen, Instabilitäten, periphere Pulse, Sensibilität, Motorik

Routinemäßige apparative Diagnostik:
• Zerebrales CT (bewußtloser Patient)
• Röntgen in 2 Ebenen aller drei Wirbelsäulenabschnitte
• Röntgen Becken a.p.   ⋯⋯⋯⋗

Fakultative apparative Diagnostik:
• Je nach Ergebnis der klinischen Untersuchung

Eventuell Konsiliarbesuche

Dokumentation

11.4.2 Behandlung des Polytraumatisierten

Präklinische Therapie. In der präklinischen Phase wird der Patient in einen möglichst stabilen Zustand für den Transport gebracht: Großvolumige Venenzugänge, kolloidale Lösungen, großzügige Intubation, Kompression von Blutungen, stabile Lagerung.

Wahl der ersten Behandlungsverfahren *(21)*. In der Phase der lebensrettenden Sofortoperationen werden die lebensbedrohlichen Verletzungen angegangen (intrakranielle Blutung, Blutung oder andere gravierende Verletzungen der Thorax- oder Bauchhöhle, bedrohliche Amputationsformen). Darüber hinaus sollen während der ersten operativen Phase möglichst viele Frakturen operativ stabilisiert werden (d. h. bei gutem Zustand möglichst unmittelbarer Übergang in die Phase der dringlichen Operationen). Dabei steht am Unfalltag die großzügige überbrückende Fixierung der Frakturen mit dem Fixateur externe im Vordergrund. Je umfassender und gleichzeitig schneller (atraumatischer) die Frakturen am Unfalltag versorgt werden, desto besser wird sich der Patient während der folgenden Intensivtherapie erholen und desto geringer ist das Risiko einer sekundären Entgleisung der Traumareaktion (s. 1.2). Nach Besserung des Allgemeinzustandes werden die einzelnen Verletzungen einer definitiven Versorgung zugeführt.

(21) **Behandlungsphasen beim Polytrauma**

• Reanimationsphase
• Lebensrettende Sofortoperationen (z. B. intraabdominelle Blutstillung)
• Stabilisierungsphase (kann häufig entfallen)
• Dringliche Operationen (z. B. Stabilisierung von Frakturen langer Röhrenknochen)
• Erholungsphase
• Rekonstruktive Eingriffe (z. B. Verfahrenswechsel bei Frakturen, plastische Deckungen)

Das Überleben des Polytraumatisierten hängt wesentlich von der richtigen Einschätzung der Verletzungs-KOMBI-NATION und von der guten Organisation des Trauma-Teams ab.

11.5 Knochenmetastasen/Pathologische Frakturen

Knöcherne Metastasen maligner Tumoren alio loco (Abb. 11.14) sind in aller Regel ein Zeichen für deren Inkurabilität (z. B. beim Mamma- oder Bronchialkarzinom). Sie werden deswegen vorwiegend unter dem Aspekt der Schmerzvermeidung oder der Behandlung pathologischer Frakturen angegangen. Eine lokale Sanierung steht normalerweise nicht zur Debatte.

Kleinere Knochenmetastasen werden soweit möglich und sinnvoll bestrahlt. Besteht eine pathologische Fraktur oder erhebliche Frakturgefahr, so ist es meist ausreichend und richtig, den Tumorherd makroskopisch örtlich auszuräumen (unter erneuter histologischer Sicherung) und anschließend eine entsprechende groß-

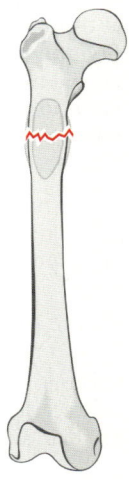

Abb. 11.14. Das proximale Femur ist ein typischer Ort knöcherner Metastasen (z.B. beim Mammakarzinom) (Aus: Rüedi 1998)

zügig dimensionierte Osteosynthese herzustellen. Ist der Knochen über längere Strecken bereits tumorös oder osteoporotisch verändert, wird eine sogenannte Verbundosteosynthese durchgeführt: Das Tumorlager wird durch ein Polymerisat („Knochenzement") aufgefüllt und hierin sowie im umgebenden gesunden Knochen die Osteosynthese verankert. Auf diese Weise erlangt man zum einen eine stabilere Osteosynthese, zum anderen kommt es durch die Hitzeentwicklung bei der Polymerisierung des Knochenzementes zur zusätzlichen Tumorschädigung.

Auch pathologische Frakturen bei schwerstkranken Patienten oder bei Patienten mit nur sehr kurzer Lebenserwartung gehören operativ versorgt – schon um die entsprechende Pflege möglich zu machen und die Schmerzen zu minimieren.

In seltenen Fällen können Metastasen maligner Tumoren auch chirurgisch-kurativ angegangen werden, wie zum Beispiel die solitäre Knochenmetastase eines Hypernephroms, da hier valide adjuvante andere Therapieformen nicht zur Verfügung stehen.

11.6   Konservative Begleit- und Nachbehandlung

Die konservative Begleit- und Nachbehandlung nach Unfallverletzungen setzt nicht erst dann ein, wenn die klassische Frakturbehandlung zu Ende ist – sie begleitet sie vielmehr von Anfang an. Ihre Bestandteile sind: *Krankengymnastik* (Anleitung zum aktiven Bewegen, Muskelkräftigung, Koordination, Gehschulung), *Ergotherapie* (verbindet gestörte und nicht gestörte Funktionen an kranken und gesunden Regionen zu komplexen alltäglichen Funktionsabläufen, so daß die verletzten Gliedmaßenabschnitte quasi unmerklich „mitgenommen" werden), *Physiotherapie* (Kälte, Wärme, Reiz und Beruhigung).

11.7   Spezielle Verletzungen der oberen Extremität

11.7.1 Schlüsselbeinfraktur

Vorkommen. Die Schlüsselbeinfraktur entsteht meist als geschlossene Verletzung bei indirekter Gewalteinwirkung, z. B. beim Sturz auf den ausgestreckten Arm.

Diagnostik. Die Verletzung kann oft bereits klinisch diagnostiziert werden; häufig läßt sich die Instabilität tasten. Stets muß eine Gefäß- oder Nervenläsion ausgeschlossen werden (Radialispuls, Sensibilität und Motorik der Finger).

Therapie. Die Behandlung ist vorwiegend konservativ, bevorzugt durch Rucksackverband (zum Ausgleich einer Verkürzung). Der Verband muß gut sitzen, darf aber nicht strangulieren.

Chirurgische Indikation. Eine Operation ist vor allem bei begleitenden Gefäß- oder Nervenverletzungen indiziert.

11.7.2 Sprengung des Akromioklavikulargelenkes

Vorkommen. Das Akromioklavikulargelenk stellt die einzige knöcherne Verbindung zwischen Stamm und Arm dar; seine Stabilität ist deswegen für eine kraftvolle Benutzung des Armes wichtig. Bei seiner Luxation oder Subluxation kommt es zum Zerreißen der zugehörigen Gelenkkapsel sowie ggf. des Ligamentum coracoclaviculare. Je nach Ausmaß der Kapsel-Band-Verletzung und damit nach dem Ausmaß der Gelenkluxation oder -subluxation unterscheidet man drei Schweregrade (Tossy I-III).

Diagnostik. Oft sieht und tastet man einen Hochstand des lateralen Klavikulaendes, welcher sich bei Zug am Arm verstärkt und sich federnd reponieren läßt (Klaviertastenphänomen). Konventionelle Röntgenaufnahmen schließen Frakturen aus, Röntgenaufnahmen mit Belastung (stehender Patient, 10–15 kg Gewicht in der Hand) belegen die Instabilität.

Therapie. Bei ausgedehnteren Subluxationen oder einer kompletten Luxation (Tossy II bzw. III) erfolgt eine Naht des Ligamentum coracoclaviculare sowie der Gelenkkapsel. Bis zur definitiven Heilung dieser Strukturen (ca. 8 Wochen postoperativ) muß das Gelenk vorübergehend transartikulär fixiert werden (z. B. durch eine Zuggurtung). Partielle Zerreißungen ohne Subluxation (Tossy I) werden konservativ mit kurzfristiger Ruhigstellung und anschließender Bewegungstherapie behandelt.

11.7.3 Skapulafraktur

Die Schulterblattfraktur entsteht meist als geschlossene Verletzung bei indirekter Gewalteinwirkung. Die umgebende Muskulatur schützt meist vor stärkeren Dislokationen. Im Vordergrund steht *klinisch* eine ausgeprägte schmerzhafte Bewegungseinschränkung mit örtlicher Hämatombildung. Die *Therapie* ist meist konservativ: Kurzfristige Anlage eines Desaultverbands bis zur weitgehenden Schmerzfreiheit, dann Bewegungstherapie. Eine Indikation zur Operation ergibt sich (selten!) nur bei stärkeren Stufenbildungen im Schultergelenk.

11.7.4 Schultergelenksluxation

Vorkommen. Die Führung des Schultergelenks erfolgt (bei relativ kleiner Pfanne und großem Oberarmkopf) durch die Kapsel und in erster Linie durch einen großen Muskelmantel. Zur Luxation kommt es in der Regel durch einen indirekten Mechanismus wie Sturz auf den Arm oder Hängenbleiben des Armes.

Diagnostik. Klinisch imponiert oft eine *federnde Fixierung des Armes* in Adduktionsstellung, eine sichtbare Abflachung der Schulterkontur und eine tastbar leere Schultergelenkspfanne; es besteht eine ausgeprägte Schmerzhaftigkeit.

Therapie. Die Reposition ist dringlich: Durch Zug am Arm und mit Unterstützung durch ein Hypomochlion (Stuhllehne, Fuß des Arztes) läßt man den Oberarmkopf möglichst gefühlvoll in die Pfanne gleiten (z. B. nach Arlt oder Hippokrates). Meist ist hierzu eine Allgemeinnarkose nötig. Anschließend erfolgt eine kurzfristige Ruhigstellung im Desault-Verband. Zum Ausschluß von Begleitverletzungen, die später zu einer rezidivierenden Luxation führen können (s. unten), geht man zunehmend dazu über, unmittelbar nach der erstmaligen Schultergelenksluxation eine weiterführende Diagnostik (MRT, Arthroskopie) vorzunehmen.

Komplikationen. Im Rahmen erstmaliger Schulterluxationen kann es zu ausgedehnten Zerreißungen der Gelenkkapsel oder zum Abriß des vorderen Randes der Schultergelenkspfanne kommen (Abb. 11.15). Dadurch fehlt die sichere Führung des Oberarm-

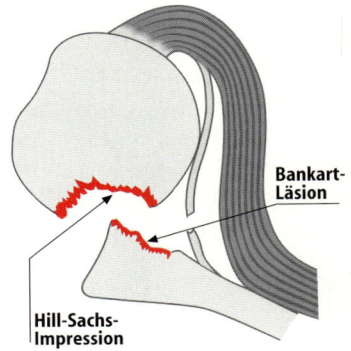

Abb. 11.15. Bei der Schultergelenks-luxation kann es sowohl zum Schaden am vorderen Gelenkpfannenrand (Bankart-Läsion) als auch zum Defekt dorsal am Oberarmkopf (Hill-Sachs-Impression) kommen. (Aus: Rüedi 1998)

Bankart-Läsion

Hill-Sachs-Impression

kopfes in der Pfanne, so daß sich im Gefolge weitere Luxationen spontan oder bei Bagatellereignissen einstellen können – *rezidivierende posttraumatische Luxation.* Auch eine Fehlform des Oberarmkopfes nach erstmaliger Schultergelenksluxation (Hill-Sachs-Defekt) kann bei alltäglichen Bewegungen (z. B. Rotation) zum Verhaken des Oberarmkopfs und damit zur rezidivierenden Luxation führen. Die Therapie besteht z. B. in einer Rekonstruktion des vorderen Pfannenrandes.

11.7.5 Oberarmkopf- und Oberarmhalsfrakturen

Vorkommen. Oberarmkopf- und Oberarmhalsfrakturen gehören bei betagten Patienten zu den häufigsten knöchernen Verletzungen. Sie entstehen meist durch indirekte Gewalteinwirkung, z. B. beim Sturz auf den ausgestreckten Arm.

Diagnostik. Meist finden sich typische klinische Frakturzeichen mit schmerzhafter Bewegungseinschränkung bis zur Bewegungsaufhebung, ggf. mit Verkürzung oder sichtbarer Fehlstellung und Hämatombildung.

Therapie. Nicht oder wenig dislozierte Oberarmkopf- oder subkapitale Oberarmfrakturen werden konservativ behandelt: kurzfristige Ruhigstellung im Desault-Verband für acht bis zehn Tage, anschließend Übergang auf eine krankengymnastische Übungsbehandlung mit Pendelübungen. Eine Indikation zur Ope-

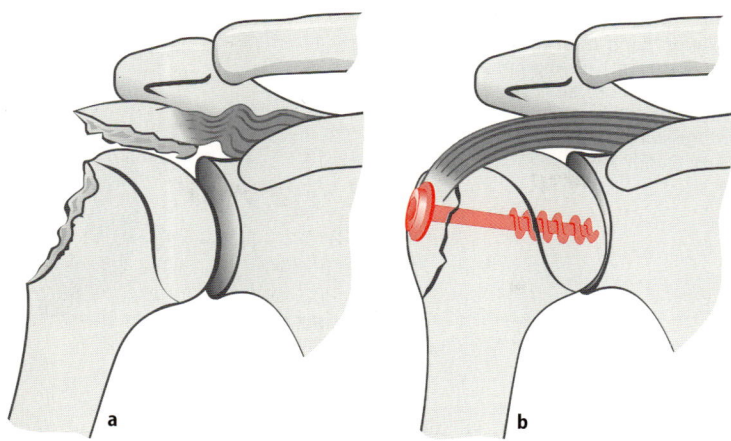

Abb. 11.16. a Abbruch des Tuberculum maius. **b** Osteosynthese mittels Schraube (Aus: Rüedi 1998)

ration besteht bei stärker dislozierten Frakturen sowie Mehrfragmentfrakturen mit Gelenkbeteiligung (Abb. 11.16). Die krankengymnastische Begleitbehandlung ist mühsam; eine befriedigende Beweglichkeit wird oft erst nach mehrmonatiger Behandlung erreicht.

Komplikationen. Die ausgeprägte Kapsel- und Gelenkeinblutung zusammen mit der narbigen Reparation und einer zusätzlichen Ruhigstellung kann bis zur Schultersteife führen. Bei Frakturen des Collum anatomicum kann es durch die damit verbundene Kapselzerreißung zur Minderdurchblutung des Oberarmkopfes und dadurch zu dessen aseptischer Nekrose kommen.

11.7.6 Oberarmschaftfrakturen

Vorkommen und Diagnostik. In der Regel handelt es sich um geschlossene Frakturen, die meist durch ein indirektes Trauma (Sturz auf die ausgestreckte Hand) entstehen. Der äußere Aspekt ist meist eindeutig mit typischen klinischen Frakturzeichen.

Therapie. Schrägbrüche im mittleren Drittel können konservativ mittels Brace behandelt werden. Diese Therapie setzt eine gute Kooperation des Patienten voraus. Im übrigen werden die Frakturen operativ mittels Plattenosteosynthese oder mittels Marknagel behandelt. Die Plattenosteosynthese im mittleren und distalen Drittel macht immer eine Darstellung des N. radialis notwendig.

Komplikationen. Wichtigste Komplikation ist die Schädigung des N. radialis – meist in Form eines Traktionsschadens. Diese kann beim Unfall, während der Osteosynthese oder sekundär durch den Kallus bei konservativer Behandlung zustande kommen. Meist bildet sich der Radialisschaden gut zurück; eine operative Revision ist nicht obligat erforderlich.

11.7.7 Suprakondyläre Oberarmfraktur

Vorkommen. Beim Kind gehört die suprakondyläre Oberarmfraktur zu den häufigen und typischen Frakturen. Dort handelt es sich meist um einen Abbruch des gesamten Kondylenmassivs mit mehr oder weniger starker Verschiebung – im Sinne einer Extensionsoder einer Flexionsfraktur. Beim Erwachsenen findet man oft supra- und perkondyläre Frakturen mit ausgesprochen schwerer Schädigung des Ellbogengelenkes.

Diagnostik. Die Fraktur kann meist bereits klinisch vermutet werden: ausgeprägte periartikuläre Schwellung, erhebliche Schmerzen.

Therapie beim Kind. Oft ist eine geschlossene Reposition möglich, evtl. muß die Retention durch Spickung mittels zwei oder drei Kirschnerdrähten gesichert werden. Wenig dislozierte Extensionsfrakturen können durch einen speziellen Verband (collar cuff) gesichert werden.

Therapie beim Erwachsenen. Entsprechend den Richtlinien zur Behandlung von Gelenkfrakturen sind hier oft aufwendige Operationen erforderlich mit Rekonstruktion der Gelenkfläche und übungsstabiler Osteosynthese der gelenkbildenden und der gelenknahen Fraktur (Abb. 11.17).

Komplikationen. *Beim Kind* kommt es gelegentlich mit der Fraktur zur Schädigung der A. brachialis (Intimadissektion) und im

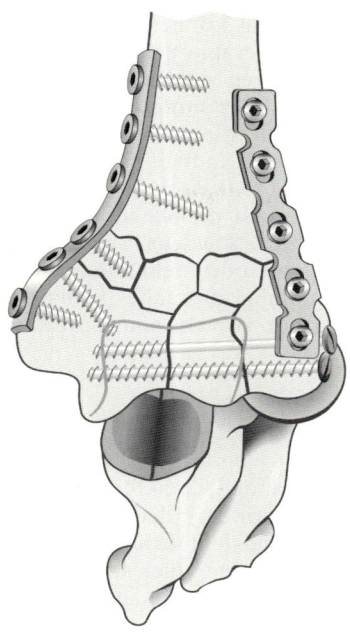

Abb. 11.17. Suprakondyläre Oberarm-fraktur – typische Gelenkfraktur: Die ausgeprägte Zerstörung des Gelenks macht eine möglichst genaue Rekonstruktion mit übungsstabiler Osteosynthese nötig. (Aus: Rüedi 1998)

Rahmen der Behandlung zum Rotationsfehler. Beim *Erwachsenen* droht eher eine periartikuläre überschießende Narbenbildung oder periartikuläre Verkalkung mit nachfolgender Gelenksteife.

Beim Kind unbedingt eine Verletzung des A. brachialis erkennen, unbedingt einen Rotationsfehler vermeiden.

11.7.8 Ellbogengelenksluxation

Bei der Ellbogengelenksluxation handelt es sich um eine schwere Verletzung. Sie ist notfallmäßig zu *reponieren*. Begleitende Nerven- und Gefäßverletzungen (vor allem eine stumpfe Dissektion der A. brachialis) sind sicher auszuschließen. Nach erfolgter Repo-

sition besteht häufig eine *Neigung zur Reluxation*; dem ist durch eine solide Ruhigstellung entgegenzuwirken. Als *Folgeschäden* ergeben sich oft schwere Bewegungseinschränkungen bzw. ausgeprägte periartikuläre Vernarbungen oder Verkalkungen.

11.7.9 Olekranonfraktur

Pathophysiologie. Es handelt sich um eine häufige und typische Distraktionsverletzung: Der Zug des M. triceps sorgt meist für eine Diastase der Fragmente, so daß eine konservative Therapie in der Regel nicht möglich ist. Da der Zug des Trizeps zusammen mit der Umlenkung über die Oberarmrolle eine exzentrische Krafteinwirkung ist, ergibt sich hier die ideale Möglichkeit, das *Zuggurtungsprinzip* anzuwenden (s. Abb. 11.11c).

Diagnostik und Therapie. Die Diagnose der Verletzung wird häufig (wegen der tastbaren Lücke) bereits klinisch gestellt. Die Versorgung mittels Zuggurtung ist meist technisch nicht schwierig; eine Ruhigstellung nach der Operation ist meist nicht notwendig. Die Behandlungsergebnisse sind in der Regel gut.

11.7.10 Radiusköpfchenfraktur

Vorkommen und Diagnostik. Die Radiusköpfchenfraktur *entsteht* in der Regel durch einen indirekten Stauchungsmechanismus. Oft handelt es sich nur um geringfügige Impressionen oder kleine Randkantenabsprengungen. Die Fraktur wird meist bereits *klinisch vermutet* (deutlich sichtbarer und tastbarer Gelenkerguß), manchmal ist der röntgenologische Nachweis schwierig.

Therapie. Nicht oder wenig dislozierte Frakturen werden nur wenige Tage (bis zum Abklingen der akuten Schmerzen) ruhiggestellt; bei der anschließenden funktionellen Behandlung kommt es fast nie zur sekundären Dislokation. Stark dislozierte Frakturen müssen (wie jede Gelenkfraktur) operativ rekonstruiert und durch übungsstabile Osteosynthese gesichert werden. Bei ausgeprägten Zertrümmerungen nimmt man (primär oder sekundär) eine Radiusköpfchenresektion vor. Als *Komplikationen* drohen auch hier periartikuläre Verkalkungen mit erheblicher Bewegungseinschränkung.

11.7.11 Unterarmschaftfraktur (Abb. 11.18)

Vorkommen und Formen. Die Unterarmschaftfraktur entsteht als isolierte Verletzung von Radius oder Ulna oder als komplette Fraktur beider Knochen meist indirekt durch Sturz auf die Hand, seltener direkt als Parierfraktur der Ulna; beim Kind nicht selten im Sinne einer sog. Grünholzfraktur. *Sonderformen* sind die *Monteggiafraktur* (Kombination von Ulnaschaftfraktur mit Radiusköpfchenluxation) und die *Galeazzifraktur* (Kombination einer Radiusschaftfraktur mit Luxation des Ulnaköpfchens).

Diagnostik. Die Fraktur wird meist klinisch vermutet, der röntgenologische Nachweis ist meist unproblematisch. Wichtig ist die Darstellung beider benachbarter Gelenke, um die genannten Sonderformen sicher ausschließen zu können.

Therapie. Nicht verschobene einfache Brüche können konservativ im Oberarmgips behandelt werden. Oft sind die Frakturen zwar gut einzurichten, im Gips aber nicht befriedigend zu halten. Dann besteht eine Indikation zur Operation (Platte oder intramedulläre Schienung). Die Monteggia- und Galeazzifraktur muß immer operiert werden, da die betreffende Gelenkluxation anders nicht sicher behoben werden kann. Als *Komplikationen* drohen vor allem Pseudarthrosen (wegen der hohen Freiheitsgrade) und eine Brückenbildung (mit Aufhebung der Umwendefähigkeit).

11.7.12 Distale Radiusfraktur („loco typico", „loco classico")

Vorkommen und Begleitverletzungen. Die distale Radiusfraktur ist in allen Lebensaltern die häufigste knöcherne Verletzung. Sie entsteht meist durch Sturz auf die dorsalextendierte, seltener durch Sturz auf die palmarflektierte Hand. Die Fraktur kann intra- oder extraartikulär sein, mit und ohne Dislokation, mit und ohne intraartikuläre Stufenbildung, mit und ohne gelenknahe Trümmerzone. Begleitend kann es zur Sprengung der radio-ulnaren Verbindung oder zum Abbruch des Processus styloideus ulnae kommen. Weiterhin können entsprechend dem Verletzungsmechanismus zugleich eine Navikularefraktur, eine Radiusköpfchenfraktur oder eine subkapitale Oberarmfraktur entstehen. (Colles-Fraktur = Extensionsfraktur, Smith-Fraktur = Flexionsfraktur).

Abb. 11.18. a Komplette Unterarmschaftfraktur, kurzstreckige Trümmerzone am Radiusschaft, Plattenosteosynthesen, **b** Monteggiafraktur, **c** Galeazzifraktur (Aus: Rüedi 1998)

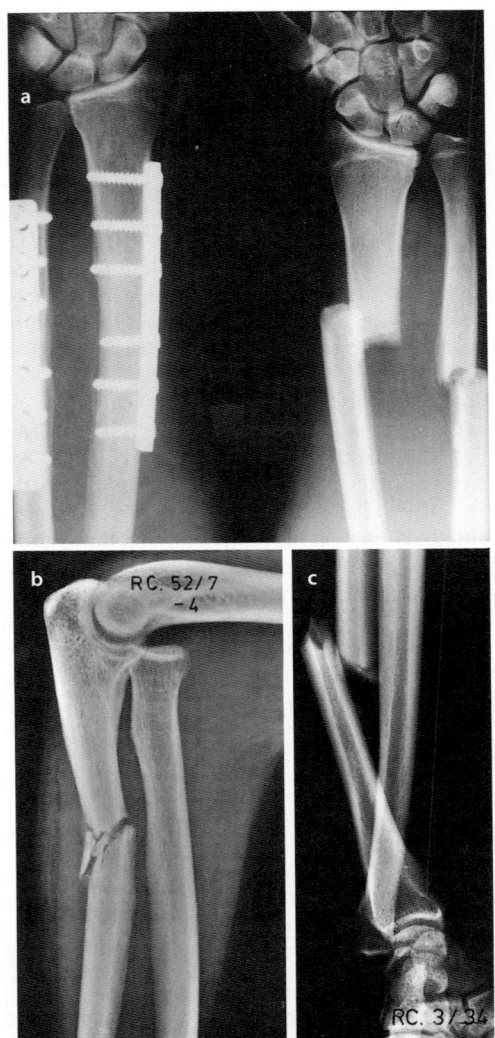

Diagnostik. Die Verletzung wird meist schon klinisch vermutet. Für die genaue Abschätzung des Frakturtyps und der notwendigen Therapie braucht man Röntgenaufnahmen in exakt seitlicher und a.-p.- Ansicht.

Therapie. Fünf Therapieformen sind in Abhängigkeit vom Bruchtyp geläufig ➡ (22), am häufigsten wird die geschlossene Reposition mit oder ohne perkutane Spickung und anschließender Gipsruhigstellung angewendet. Da es sich in der Regel um eine sehr gelenknahe Fraktur handelt, kann bei der Gipsanlage meist auf den Einschluß des Ellbogengelenks verzichtet werden (Ausnahme von der Regel, daß normalerweise *beide* benachbarte Gelenke in den Gips eingeschlossen werden müssen).

Komplikationen. Gelegentlich kommt es zum *Kompressionssyndrom* des N. medianus: Hier ist eine Dekompression (Spaltung des Karpalkanals) zusammen mit einer operativen Stabilisierung erforderlich. Die *Sudeck-Dystrophie* tritt nach Radiusfrakturen vor allem in Zusammenhang mit vermehrten Repositionen bzw. einer schmerzhaften Gipsruhigstellung auf (Schmerz als wichtigster Trigger der Sudeck-Dystrophie!). Als Prophylaxe sollten instabile Frakturen frühzeitig operiert werden (damit mehrfache Repositionen nicht erforderlich sind); bei Schmerzen im Gips muß dieser ohne Zögern gewechselt oder (noch besser) entfernt werden. Nach perkutaner Spickung kann es zu Irritationen des oberflächlichen *Radialisastes* kommen; nach dorsaler Plattenosteosynthese zur gedeckten Ruptur der *langen Daumen-Strecksehne* (Sehne des M. extensor pollicis longus).

(22) Die fünf wichtigsten Formen der Therapie der distalen Radiusfraktur (Abb. 11.19)	
Unterarmgips für etwa 4 Wochen	Nicht oder nur minimal dislozierte Frakturen
Geschlossene Reposition und Gips	Einfache dislozierte Frakturen
Geschlossene Reposition, perkutane Kirschnerdrahtspickung und Gips	Extensionsfrakturen mit einer dorsalen Trümmerzone
Dorsale oder palmare Platten-osteosynthese	Gelenknahe Trümmerzonen, kleines körperfernes Fragment – insbesondere bei Flexionsfrakturen (sog. Smith-Frakturen) ⋯⟩ (S. 328)

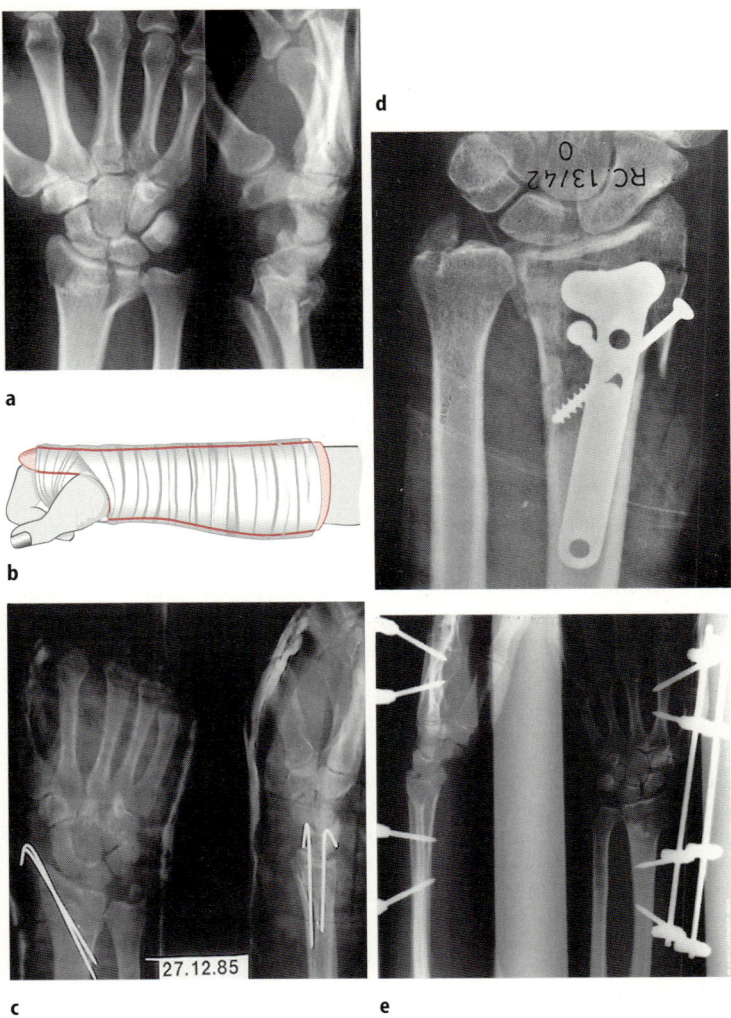

Abb. 11.19 a-e. Distale Radiusfraktur: **a** Typische Dislokationsform (Einstauchung, dorsale Abkippung) (Aus: Rüedi 1998), **b** Ruhigstellung in der Gipsschiene (Aus: Rüedi 1998), **c** Spickung mit Kirschnerdrähten, **d** Dorsale Plattenostheosynthese (Aus: Rüedi 1998), **e** Versorgung durch gelenküberbrückenden Fixateur externe

Fixateur externe	Ausgedehnte Zertrümmerungen der Gelenkfläche und/oder des Radiusschaftes

11.7.13 Navikularefraktur der Hand

Vorkommen. Die Navikularefraktur ist Folge eines indirekten Traumas – sie kann zusammen mit der Radiusfraktur entstehen. Sie wird gerne übersehen, weil sie sich in den Standardaufnahmen des Unfalltags oft nicht zeigt.

Klinik. Typisch ist ein Druckschmerz in der Tabatiere (zwischen der langen und kurzen Daumenstrecksehne über dem Daumensattelgelenk) und ein Daumenstauchschmerz. Röntgenologisch ist die Fraktur oft erst in Schrägaufnahmen („Navikularequartett") nachweisbar.

Therapie. Die Ruhigstellung im Unterarmgips mit Daumeneinschluß über ca. 10 Wochen ist erforderlich. Bei verspäteter oder ungenügender Ruhigstellung oder ungünstigen Frakturen droht als Hauptkomplikation eine Pseudarthrose, welche sehr lästige Schmerzen verursacht.

11.7.14 Frakturen an Mittelhand und Phalangen

Diese Frakturen sind oft wenig disloziert und in der Regel leicht zu diagnostizieren. Bei der Behandlung (meist in einer Gipsschiene) muß auf eine gute Achsenstellung und vor allem auf richtige Rotation geachtet werden. Die Ruhigstellung darf keinesfalls in einer Streckstellung der Grundgelenke erfolgen, da diese sonst leicht einsteifen (Abb. 11.20).

11.7.15 Panaritium

Vorkommen. Panaritien (eitrige Entzündungen an den Fingern) kommen häufig und in verschiedenen Variationen vor: Der Umlauf (Paronychie) betrifft den Nagelwall, das Panaritium cutaneum und subcutaneum die oberflächlichen Schichten der Fingerhaut. Tiefere

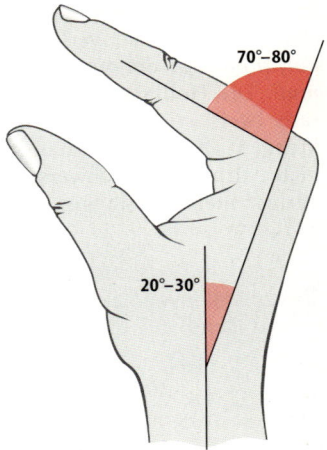

Abb. 11.20. Ruhigstellung von Fingern im Gips: Grundgelenke 70–80° gebeugt, Mittel- und Endgelenke weitgehend gestreckt (Intrinsic-plus-Stellung) (Aus: Rüedi 1998)

70°–80°

20°–30°

Strukturen sind beim Panaritium articulare (Gelenkbefall) oder dem Panaritium tendinosum infiziert. Letzteres breitet sich entlang der Beugesehnenscheiden bis in die Hohlhand aus.

Klinik und Therapie. Typisch ist ein nächtlicher pochender Schmerz, der die Patienten nicht schlafen läßt. Äußerlich läßt sich die lokale Infektion meist leicht diagnostizieren, technische Hilfsuntersuchungen sind entbehrlich (außer beim Verdacht auf ein Panaritium articulare – Röntgenuntersuchung). Die Therapie besteht in der alsbaldigen Eröffnung des Eiterherds – meist genügt eine „Entdeckelung". Unterstützend Ruhigstellung und kurzfristige Antibiose. Die operative Revision muß in einer vernünftigen Betäubung gemacht werden – am besten Plexusanästhesie oder Vollnarkose. Die unzureichende oder zu späte Revision verursacht schwere (und vermeidbare!) Funktionsstörungen bis zur Amputation des Fingers.

11.7.16 Spritzpistolenverletzung

Beim Hantieren mit Hochdruckinjektionsgeräten kann es zum versehentlichen Einpressen technischer Öle unter hohem Druck in die Hohlhand oder einen Finger kommen. Die Verletzten berichten den Vorgang ganz klar. Meist bestehen am Anfang nur wenig

Schmerzen, örtlich findet man meist nur eine kleine Hautläsion. Dennoch ist diese Verletzung eine *dramatische Erkrankung, die notfallmäßig diagnostiziert und energisch behandelt werden muß.* Die Hohlhand bzw. der betreffende Finger muß sofort operativ weit eröffnet werden. Stets findet man erstaunlich große Mengen Öls, die vollständig entfernt werden. Macht man dies nicht, droht eine schwerste Funktionsstörung der Hand bis zum Verlust mehrerer Finger.

> Spritzpistolenverletzung: Wenig zu sehen, große Gefahr für die Hand! **!**

11.7.17 Beugesehnenverletzung

Beugesehnenverletzungen kommen als Begleitverletzung bei banalen Schnittwunden an der Innenseite der Hand oder der Finger vor. Die Verletzung kann durch sorgfältige Untersuchung klinisch gut diagnostiziert werden, die Naht der Beugesehne ist für einen handchirurgisch Geübten kein Problem. Es gibt heute fast keine Gründe mehr, die Naht einer frischen Beugesehnenverletzung zu verschieben. Die Nachbehandlung ist anspruchsvoll (sorgfältige limitierte Krankengymnastik, Abb. 11.21).

11.8   Spezielle Verletzungen an Becken und unterer Extremität

11.8.1   Beckenrandfrakturen und Beckenringfrakturen (Abb. 11.22)

Pathogenese. Beckenfrakturen entstehen meist durch erhebliche direkte Gewalteinwirkung, z. B. bei Hochrasanztraumen, beim Überrolltrauma, beim Absturz aus großer Höhe oder im Rahmen von Verschüttungsverletzungen. Möglich sind Mitverletzungen von Blase, ableitenden Harnwegen oder anderen intraabdominellen Organen, bei Frakturen des hinteren Beckenrings des Plexus lumbosacralis.

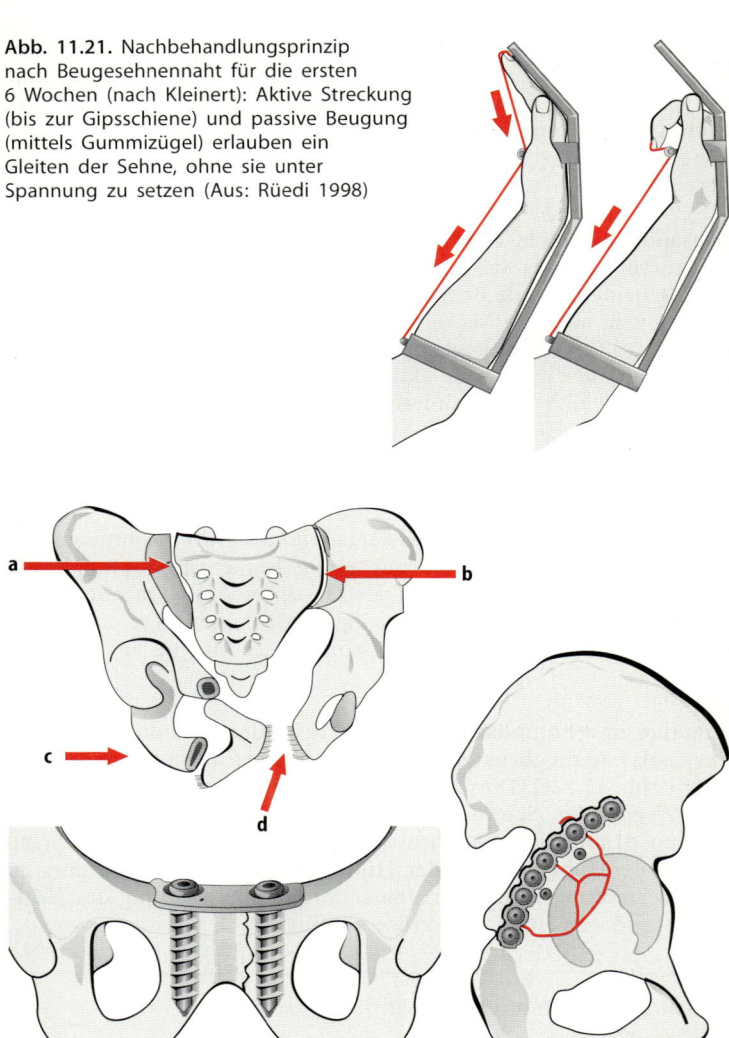

Abb. 11.21. Nachbehandlungsprinzip nach Beugesehnennaht für die ersten 6 Wochen (nach Kleinert): Aktive Streckung (bis zur Gipsschiene) und passive Beugung (mittels Gummizügel) erlauben ein Gleiten der Sehne, ohne sie unter Spannung zu setzen (Aus: Rüedi 1998)

Abb. 11.22 a-e. Typische Beckenfrakturen: **a** Sakrumfraktur, **b** Iliosakralfugensprengung, **c** Schambein-, Sitzbeinfraktur, **d** Symphysensprengung (operativ versorgt), **e** Stabilisierung einer Azetabulumquerfraktur mit Abbruch des hinteren Pfannenrandes durch Plattenosteosynthese (Aus: Rüedi 1998)

Diagnostik. Übersichts-Röntgenaufnahme des Beckens, gegebenenfalls Spezialeinstellungen oder CT. Zum Ausschluß intraabdomineller Verletzungen Abdomen-Sonographie. Bei Verdacht auf Urethra- oder Blasenbeteiligung (Blutaustritt aus der Urethra) wird *vor* einem blinden Katheterismus eine retrograde Urethrozystographie durchgeführt.

Therapie. Bei nicht oder nicht wesentlich verschobenen stabilen Frakturen (z. B. isolierte Frakturen des Schambeines und/oder des Sitzbeines) ist die Behandlung *konservativ. Operativ* behandelt werden z. B. instabile Beckenfrakturen, die Kombination einer vorderen und hinteren Beckenringfraktur, Symphysensprengungen, Frakturen mit Beteiligung des Azetabulums (s. unten) oder der Urethra, der Blase oder anderer intraabdomineller Organe.

11.8.2 Azetabulumfraktur

Vorkommen und Diagnostik. Azetabulumfrakturen kommen isoliert oder in Kombination mit einer Beckenringfraktur, Hüftgelenksluxation oder Schenkelhalsfraktur vor, als „Dashboardverletzung" (Armaturenbrettverletzung) ggf. kombiniert mit einer Patellafraktur. Die Diagnostik entspricht der von Beckenringfrakturen.

Therapie und Komplikationen. Wie bei jeder Gelenkfraktur muß die Anatomie möglichst optimal rekonstruiert werden – meist operativ (Abb. 11.22e). Diese Eingriffe sind oft aufwendig und schwierig. Wegen der Schwere der initialen Gewalteinwirkung droht eine posttraumatische Arthrose und periartikuläre Verkalkungen. Durch die Mitbeteiligung der Hüftgelenkskapsel kann es dort zu Gefäßzerreißungen, damit zu einer Minderdurchblutung des Hüftkopfes und zur Hüftkopfnekrose kommen.

11.8.3 Hüftgelenksluxation

Die Hüftgelenksluxation tritt selten alleine, meist zusammen mit einer Azetabulumfraktur auf. Sie erfordert eine sofortige Reposition, anschließend (bei der reinen Luxation) eine mehrwöchige Extension, bei einer begleitenden Azetabulumfraktur meist deren Operation. Stets handelt es sich um eine schwere Verletzung, mit

hohem Risiko einer posttraumatischen Arthrose, Hüftkopfnekrose oder periartikulären Verkalkung.

11.8.4 Schenkelhalsfraktur

Vorkommen und Formen. Die Schenkelhalsfraktur gehört im fortgeschrittenen Alter zu den häufigsten knöchernen Verletzungen. Man unterscheidet je nach Lage der Fraktur eine mediale, intermediäre oder laterale Schenkelhalsfraktur, außerdem je nach Frakturverlauf (horizontal oder vertikal) die Gruppen Pauwels I-III. Je weiter medial die Fraktur gelegen ist (mediale Fraktur), desto größer ist die Gefahr der Hüftkopfnekrose (wegen Zerreißung der Hüftgelenkskapsel), je steiler die Fraktur ist (Pauwels III), desto größer die Gefahr der Schenkelhalspseudarthrose (wegen Scherkräften) (Abb. 11.23).

Diagnostik und Therapie. Typisch ist eine Verkürzung und Außendrehhaltung des betroffenen Beines. Übersichts-Röntgenaufnahmen genügen meist. Die Therapie ist nur selten konservativ (bei eingestauchten Frakturen Pauwels I, sog. Abduktionsfrakturen). Im übrigen Schrauben- oder Plattenosteosynthese („hüftkopferhaltend") oder primäre Endoprothese. Vorteile der Endoprothese sind: Vermeidung der typischen Komplikationen (s. unten), sofortige Belastbarkeit, nachteilig ist der Verlust des eigenen Gelenks. Die Endoprothese ist das Verfahren der Wahl bei älteren Patienten.

Komplikationen. Neben den sonstigen verletzungs- und behandlungsbedingten Komplikationsmöglichkeiten droht bei der Schenkelhalsfraktur insbesondere die posttraumatische *Hüftkopfnekrose* und die posttraumatische *Pseudarthrose*. Die erstere ist oft sehr schmerzhaft und kann auch bei jungen Patienten zum Einbau einer Endoprothese zwingen. Die Therapie der Pseudarthrose ist technisch anspruchsvoll und langwierig.

11.8.5 Pertrochantäre Oberschenkelfraktur

Die pertrochantäre Oberschenkelfraktur kommt ebenfalls gehäuft bei älteren Patienten vor. Symptomatik und Diagnostik wie bei der Schenkelhalsfraktur. Eventuell liegt eine ausgedehnte Zertrümmerung des Trochantermassivs vor. Eine Gefahr der Hüftkopfnek-

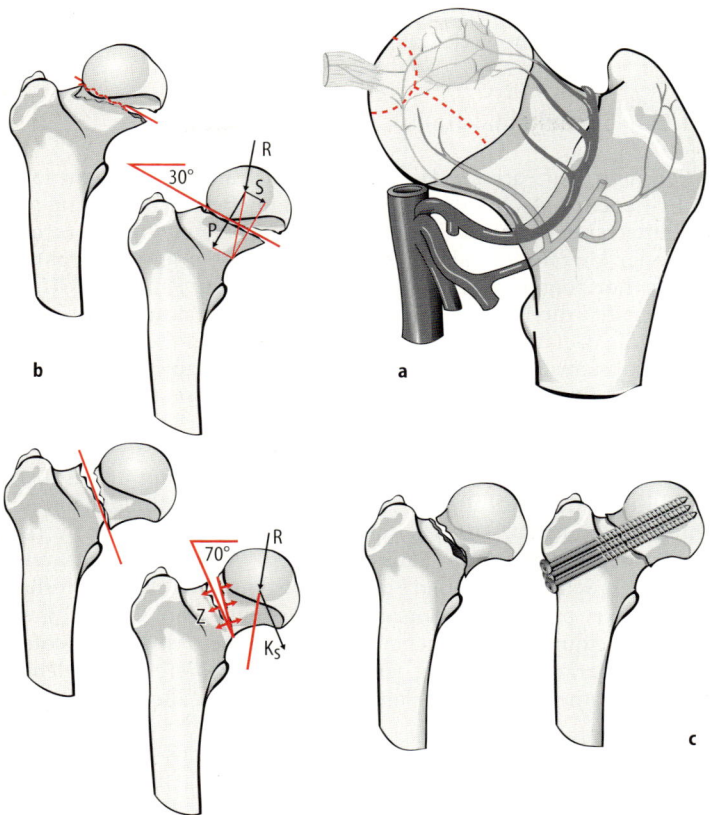

Abb. 11.23. a Die mediale und intermediäre Schenkelhalsfraktur führt mit hoher Wahrscheinlichkeit zur Durchblutungsstörung des Hüftkopfs. **b** Die Schenkelhalsfraktur mit horizontalem Verlauf (Abduktionsfraktur, bzw. Pauwels I) erfährt eher Druckkräfte, die Schenkelhalsfraktur mit vertikalem Verlauf (Adduktionsfraktur bzw. Pauwels III) eher Scherkräfte, dadurch hier erhöhte Gefahr einer Schenkelhalspseudarthrose, **c** Schraubenosteosynthese einer intermediären Schenkelhalsfraktur Pauwels III (Aus: Rüedi 1998)

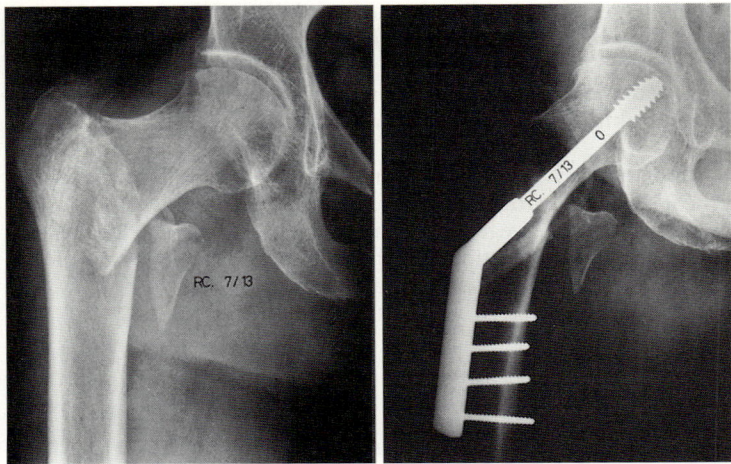

Abb. 11.24. Pertrochantäre Fraktur mit Abbruch des Trochanter minor; Stabilisierung durch dynamische Hüftschraube (Aus: Rüedi 1998)

rose besteht nicht. Die Therapie ist operativ [Platte, dynamische Hüftschraube (Abb. 11.24), Gamma-Nagel].

 Es gibt keine „pertrochantäre OberschenkelHALSfraktur"!!!

11.8.6 Oberschenkelschaftfraktur

Vorkommen und Diagnostik. Die Verletzung tritt vornehmlich bei jüngeren Patienten im Rahmen schwerer Gewalteinwirkungen (z. B. Motorradfahrer) ein. Das klinische Bild ist meist eindeutig, Standard-Röntgenaufnahmen genügen meist. Etwa ein Viertel dieser Verletzungen sind offen.

Therapie. Beim *Kind* kann eine konservative Behandlung mit Extension (Weberbock, Overheadextension) durchgeführt werden,

zunehmend finden federnde intramedulläre Nägel den Vorzug. Beim Erwachsenen wird die Verletzung operativ behandelt (Platte, Marknagel, Fixateur externe). Sofern die Kniegelenkskondylen betroffen sind (per- bzw. suprakondyläre Fraktur) muß diese Gelenkfraktur anatomisch genau rekonstruiert werden.

Komplikationen. Die Oberschenkelfraktur geht stets mit einem erheblichen Blutverlust und einer ausgeprägten Muskelzerstörung einher. Sie ist deswegen ein klassischer Trigger für eine dekompensierte Traumareaktion (Mediatormobilisierung) mit sekundären Organkomplikationen (vor allem ARDS), besonders bei beidseitigen Oberschenkelschaftfrakturen (s. 1.2.1 und 1.2.2).

11.8.7 Patellafraktur

Vorkommen und Formen. Die Fraktur entsteht meist als geschlossene Verletzung durch direkten Anprallmechanismus (z. B. im Sinne einer Instrumententafelverletzung beim Autofahrer oder Sturz aufs Knie). Es gibt Quer-, Längs- oder Trümmerfrakturen.

Diagnostik und Therapie. Meist kann die Verletzung klinisch vermutet werden (Hämarthros, tastbare Delle), die Röntgenaufnahmen sind meist eindeutig. Da es sich um eine *Distraktionsverletzung* handelt (meist mit Diastase der Fragmente), ist die Therapie in der Regel operativ (Zuggurtung, Abb. 11.25).

11.8.8 Kniebandverletzung

Vorkommen. Kniebandverletzungen gehören zu den häufigsten Verletzungen bei jungen Sportlern. Bei Skifahrern haben sie wegen der neuzeitigen Skibindungen und Skischuhe die früher üblichen Unterschenkelfrakturen weitgehend ersetzt. Auslösend für eine Kniebandverletzung ist in aller Regel ein Drehmechanismus – entweder eine Außen- oder eine Innenrotation des Körpers gegenüber dem festgestellten Unterschenkel und Fuß. Häufig besteht eine Kombination aus Seitenband- Kreuzband- und Meniskusverletzung (unhappy triad) (Abb. 11.26).

Diagnostik. Zunächst ist oft nur ein Hämarthros feststellbar, die ligamentäre Instabilität kann durch Muskelkraft kaschiert werden.

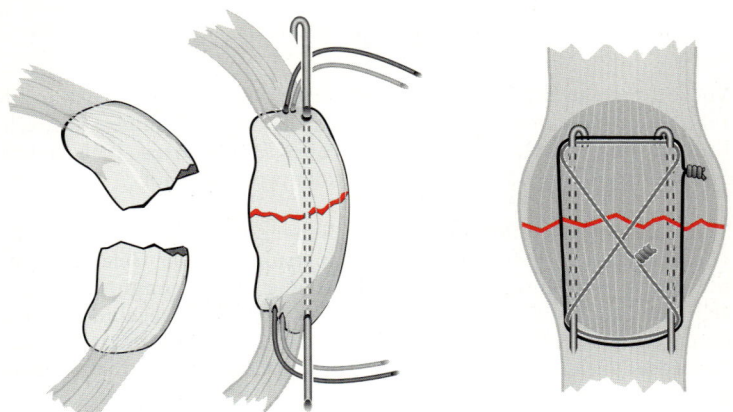

Abb. 11.25. Stabilisierung einer Patellafraktur durch Zuggurtung (Aus: Rüedi 1998)

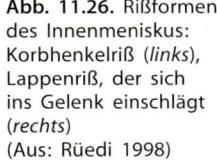

Abb. 11.26. Rißformen des Innenmeniskus: Korbhenkelriß (*links*), Lappenriß, der sich ins Gelenk einschlägt (*rechts*) (Aus: Rüedi 1998)

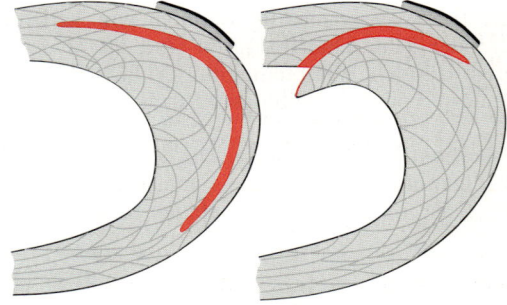

Gelenkpunktion, Arthroskopie, evtl. Arthrographie, selten MRT zeigen das Ausmaß der Bandläsion.

Therapie. Bandnaht, Bandplastik, Meniskusreinsertion oder -teilresektion. Die Nachbehandlung ist anspruchsvoll (s. 11.3).

11.8.9 Schienbeinkopffraktur

Vorkommen und Diagnostik. Die Verletzung entsteht meist indirekt durch Stauchungs- oder Umknickmechanismus. Klinisch besteht eine massive Schwellung, großes Hämarthros, früh treten Spannungsblasen oder ein Kompartmentsyndrom auf.

Therapie und Komplikationen. Die Behandlung ist meist operativ (Gelenkfraktur), der Eingriff (Rekonstruktion der Gelenkfläche, oft deren Anhebung und Unterfütterung mit Spongiosa) meist sehr anspruchsvoll (Abb. 11.27). Es handelt sich regelmäßig um eine schwere Verletzung, häufig kommt es zu posttraumatischen Arthrosen, relativ häufig zu Infekten. Das Ergebnis ist nicht selten unbefriedigend.

11.8.10 Tibiaschaftfraktur/Fibulaschaftfraktur

Vorkommen. Nach der distalen Radiusfraktur ist die Tibiaschaftfraktur bei jüngeren Patienten die häufigste knöcherne Verletzung; sie tritt vorwiegend im Rahmen von Verkehrsunfällen auf. Rund 1/3 der Tibiaschaftfrakturen sind offene Frakturen (was sich aus dem dünnen Weichteilmantel erklärt). Häufig ist die Tibiaschaftfraktur von einer Fibulaschaftfraktur begleitet.

Diagnostik und Therapie. Der klinische Aspekt ist eindeutig, der röntgenologische Nachweis meist unproblematisch. Die Behandlung ist nur in Ausnahmefällen konservativ (Oberschenkelliege-

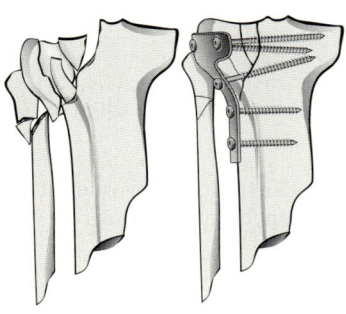

Abb. 11.27. Impressionsfraktur des Schienbeinkopfs: Hebung der Gelenkfläche, Plattenosteosynthese (Aus: Rüedi 1998)

gips). *Operative Therapie:* Marknagel oder Platte (bei guten Weichteilverhältnissen), Fixateur externe (bei zweifelhaften Weichteilen, offenen Frakturen oder beim Polytrauma). Häufig nimmt man (nach primärer Behandlung im Fixateur externe) einen Verfahrenswechsel (Entfernung des Fixateur, Stabilisierung durch Nagel oder Platte) vor. Die Fibulaschaftfraktur ist als isolierte Verletzung selten; sie benötigt in der Regel keine eigenständige Behandlung; hier muß vor allem das Kompartmentsyndrom ausgeschlossen werden. Eine Fibulaschaftfraktur bei einer gleichzeitig vorliegenden Tibiaschaftfraktur wird häufig plattenosteosynthetisch versorgt, um hierdurch auch für die Tibia bessere Stabilitätsbedingungen zu erzielen.

Komplikationen. Die Infektgefahr ist vergleichsweise hoch (offene Frakturen bis 10 %). Die wichtigste Komplikation ist das Kompartmentsyndrom: Im Zweifel muß deswegen (möglichst schon bei der Erstoperation) eine Faszienspaltung durchgeführt werden.

11.8.11 Sprunggelenksfraktur

Vorkommen und Formen. Frakturen am oberen Sprunggelenk entstehen in aller Regel durch indirektes Trauma (Umknicken). Sie können den Außenknöchel, den Innenknöchel sowie die vordere und die hintere Kante der Tibia betreffen. Bei ausgedehnten Frakturen [zum Beispiel bimalleoläre Fraktur mit gleichzeitigem Abbruch der distalen Tibiahinterkante (sogenanntes Volkmann-Dreieck)] kann es gleichzeitig zur Luxation des Talus aus der Knöchelgabel kommen (Luxationsfraktur). Sofern die Fibulafraktur in Höhe oder oberhalb der tibiofibularen Syndesmose liegt, kann diese eingerissen sein, so daß die Knöchelgabel dehiszent wird ➡ *(23)*. Sofern scheinbar eine isolierte Fraktur des Innenknöchels vorliegt, muß eine gleichzeitige hohe Fibulafraktur mit langstreckiger Zerreißung der Membrana interossea ausgeschlossen werden (sogenannte Maisonneuve-Verletzung).

Einteilung der Sprunggelenksfrakturen (nach Weber, Abb. 11.28) *(23)*	
A	Unterhalb der Syndesmose, keine Syndesmosenverletzung
B	In Höhe der Syndesmose, Syndesmosenverletzung möglich
C	Oberhalb der Syndesmose, Syndesmosenverletzung regelmäßig

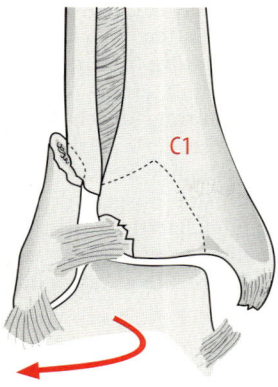

Abb. 11.28. Sprunggelenksfraktur Weber C: Außenknöchelfraktur, Innenbandruptur, Syndesmosenverletzung in Form eines knöchernen Ausrisses an der Tibia. (Aus: Rüedi 1998)

Diagnostik und Therapie. Äußerlich besteht oft eine starke Schwellung und sichtbare Deformität. Der röntgenologische Nachweis ist meist unproblematisch. Nur einfache Frakturen ohne Dislokation und vor allem **ohne Erweiterung der Knöchelgabel** können konservativ (Unterschenkelgips für 6–8 Wochen) behandelt werden. Sonst wird die Fraktur (Gelenkfraktur!) operativ möglichst anatomisch hergestellt mit übungsstabiler Osteosynthese (Außenknöchel meist Platte, Innenknöchel meist Zuggurtung oder Schraube).

Komplikationen. Schwere posttraumatische Arthrosen sind nicht selten. Bei unerträglichen Schmerzen ist deshalb ggf. später eine Arthrodese (operative Versteifung) erforderlich.

11.8.12 Außenbandruptur am oberen Sprunggelenk

Vorkommen. Dieser klassischen Sportverletzung liegt meist ein Varus-Umknicktrauma (Volleyball, Handball u.ä.) zugrunde.

Diagnostik und Therapie. Äußerlich besteht eine Schwellung, manchmal ist klinisch eine Instabilität nachzuweisen. Das Röntgenbild dient zum Ausschluß von Frakturen; gehaltene Röntgenaufnahmen können die Instabilität sichtbar machen. Einfache Bandverletzungen werden konservativ (Tape, Brace, Gips), ausgedehntere Bandverletzungen operativ behandelt. Zur Nachbehand-

lung siehe 11.3. Sofern eine chronische Instabiliät verbleibt, muß eine Bandrekonstruktion (Bandplastik) durchgeführt werden; das Ergebnis ist meist gut.

11.8.13 Achillessehnenruptur

Vorkommen. Häufige Verletzung beim Sportler. Typischerweise wird über ein Gefühl wie einen Schlag in die Achillessehne (zum Beispiel beim Ansprinten) berichtet, *obwohl meist ein solcher Schlag von außen nicht stattgefunden hat*; die Ruptur findet in der Regel auf dem Boden degenerativer Veränderungen der Sehne bei einer überfallartig starken Anspannung statt. Meist zerreißt die gesamte Achillessehne, nicht jedoch die Plantaris-longus-Sehne.

Diagnostik und Therapie. Die Diagnose wird *klinisch* gestellt: tastbare Delle. Sonographie und MRT sind meist überflüssig, ein Röntgenbild des oberen Sprunggelenks dient zum Ausschluß von Frakturen. Die Behandlung besteht in der Naht oder der Klebung der Sehne, anschließend ist eine längere Ruhigstellung erforderlich.

11.8.14 Kalkaneusfraktur

Vorkommen. Die Fraktur entsteht vornehmlich bei starken axialen Stauchungstraumen (Sturz aus größerer Höhe), gelegentlich auch doppelseitig oder gelegentlich kombiniert mit einer Lendenwirbelkörperfraktur.

Diagnostik und Therapie. Es besteht eine ausgeprägte Schwellung, oft eine sichtbare Deformität. Das Standard-Röntgenbild zeigt die Fraktur im Prinzip, zur Abschätzung der Verletzungsschwere ist ein CT hilfreich. Einfache Frakturen werden funktionell behandelt: frühzeitige Bewegung, späte Belastung (volle Belastung frühestens nach 6 Wochen). Bei schweren Gelenkschäden (Abb. 11.29) wird das subtalare Gelenk offen rekonstruiert mit Osteosynthese.

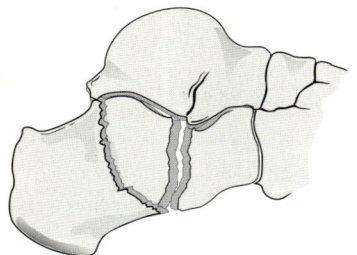

Abb. 11.29. Kalkaneusfraktur mit Abflachung des Fersenbeins und Zerstörung des subtalaren Gelenks (Aus: Rüedi 1998)

Komplikationen. Postraumatische Arthrosen des subtalaren Gelenkes sind nicht selten; bei unerträglichen Schmerzen wird eine subtalare Arthrodese (operative Versteifung) vorgenommen.

11.8.15 Talusfraktur

Entstehungsmechanismus, Diagnostik und Therapie wie bei der Kalkaneusfraktur. Als spezielle *Komplikation* droht hier eine Durchblutungsstörung (aseptische Nekrose) des Talus.

11.8.16 Fußwurzelfrakturen, Fußwurzelluxationen, Mittelfußfrakturen, Zehenfrakturen

Diese Verletzungen sind oft Folge direkter Traumen (Quetschung). Meist besteht eine deutlich sichtbare Schwellung. Eine Luxation muß reponiert werden, im übrigen ist die Behandlung meist konservativ (Unterschenkelgips für 4–6 Wochen). Zur Fixierung einzelner Zehenfrakturen genügt meist ein Pflasterverband.

11.9 Wirbelsäulenverletzungen

11.9.1 Halswirbelsäulen-Distorsion

Vorkommen und Formen. Die Distorsion der Halswirbelsäule entsteht als sog. „Schleudertrauma" bei Auffahrunfällen mit dem PKW. Wie bei jeder anderen Bandverletzung kann es am Bandapparat der Halswirbelsäule hierbei zur Zerrung, zur Bandruptur

oder zur knöchernen Abrißfraktur kommen, außerdem kann gleichzeitig eine Wirbelkörperkompressionsfraktur entstehen. Nur sehr selten tritt gleichzeitig eine Schädigung des Rückenmarks (Halsmark) auf, extrem selten eine vollständige Halsmarkquetschung (Tetraplegie, s. 3.7).

Klinik und Diagnostik. Meist klagen die Patienten über starke Schmerzen, die sich noch nach Tagen einstellen oder verstärken können. Grundlage ist meist (wie auch bei 3.6. beschrieben) ein Circulus vitiosus aus Schmerz und Muskelverspannung; eine etwaige Bandinstabilität ist an den Schmerzen nur selten beteiligt. Klinisch besteht eine schmerzhafte Bewegungseinschränkung, ein Muskelhartspann, manchmal segmentale periphere Schmerzen. Standard-Röntgenaufnahmen schließen die Fraktur aus, anschließend sogenannte Funktionsaufnahmen (maximale Vor- bzw. Rückneigung) eine Instablität; feinere knöcherne Verletzungen sucht man im CT, ligamentäre Verletzungen oder eine Mitbeteiligung der Bandscheibe im MRT.

Therapie und Komplikationen. Eine kurzfristige Ruhigstellung (Halskrawatte) dient der Schmerzbegrenzung, es folgt Krankengymnastik mit Muskelkräftigung. Nicht selten stellt sich ein chronischer, verselbständigter Schmerz ohne morphologisches Korrelat ein.

11.9.2. Wirbelkörperfraktur

Vorkommen, Formen und Diagnostik. Indirekte Stauchungstraumen (Sturz aus große Höhe) führen an einem oder mehreren Wirbelkörpern zu Kompressionsfrakturen: Bei leichteren Formen ist nur die „Vorderkante" abgebrochen oder die Deckplatte imprimiert, bei schwereren Formen ist der gesamte Wirbel erheblich zusammengedrückt, evtl. besteht zum nächsten Wirbel eine Luxation (Abb. 11.30). Bei starker Vorwölbung des gebrochenen Wirbels in den Rückenmarkskanal oder bei Luxationen kann es zur Querschnittsläsion kommen (s. 3.7). *Diagnostik:* Standard-Röntgenaufnahmen, zur genauen Abklärung CT.

Therapie und Komplikationen. Bei einfachen Frakturen wenige Tage Bettruhe, intensive Muskelkräftigung, frühzeitige Mobilisierung. Stark verschobene oder instabile Frakturen werden operativ

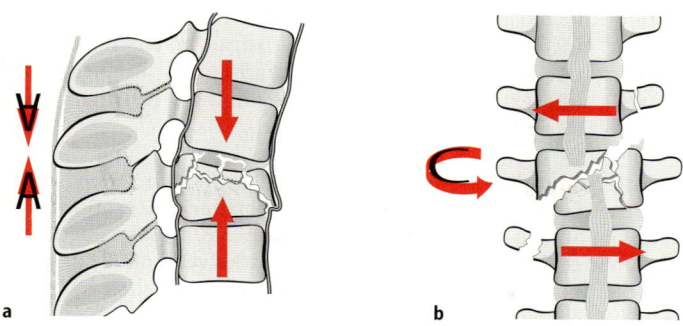

Abb. 11.30 a,b. Wirbelfrakturen: **a** Kompresssionsfraktur des Wirbelkörpers ohne weitere Instabilität, **b** Translationsverletzung mit hochgradiger Instabilität. Komplette Paraplegie sehr wahrscheinlich (Nach: Magerl et al. 1994)

aufgerichtet und stabilisiert. Schmerzreflektorisch und wegen des retroperitonealen Hämatoms besteht bei Frakturen der Lendenwirbelsäule initial oft eine Darmatonie; deswegen dabei anfangs nur parenterale Flüssigkeitszufuhr.

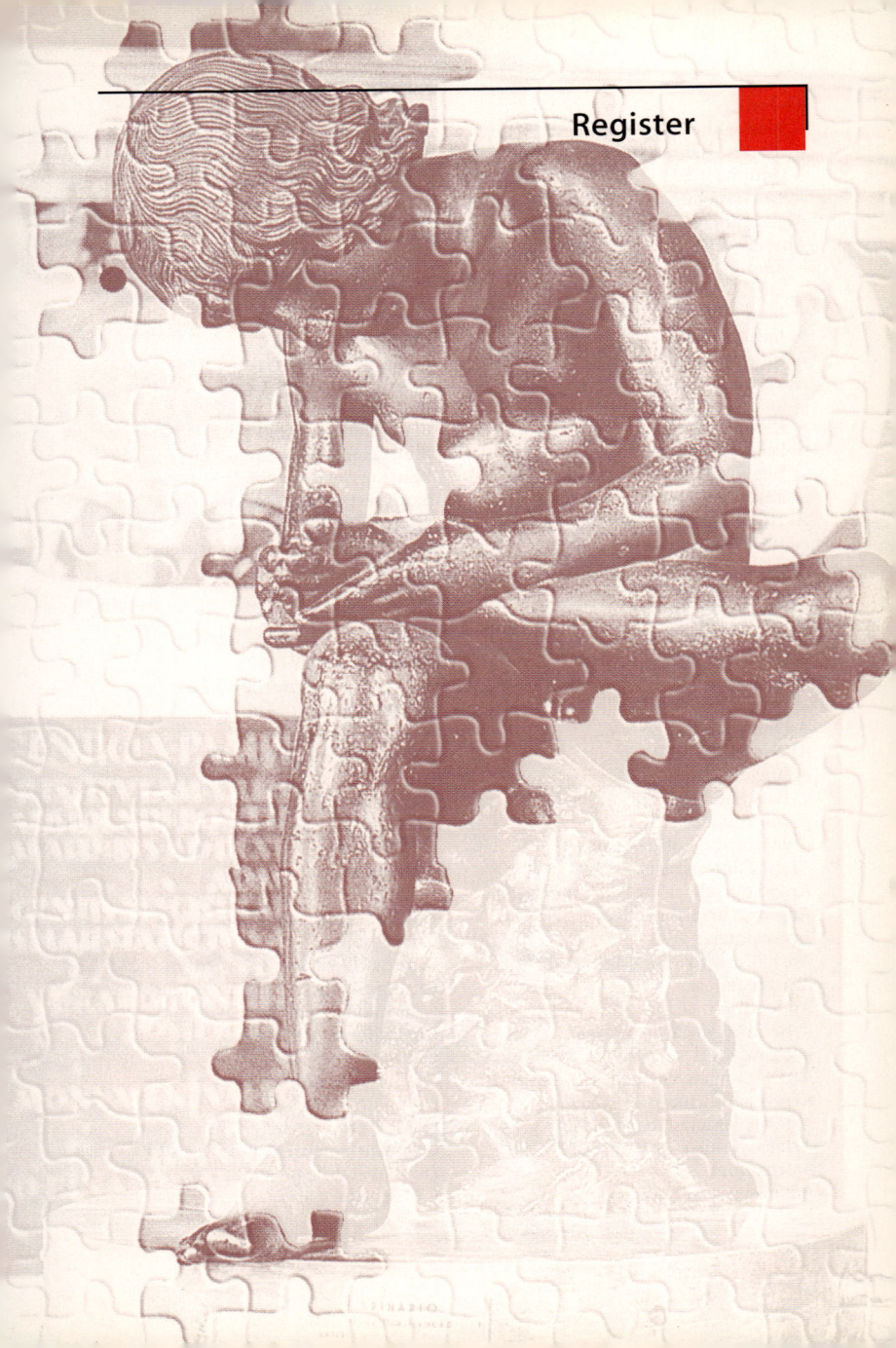

Register

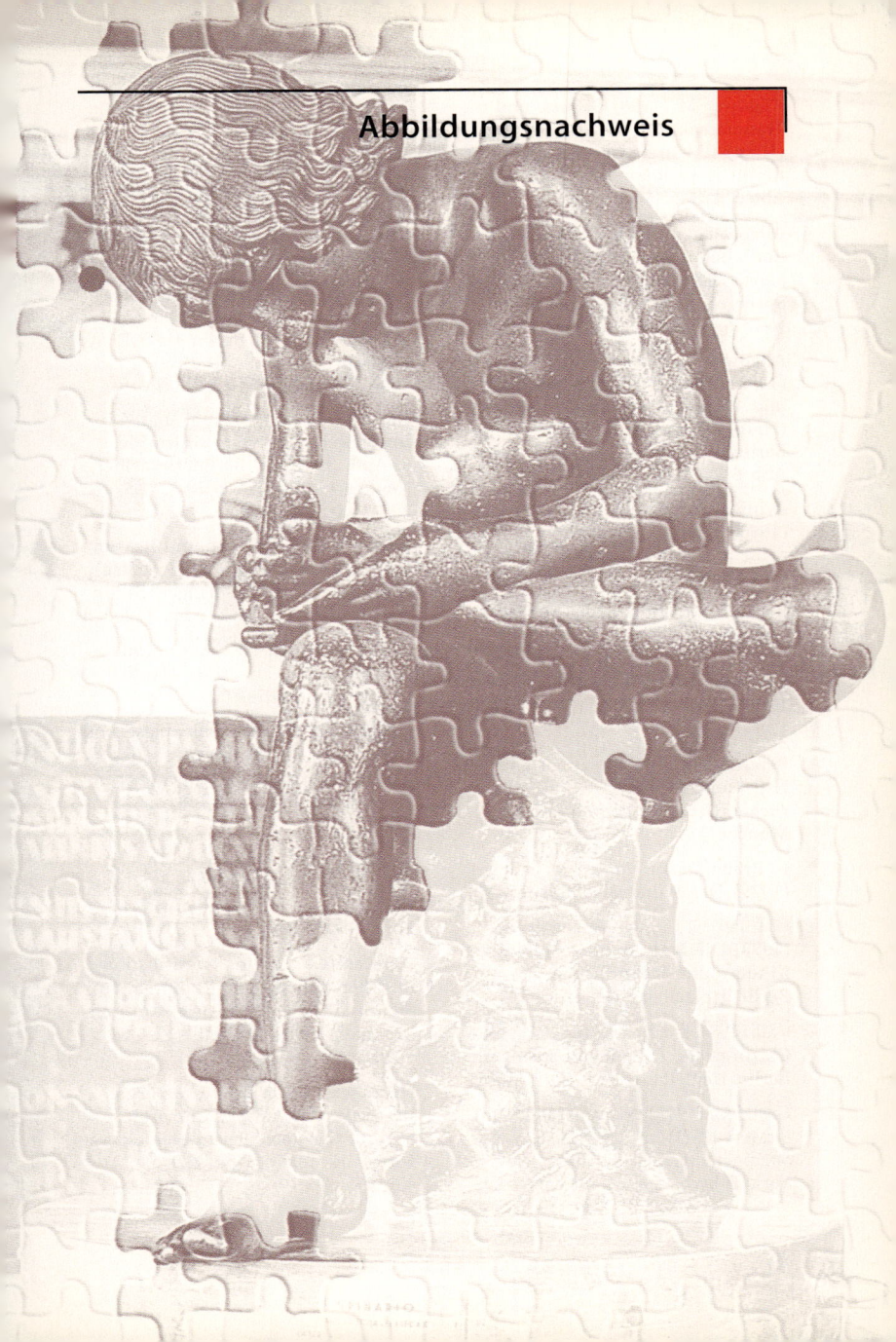

Abbildungsnachweis

Allgöwer M (1998) Schock und Traumareaktion. In: Siewert JR (Hrsg) Chirurgie, 6. Aufl. Springer, Berlin Heidelberg New York Tokyo, Abb 8.4

Allgöwer M (1998) Physikalische und chemische Verletzungen. In: Siewert JR (Hrsg) Chirurgie, 6. Aufl. Springer, Berlin Heidelberg New York Tokyo, Abb 39.2

Allgöwer M, Liebermann-Meffert D (1998) Wunde, Wundbehandlung und Wundheilung. In: Siewert JR (Hrsg) Chirurgie, 6. Aufl. Springer, Berlin Heidelberg New York Tokyo, Abb 6.2, 6.3, 6.5, 6.8

Ayliffe GAJ, Collins BJ, Taylor LJ (1990) Hospital-acquired infection-principles and prevention, 2nd edn. Butterworth Heinemann, Oxford

Becker HM, Rudkowski AP (1998) Gefäße. In: Siewert JR (Hrsg) Chirurgie, 6. Aufl. Springer, Berlin Heidelberg New York Tokyo, Abb 17.1, 17.3, 17.7, 17.8, 17.9, 17.11, 17.14

Berchtold R, Hamelmann H, Peiper H-J, Trentz O (Hrsg) (1987) Chirurgie. Urban & Schwarzenberg, München

B. Braun-Dexon GmbH Melsungen (1975) Der Wundverschluß im OP

Brunner C, Freuler F, Weber BG (1978) Die Frakturenbehandlung bei Kindern und Jugendlichen. Springer, Berlin Heidelberg New York

Gall FP, Hermanek P, Tonak J (1986) Chirurgische Onkologie. Springer, Berlin Heidelberg New York Tokyo

Gratzl O (1998) Nervensystem. In: Siewert JR (Hrsg) Chirurgie, 6. Aufl. Springer, Berlin Heidelberg New York Tokyo, Abb 14.1, 14. 2, 14.3, 14.4, 14.17, 14.21, 14.24, 14.25, 14.40, 14.43, 14.44

Gubernatis G, Pichlmayr R, Schlitt HJ (1998) Organtransplantation. In: Siewert JR (Hrsg) Chirurgie, 6. Aufl. Springer, Berlin Heidelberg New York Tokyo, Abb 37.1

Harder F (1998) Die Brustdrüse. In: Siewert JR (Hrsg) Chirurgie, 6. Aufl. Springer, Berlin Heidelberg New York Tokyo, Abb 22.6, 22.7, 22.8

Harder F (1998) Rektum und Anus. In: Siewert JR (Hrsg) Chirurgie, 6. Aufl. Springer, Berlin Heidelberg New York Tokyo, Abb 28.2, 28.9 a-c, 28.10 a,b

Harder F (1992) Kolon und Rektum. In: Allgöwer M, Siewert JR (Hrsg). Chirurgie, 5. Aufl. Springer, Berlin Heidelberg New York, Abb. 1, 2, 3, 4

Häring R, Zilch H. (Hrsg) (1988) Lehrbuch der Chirurgie, 2.Aufl. de Gruyter, Berlin

Herfarth Ch (1998) Gallenblase und Gallenwege. In: Siewert JR (Hrsg) Chirurgie, 6. Aufl. Springer, Berlin Heidelberg New York Tokyo, Abb 31.5

Herfarth Ch (1998) Leber. In: Siewert JR (Hrsg) Chirurgie, 6. Aufl. Springer, Berlin Heidelberg New York Tokyo, Abb 30.2, 30.3

Hermanek P (1998) Klassifikation und Behandlung von Tumoren. In: Siewert JR (Hrsg) Chirurgie, 6. Aufl. Springer, Berlin Heidelberg New York Tokyo, Abb 9.3

Herzog B (1998) Kinderchirurgie. In: Siewert JR (Hrsg) Chirurgie, 6. Aufl. Springer, Berlin Heidelberg New York Tokyo, Abb 41.1 a,c, 41.3 a,d, 41.5, 41.10

Herzog U, Tondelli P (1998) Hernien, Hydrozelen. In: Siewert JR (Hrsg) Chirurgie, 6. Aufl. Springer, Berlin Heidelberg New York Tokyo, Abb 36.1, 36.2, 36.3 b-d, 36.4 a-c, 36.5, 36.8, 36.11 a, 36.14, 36.22 a

Horch H-H (1998) Gesicht und Mundhöhle. In: Siewert JR (Hrsg) Chirurgie, 6. Aufl. Springer, Berlin Heidelberg New York Tokyo, Abb 18.2, 18.5, 18.11, 18.12, 18.13, 18.14, 18.15 a, 18.21 b, 18.29

Lange R (1998) Herzchirurgie. In: Siewert JR (Hrsg) Chirurgie, 6. Aufl. Springer, Berlin Heidelberg New York Tokyo, Abb 16.1, 16.4 a-,c, 16.5 b, 16.6, 16.9, 16.11 a, 16.18, 16.27

Langer K (1861) Zur Anatomie und Physiologie der Haut. I. Ueber die Spaltbarkeit der Haut. Sitzungsberichte der Mathematisch-Naturwissenschaftlichen Klasse der Kaiserlichen Akademie der Wissenschaften, XLIV. Band, 1. Abteilung, Heft VI-X, Wien

Magerl et al. (1994) A comprehensive classification of thoracic and lumbar injuries. European Spine Journal 3: 184–201

Monaghan JM (1995) Mammaoperationen. In: Hirsch H et al. (Hrsg) Atlas der gynäkologischen Operationen, 5. Aufl. Thieme, Stuttgart

Müller ME, Allgöwer M, Schneider R, Willenegger H (1977) Manual der Osteosynthese, 2. Aufl. Springer, Berlin Heidelberg New York

Röher HD (1998) Schilddrüse. In: Siewert JR (Hrsg) Chirurgie, 6. Aufl. Springer, Berlin Heidelberg New York Tokyo, Abb 20.3, 20.7

Rüedi T (1998) Unfallheilkunde. In: Siewert JR (Hrsg) Chirurgie, 6. Aufl. Springer, Berlin Heidelberg New

York Tokyo, Abb 38.1, 38.2, 38.5, 38.12 a-f, 38.15 c, 38.18 a, 38.20, 38.23 a,b, 38.24 b, 38.25 a, 38.27, 38.34, 38.36, 38.37, 38.38, 38.40 a,c,d, 38.42, 38.47 a,c, 38.49 b, 38.52, 38.53 b, 38.56, 38.57 c, 38.62, 38.68, 38.70, 38.72, 38.77, 38.79 a, 38.81, 38.82, 38.83, 38.85 b, 38.88, 38.91, 98.93, 38.96, 38.97, 38.99 a-c, 38.107 a

Rutishauser G (1998) Kompendium Urologie. Springer, Berlin Heidelberg New York Tokyo, Abb 5, 24

Schumpelick et al. (Hrsg) (1988) Chirurgie. Enke, Stuttgart

Schwall G, Trede M (1998) Pankreas. In: Siewert JR (Hrsg) Chirurgie, 6. Aufl. Springer, Berlin Heidelberg New York Tokyo, Abb 32.6 a,b

Siewert JR (1998) Akutes Abdomen, Peritonitis, Ileus und traumatisiertes Abdomen. In: Siewert JR (Hrsg) Chirurgie, 6. Aufl. Springer, Berlin Heidelberg New York Tokyo, Abb 29.2, 29.3

Siewert JR (1998) Grundprinzipien der Operationstechnik. In: Siewert JR (Hrsg) Chirurgie, 6. Aufl. Springer, Berlin Heidelberg New York Tokyo, Abb 4.25, 4.17, 4.18

Siewert JR (1998) Speiseröhre. In: Siewert JR (Hrsg) Chirurgie, 6. Aufl. Springer, Berlin Heidelberg New York Tokyo, Abb 23.2, 23.4 b, 23.5, 23.8 a-c, 23.10, 23.11 b, 23.16 b, 23.17 b

Siewert JR (1998) Zwerchfell. In: Siewert JR (Hrsg) Chirurgie, 6. Aufl. Springer, Berlin Heidelberg New York Tokyo, Abb 24.1, 24.3

Siewert JR, Bumm R, Hölscher AH (1989) Chirurgische Therapie des Ulcus ventriculi. Schweiz Med Wochenschrift 119: 690–695

Siewert JR, Hölscher AH (1998) Chirurgische Diagnostik. In: Siewert JR (Hrsg) Chirurgie, 6. Aufl. Springer, Berlin Heidelberg New York Tokyo, Abb 12.2

Siewert JR, Hölscher AH (1998) Magen und Duodenum. In: Siewert JR (Hrsg) Chirurgie, 6. Aufl. Springer, Berlin Heidelberg New York Tokyo, Abb 25.4 a-c, 25.5 a-c, 25.9 c, 25.13, 25.18 a

Sunder-Plassmann L (1998) Thorax, Lunge, Mediastinum. In: Siewert JR (Hrsg) Chirurgie, 6. Aufl. Springer, Berlin Heidelberg New York Tokyo, Abb 15.5 a,c, 15.13, 15.17, 15.19, 15.20, 15.21 a, 15.24 a-c, 15.34 a,b 15.35 a, 15.36, 15.37, 15.48, 15.64 a

Vollmar J (1996) Rekonstruktive Chirurgie der Arterien. Thieme, Stuttgart New York

Weber BG, Brunner C, Freuler F (1978) Die Frakturbehandlung bei Kindern und Jugendlichen. Springer, Berlin Heidelberg New York, Abb. 38.28

Wilson JL (1975) Breast. In: Dunphy JE, Vay LW (eds) Surgical diagnosis and Treatment. Lange Medical Publications, Los Altos CA

Testen Sie jetzt unseren interaktiven Weiterbildungsplaner.

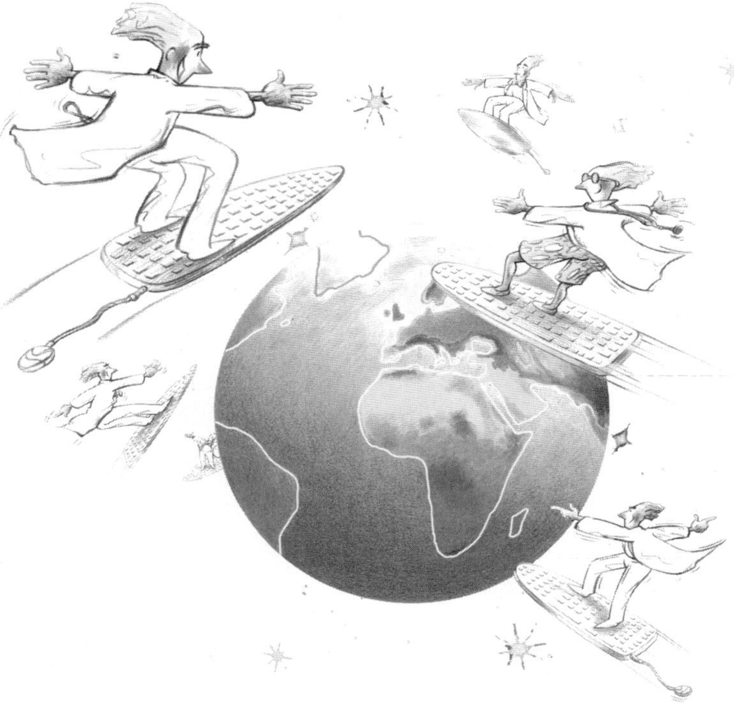

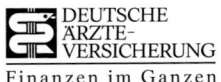

Druck- und Bindearbeiten: Stürtz AG, Würzburg

Springer

Berlin
Heidelberg
New York
Barcelona
Hongkong
London
Mailand
Paris
Singapur
Tokio

Springer-Lehrbuch